岳美中 著
岳沛芬 编

岳美中
经方研究文集

中国中医药出版社
北京

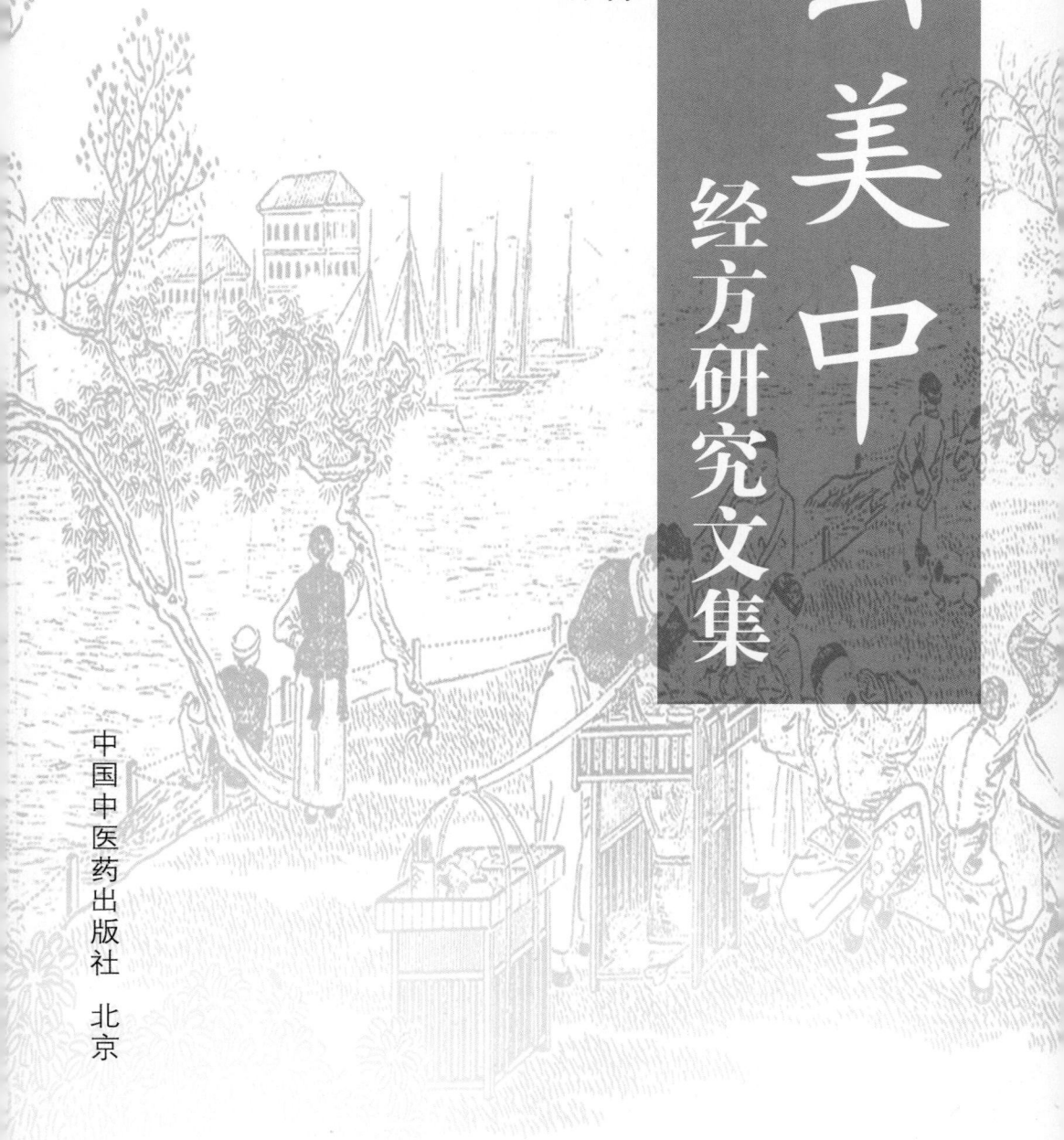

图书在版编目（CIP）数据

岳美中经方研究文集/岳美中著，岳沛芬编. —北京：中国中医药出版社，2012.4（2025.6重印）

ISBN　978－7－5132－0798－0

Ⅰ. ①岳…　Ⅱ. ①岳…②岳…　Ⅲ. ①经方－文集　Ⅳ. ①R289. 2-53

中国版本图书馆 CIP 数据核字（2012）第 031330 号

中 国 中 医 药 出 版 社 出 版

北京经济技术开发区科创十三街 31 号院二区 8 号楼

邮政编码 100176

传真 010 64405721

廊坊市佳艺印务有限公司印刷

各地新华书店经销

*

开本 710×1000　1/16　印张 15. 5　彩插 0. 5　字数 266 千字

2012 年 4 月第 1 版　2025 年 6 月第 6 次印刷

书　号　ISBN 978－7－5132－0798－0

*

定价 49. 00 元

网址　www.cptcm.com

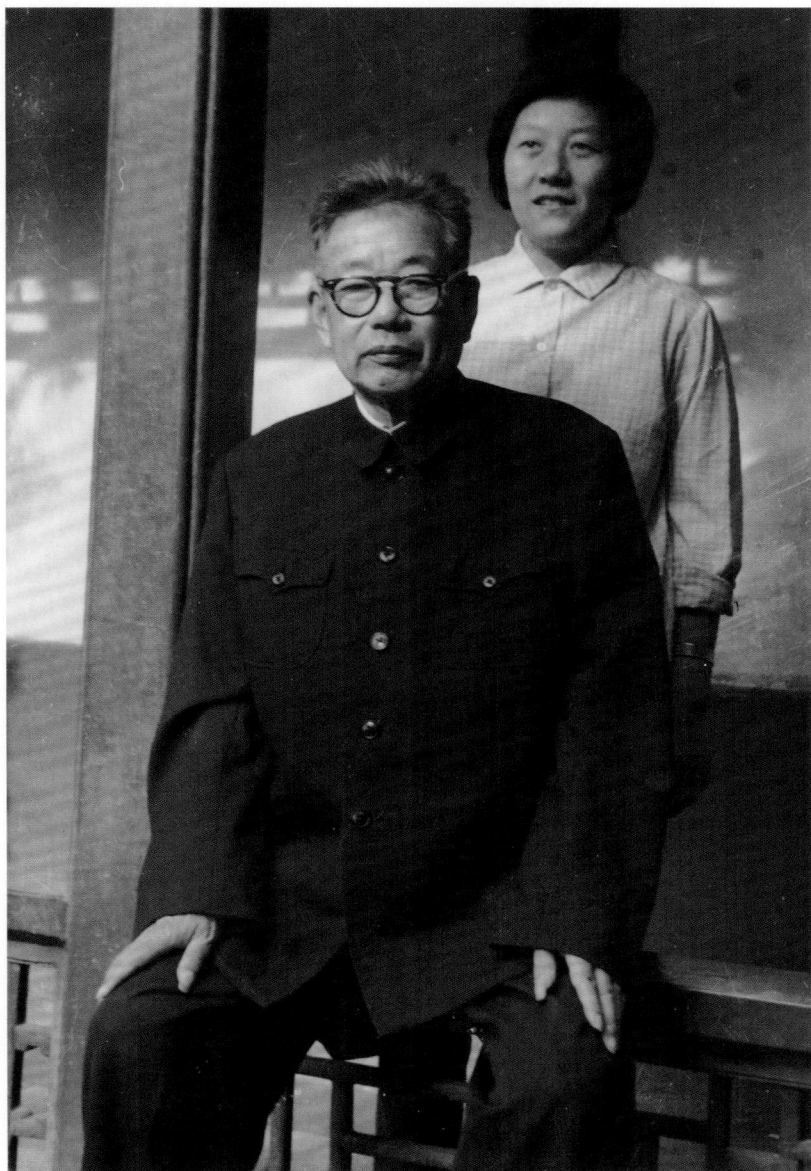

岳沛芬与父亲岳美中

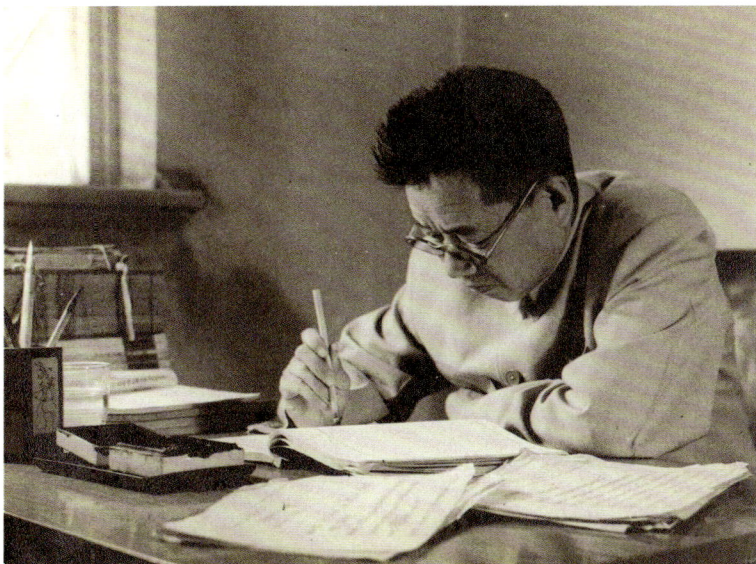

岳美中先生在著述

岳美中先生处方

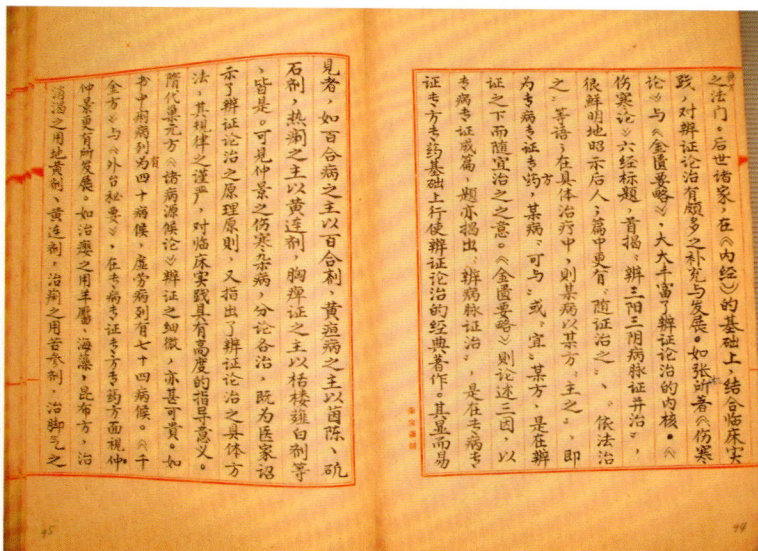

《辨证论治的探讨》手稿

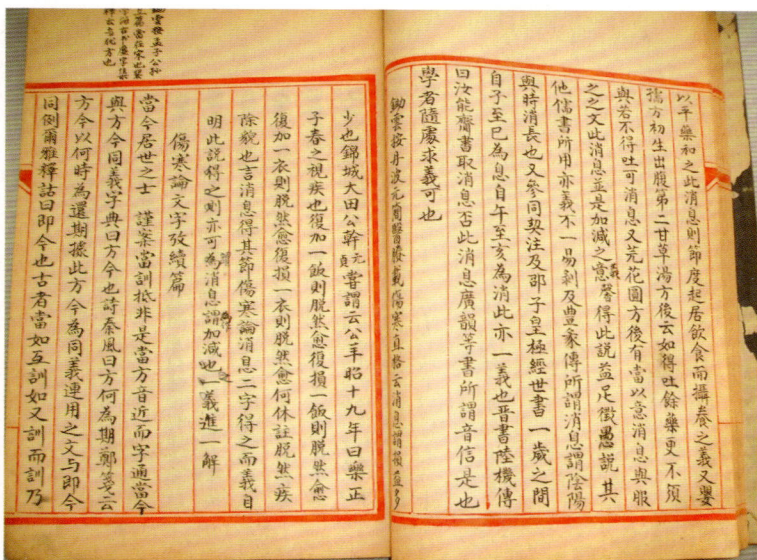

《伤寒论文字考补正》手稿

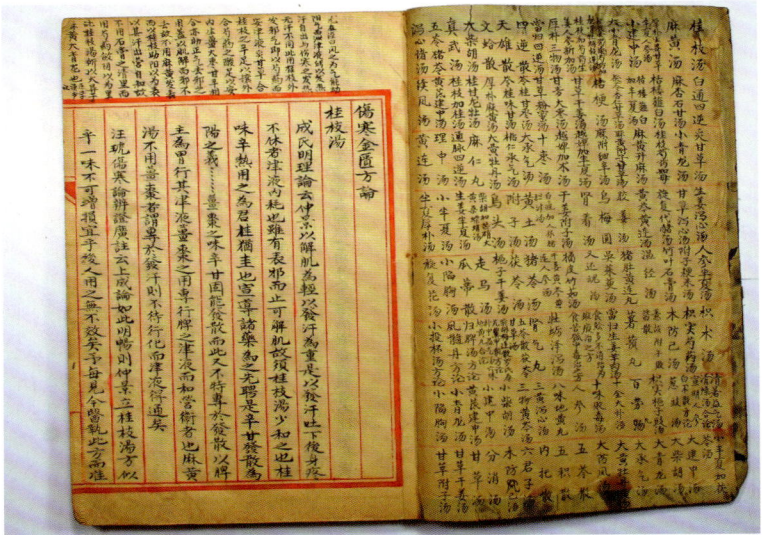

经方方解辑录手稿

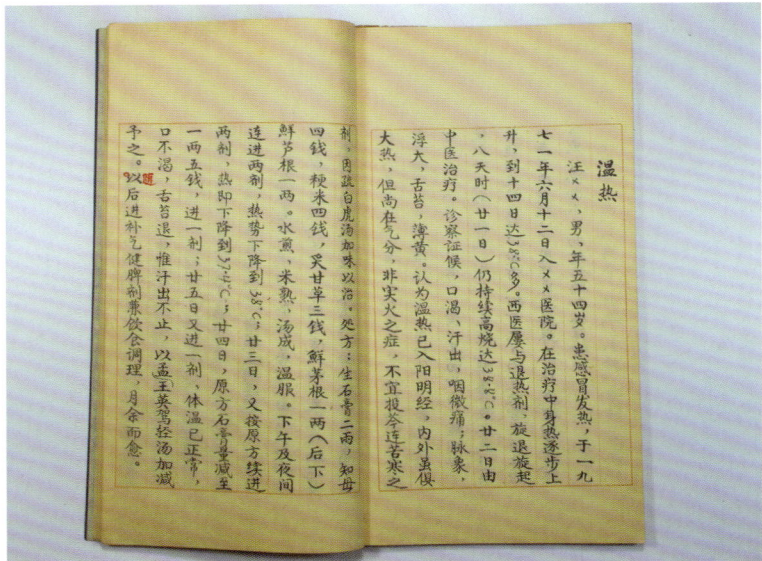

经方应用验案手稿

法从仲景思常济医学长沙
自有真书贺
师弟主编，岳美中经方研究文集之出版

陈可冀
二〇一三年二月
睦京八十二

陈可冀院士为本书题词

李　序

　　岳美中教授是现代著名的中医学家，更是当代著名的经方派老中医。他以深厚的古文功底为基础，潜心钻研张仲景医学著作《伤寒论》和《金匮要略》，对其条文不假思索、张口就来，对其剂量巧处别有会心。临证"法崇仲圣思常沛"，如有源头的活水，时起大症，疗效达到同时代领先水平。他还以熟读张仲景著作为起点，通过披览四千余家医籍，临床诊治万千病人，对疾病辨证论治规律，对用药时间空间的把握，对方剂的配伍和煎药法等，都提出了自己的真知灼见，将经方研究上升到新的理论高度。岳美中教授一生在勤奋学习、研究张仲景著作过程中，发表了为数不少的文章，并留下了大量手稿和笔记。但到晚年，因医疗任务、行政事务繁忙和年老多病等原因，未能将其整理成书，诚为人生之一大憾事。我作为岳老的入室弟子，又是张仲景故里——河南邓州人，于此深感愧惜。可喜的是，在陈可冀院士指导下，岳老的小女儿岳沛芬由其丈夫李雅清先生协助，经过辛勤努力，编写完成了《岳美中经方研究文集》一书，把岳老已经形成的经方研究成果集中展现给广大读者，部分地实现了岳老生前的愿望，我对此深感欣慰。

　　岳沛芬主任医师大学毕业后，遵照岳老的意愿，在他身边学习和实践中医医疗十余年，颇得岳老薪传。岳老曾高兴地写诗："京尘四载鬓生华，娱晚多聪数六娃。尽有师哥交口说，传经将是女儿家。"岳老晚年，她参加了"岳美中学术经验研究室"的工作，与我们共同整理出版了《岳美中医话集》一书，获1982年度卫生部科技成果乙等奖。在纪念岳老诞辰100周年前，她参加编写出版了《岳美中医学文集》（48.8万字）。在陈可冀院士主持编写《岳美中全集》（208.9万字）的过程中，她作为"岳美中名家研究室"的主要成员，与李雅清先生一起，埋头苦干，夜以继日地搜集、整理岳老手稿，达到了鞠躬尽瘁的程度，为岳美中教授文稿的整理出版作出了重要贡献。在北京海淀医院临床工作中，她大量使用经方，疗效卓著，成为该院门诊量最多的大夫之一，被评为北京市名老中医、老中医药专家学术经验继承工作指导老师。她还结合临床教学任务，编写出版了《岳沛芬临床经验集》，提出了中医临床上应"以我为主"、"中西医并存共治"的观点，得到陈可冀院士的赞许。

　　《岳美中经方研究文集》，是一部大医广泽、福被后世的著作。通读此书，可以领悟岳老探究张仲景经方遗旨、发展中医学术的思路，有益于提高中医临床医疗水平，推进经方在现代医疗中的应用，促进中医和中西医结合事业的进步。对于那些阅读中医书籍浅尝辄止者，也会起到一剂针砭的作用。

　　是以乐为之序。

李春生[①]

2012 年 3 月 4 日

书于北京中国中医科学院西苑医院宿舍

---

　　① 李春生（1941 -　），岳美中的学生，中国中医科学院西苑医院主任医师、博士研究生导师，香港理工大学客座教授，北京市中西医结合学会老年医学专业委员会主任委员。

连　序

记得 1978 年 7 月，我从浙江嘉兴县建设公社卫生院来到北京卫生部中医研究院西苑医院，参加北京中医学院研究生班的复试，终于首次见到了仰慕已久的恩师、五届全国人大常委、北京中医学院研究生班主任岳美中先生。在西苑医院岳老家的客厅里，挂着一幅他老人家自撰的对联，"治心何日能忘我，操术随时可误人"。前一句敦促自己德进，后一句敦促自己业进。岳老深情地对我说："你要感谢邓（小平）副主席。希望你能考上，今后我们能在一起看病。"1978 年 9 月，我被录取为北京中医学院首届研究生，从此开启了我在中医高等学府中学习、工作的生涯。然而此时，恩师岳美中先生却已因劳累过度而身患重病。

1979 年春节后，我去西苑医院探望病中的岳老。岳老看到我，动情地背起了诗句："无情岁月增是减，有味诗书苦后甜。""相见一回一回老，难得几时为弟兄。"岳老既感叹岁月的无情流逝，又告诫我只有刻苦学习中华传统文化，才能领悟真正的快乐。岳老自知病势沉重，来日无多，但他老人家十分珍惜与我相识相知的缘分，把我作为自己的家人看待，真使我感动万分！

有一次我去看望岳老，岳老在病榻上问我："你们南方的竹子多吗？"我说："竹子很多。"岳老随口吟出了"未出土时先有节，待穿天后仍虚心"的诗句。我心中顿时感悟，对岳老说："老师，您就是教导我做人首先要有节气，待到日后事业有成仍要虚心谨慎啊！"岳老望着我，欣慰地笑了。

岳老身居高位，经常为国家元首诊病，但平和厚朴，始终保持赤子之心。岳老对我吟诵过"是大英雄能本色，是真名士自风流"的诗句，并对我说："现在的人，真真假假的多。做人一定要始终保持本色，绝不能真真假假。"

　　岳老一生从事中医学的理论研究和临床实践，尤对医圣张仲景的《伤寒论》、《金匮要略》有独到的见地。岳老每年都要复习一遍《伤寒论》，温故知新，终成中医泰斗。我曾问过岳老，应看哪几本中医书为最好？岳老答道："《伤寒论》、《金匮要略》、《傅青主女科》。"我不甘心，再问了一遍，岳老说："够了！"岳老认为读书要分必读书和浏览书，必读书要少而精，对《伤寒论》、《金匮要略》不但要精读，还要熟记，至少要背诵有方有证的条文，更要在方剂的药物用量上下功夫，中医方剂的不传之秘在量上。

　　岳老的一副对联，1982年被刻在河南南阳"医圣祠"内。这副对联是："法崇仲景思常沛，医学长沙自有真。"难怪岳老教我挑选专业，"要么学《金匮》，要么学方剂。"因为《金匮》为医方之祖，学好能治内科杂病；历代名方经过千百年能流传至今的，都是精华。

　　有一天下午，岳老在病榻上熟睡。待他老人家醒来，一眼看到我在榻旁，就兴奋地告诉我："我想为你取个字，叫乾乾。"我一时反应不过来，岳老说："《周易》的第一篇叫《乾卦》，上面说：'天行健，君子以自强不息，终日乾乾，夕若惕。'乾乾，作刚劲解。到了晚上，还是不息气。"恩师对我的殷切期望，我始终牢记在心，不敢有丝毫懈怠，三十多年来，坚持中医特色不动摇。现我已年过花甲，更感恩师当年循循善诱、谆谆教诲之一片苦心。

　　岳老还曾跟我说过："成学问要具备三个条件，一是天资，二是勤奋，三是良师益友。孔子尚要问道于老子。马克思有赖于恩格斯的帮助，才能写下《资本论》等经典著作。"

　　师姐沛芬敏而好学，从小熏染于中医环境，大学毕业后正式随父学医。在岳老身边侍诊十余年，后到北京海淀医院中医科长期从事临床工作，学验俱丰，现为北京市名中医。其夫君李雅清先生乃好学儒雅之士，协助沛芬整理出《岳美中经方研究文集》，稿成之日，嘱我作序。我乃恩师最后又是年龄最小的学生，岂敢为序，然对恩师一家盛情难却，故谨记三十余年前我在北京求学时恩师亲口对我所讲的若干诗句和教导，希望能对广大中医后学有所启迪，聊为之序。

浙江中医药大学　连建伟[①]
2012 年 3 月 3 日于北京

---

① 连建伟（1951— ），岳美中的学生，浙江中医药大学教授、博士研究生导师，全国第三、四批老中医药专家学术经验继承工作指导老师，中华中医药学会方剂学分会主任委员，全国政协委员，浙江省文史研究馆馆员。

前　言

　　先父岳美中先生（1900－1982）是当代著名中医学家、临床家、教育家，也是一位经方研究和应用的大家。他在长期临证、治学过程中，以深厚的学养为根柢，以临床实践为指归，博览历代典籍，博采各家学说，其中崇奉最笃、用功最勤、体悟最深的，是后汉张仲景的著作。他对《伤寒论》、《金匮要略》刻苦攻读，定期温习；对其理法方药，烂熟于胸，严守善用。不仅从中医发展史的纵观博览中高度推崇其"察证候不言病理，出方剂不言药性，从客观以立论，投药石以祛疾"的学术特点，而且对于大论的条文，更是深研精读，甚至"在无文字处"体悟，对仲景专病专证专方专药与辨证论治统一的治疗思想、在疾病发展和治疗中时间空间的把握、方剂组织和药物配伍的规律以及药物的用量和煎制方法的特点，都有入细的领悟和独到的见解。先生生前早有编写关于经方专著的打算，并且按照"早准备、晚动笔"的想法，做了很多工作，包括撰写了多篇关于张仲景及其著作的学术论文，作了大量辑录前人关于经方论述的笔记，总结了若干临床应用经方的典型医案等。直到晚年，还曾提出商调助手，进行经方专著的写作。终因环境耽阻、身体多病等原因，未能如愿。如今我们把这些文章、笔记、医案编汇成书，自然无从展现先生拟纂专著的面貌，只希望约略反映先生在这方面已做的工作和部分学术思想，冀补历史造成的遗憾于万一。

　　岳美中先生对仲景著作的研究和应用，贯穿和渗透在他的全部学术研究和临床实践中，本书只能选择已形成的文字中专题阐论或集中述录仲景及其学术的内容，包括三个部分。一是论述张仲景及其著作的 23 篇文章和一篇关于《伤寒论》、《金匮要略》使用药物情况的统计。多数是独立发表过的全文，少数节录于综合性文稿和书信的有关章节。文章的题目，多数保留发表或收入《岳美中医学文集》时的原题，个别节录文稿的题目是本书编者草拟的。有的文章存有不同的文本，我们作了对校，尽量采用经过先生审核和内容完整的文本。对所收文稿，都只作了个别文字的订正。二是上世纪 30 年代末至 50 年代初形成的《医学笔记》中辑录的历代医家关于经方的论述，共 136 方，均依原稿排印。三是先生临床应用经方的部分典型医案和医疗经验总结，计 36 篇。此外，收入了陈可冀、王国三、李春生、王琦介绍先生临床应用经方的经验和研究经方药物配伍规律的三篇文章，作为本书的附录。

编写本书的想法，是在参加由陈可冀院士主持的《岳美中全集》编写工作的过程中产生的，全书编写工作是在李雅清先生协助下完成的。作为岳美中名家研究室的一个工作项目，本书的编写得到了陈可冀院士、李春生教授、连建伟教授以及谢元华博士的大力支持。陈可冀院士不仅对编写工作给予热情的鼓励和指导，还在百忙中为本书题词。李春生教授、连建伟教授热情地为本书作序。谢元华博士认真审阅书稿，并提出了宝贵的意见。北京海淀医院"中医药薪火传承 3＋3 工程"岳沛芬老中医传承工作室的同仁也对编写工作给予了很多支持和帮助。北京中医药大学董菲同学承担了部分文稿的录入和核对工作。中国中医药出版社欣然承担出版任务，责任编辑周艳杰副编审在时间紧迫的情况下耐心细致地工作。这些，都十分令人感动。谨向他们致以诚挚的谢意。

岳沛芬

2012 年 3 月

目　　录

论张仲景及其著作

致南阳张仲景研究会成立大会①

南阳张仲景学术研究会成立大会的召开，既是南阳人民的喜事，也是全国中医同道的喜事。我特向大会表示祝贺。

张仲景是我国著名的医学家，他生活在汉末扰攘之秋，病疫流行。为了解除人民疾苦，他"勤求古训，博采众方"，"为《伤寒杂病论》（即今之《伤寒论》和《金匮要略》）合十六卷"，垂法后世，立千古之局，充实和发展了《内经》的热病学说，奠定了中医专方专药与辨证论治相结合的基础。张氏的《伤寒论》、《金匮要略》，体大思精，肫挚奥粹，察证候不言病理，出方剂不言药性，从客观以立论，投药石以祛疾。其质朴之实验学术，直逼近科学之堂奥，确是祛疾之利器。经过千余年实践的检验，这部大论崇高的学术价值，不仅被我国医界所公认，对日本、朝鲜、印尼、新加坡等国医学，也产生了深远的影响。现在国内外都在研究张氏的著作，角度虽然不尽相同，但继往开来，福民众之目的则一。因此，我希望仲景之乡成立仲景学术研究会之后，为全国中医界研究张氏学术，早日树立榜样，作出贡献！

预祝大会顺利进行，圆满成功！

---

① 这是岳美中先生 1981 年 12 月 1 日致南阳张仲景研究会成立大会的贺电。在这次大会上，先生被推选为该会名誉会长。

张仲景与周秦两汉三国医学①

战国秦越人祖述《内经》，著《难经》，将脉象、经络、脏腑、病理、穴道、针法等发为问答，剖析内经之疑义。东汉张仲景根据《素问》，积累了商周以后汤液治病的经验，著《伤寒论》、《金匮要略》，其辨证之详尽，用药之确当，实集汤液之大成，后世称为医中之圣。他的病理、诊断、治疗、调剂，均根据气质变化、身体条件、生活环境，病之在表、在里、在经络、在脏腑，精确辨证，对症用药，大法昭著，效如影响。兹将仲景及其经典语录简述如下：

一、张仲景简介

张机，字仲景，南郡涅阳人，汉灵帝时举孝廉，以廉能著名。建安中官至长沙太守，在郡时，颇有治绩。博通群书，学医于同郡张伯祖，尽得其传。在幼时，何颙即许之为良医。后世称之为"医中之圣"。江南诸师，秘仲景药方不传。所传于世者，《伤寒杂病论》十卷，或称方十五卷，或又称黄素药方廿五卷，辨伤寒十卷，评病药方一卷，疗妇人方二卷，五脏论一卷，口齿论一卷。他的弟子卫汛也颇有才识。

二、张仲景的医学道德

仲景说："当今居世之士，曾不留神医药，精究方术，上以疗君亲之疾，下以救贫贱之厄，中以保身长全以养其生，而但竞逐荣势，企踵权豪，孜孜汲汲，唯名利是务，崇饰其末而忽弃其本，欲华其外而悴其内，皮之不存，毛将焉附。"（摘录《伤寒论·自叙》）

三、张仲景的诊断学

他说："古之上医相色，色脉与形，不得相失。黑乘赤者死，赤乘青者生。中医听声，声合五音……下医诊脉，知病原由。"

---

① 本文摘选自岳美中起草、与李振三先生一起上报政务院的《关于整理发扬中医的意见》的附件之一《中国医学简史》。

四、张仲景的病理学

他根据《素问·阴阳应象大论》"春气温和，夏气暑热，秋气清凉，冬气凛冽"，认为这是四时的正气。假令春应暖而反大寒，夏应热而反大凉，秋应凉而反大热，冬应寒而反大温，这是非其时而有其气，是一岁之中长幼之病多相似者，是时行之气。他以为冬时严寒，万类深藏，君子固密，所以不伤于寒，有触冒之者，就叫伤寒。凡伤于四时之气，都能患病，唯伤于寒的，最成杀厉之气，中而即病的叫做伤寒，不即病的寒毒藏于肌肤，到春季的时候，就变为温病，到夏季变为暑病。所以辛苦的人，春夏多温病，都由于冬季感冒寒冷所致，非时行之气。

五、张仲景的治疗学

他说："不须汗而强汗之者，出其汗，津液枯竭而死；须汗而不汗之者，使诸毛孔闭塞，令人闷绝而死。不须下而下之者，令人开肠洞泻而死；须下而不下之者，令人心内懊憹，胀满烦乱，浮肿而死。不须灸而灸之者，令人火邪入腹，干诸五脏，重加其烦而死；须灸而不与之灸者，令人冷结重凝，久而深固，气上冲心，无地消散，病笃而死。"他的治疗法，是综合性的整体治疗法。第一，分清阴阳。进行性的、热性的、明显的，属于阳性；与此相反，退行性的、寒性的、不很明显的，属于阴性。第二，确定部位。分表里与半表半里。第三，病的邪正。邪气指六淫之气，正气指荣卫、气血，即胃、神、精。分析起来，可以用表里、阴阳、虚实、寒热；归纳起来，得病之由，不外内因、外因、不内外因。由此演成之阴阳不和，过度发展与过度萎缩，乃致病之源。从构造复杂之人体千变万化之病症中，首先要用辩证唯物观点找出主证客证、本病末病，然后确定治标治本，分治合治，先后缓急，最后对症下药，严格地制定治疗方剂。仲景洞悉脏腑经络之关系，确定病机之先后，细密研究出预防疾病发展的治疗方法。如他解释"上工治未病"时说，"夫治未病者，见肝之病，知肝传脾，当先实脾，四季肝旺不受邪，即勿补之。中工不解相传，见肝之病，不解实脾，唯治肝也。"

六、张仲景的调剂学

他说："欲疗诸病，当先以荡涤五脏六腑，开通诸脉，治道阴阳，破散邪气，润泽枯朽，悦人皮肤，益人气血，水能净万物，故用汤也。若四肢病久，风冷发动，次当用散，散能逐邪，风气湿痹，表里移走，居无常处者，散当平之。次当用丸，丸药者，能逐风冷，破积聚，消诸坚癖，进饮食，调荣卫。能参合而行之，可为上工。"他的用药极为严格，不但是一味药物的加减变动了方义，即剂量之轻重，亦发生不同的作用。如小承气汤、厚朴三物汤、厚朴大黄汤三方，其药味均相同，但由于各味的分量配合不同，其作用亦不同。再如桂枝附子汤、桂枝去芍药加附子汤、桂枝去芍药汤，均为一味药的加减而变更其方义。合治有复方，如桂枝二麻黄一汤、柴胡桂枝汤等；分治有先表后里、先里后表、先汗后下及急下以解表之不同。表证必以汗解，但有禁汗之例；阳明燥热必须攻下，但有禁下之方；阴证忌汗，而设麻黄附子细辛汤、麻黄附子甘草汤以温中解表；阴证忌用寒凉，而真寒假热者，则又有二加龙骨汤；寒热并结者，则有甘草生姜半夏三泻心汤，寒热兼施，并行不悖；虚实并用，有附子泻心汤。同属阴证，下利清谷用四逆汤，湿寒吐泻用理中汤，干呕烦躁用吴茱萸汤，下利变为厥逆用白通汤，下利而肢体疼痛用真武汤。若兼以上各症之复杂症状者，则通用通脉四逆加猪胆汁汤。

其大经大法举不胜举。且仲景书全是活法，决不能死于句下。《伤寒》虽分论六经，事实是纵的一篇文章；《金匮》虽分论杂病，是横的一篇文章。《伤寒论》指示着《金匮》各症主治的各种方法，《金匮》引伸着《伤寒论》的一切纲目，指出变证合并症的治疗方法。虽名为两书，实为一篇文章。不但其章节次序不能随意变更，往往在其文字的侧面、反面，可找出治疗方法。后世推崇《伤寒》、《金匮》为中国医学方书之鼻祖，与黄帝之《内经》、越人之《难经》并称为医学三典。

东汉除张仲景外，还有华佗。他精于外科手术，《后汉书·方术传》："华佗字元化，沛国樵人也，游学徐土，兼通数经，晓养性之术，年且百岁而貌有壮容，时人以为仙。精于方药，处剂不过数种，心识铢铢，不假称量。针灸不过数处，若病处结于内，针药所不能及者，乃令先酒服麻沸汤，既醉无所觉，因刳破腹背，抽割聚积。若在肠胃，则断截湔洗，除去积秽，既而缝合，敷以神膏，四五日创愈，一月之间皆平复……"。这是华佗的外科手术，与现代外科学相合。他有学生吴普、樊阿。吴普是广陵人，依照华佗的方法治疗疾病，所活颇多。他尝对吴普说："人当洁净，则疾病不生。"又曰："人体欲得劳动，但不当使极耳。动摇则谷气得消，血脉流通，病不得生。譬如户枢不朽流水不腐，以其常动故也。是以古之仙者，为导引之事，熊经鸱顾，引挽腰体，动诸关节，以求难老。我有一术，名曰五禽之戏，一虎、二鹿、三熊、四猿、五鸟，亦以除疾，兼以蹏足，以当导引。体有不快，起作一禽之戏，怡而汗出，因以着粉，身体轻便而欲食。”这是华佗以运动治疗疾病的方法，和近代苏联体育疗法基本相同。吴普应用颇有成效，年九十余岁，耳目聪明，齿牙完坚。樊阿是彭城人，善针术，凡人所不能针者，他能针治，使之获效。他从佗求补益的方药，佗传授漆叶青黏散方，就是用漆叶屑一斗，青黏十四两。漆叶到处都有，青黏生于丰沛、彭城及朝歌间，说是久服可以去三虫，利五脏，轻体，使人头发不白。樊阿听他的话，活百余岁。是华佗不但精于外科技术，并且精于导引却病的方法。他治疗的方法，如庖丁解牛，挥刀而肯綮无碍，这是我国古代外科手术的嚆矢。汉朝的医学完全注重实验，仲景、元化相继媲美。病理、诊断、针灸、药物等治疗方法，运动卫生等预防疾病方法，至此已灿然大备，所以说汉代医学是中国医史上发展到最高峰的时代。

谈张仲景及其著作

张机，字仲景，后汉南阳郡涅阳人（今河南邓州稂东），生于东汉桓帝和平元年，卒于汉献帝建安十六至二十四年间。历经桓、灵、少、献四帝，曾举孝廉，官居长沙太守。他好学多才，能博通群书，学医于同郡张伯祖，尽得其传。据史书记载，幼年时往见何颙，颙说他"用思精而不高，后将为名医"，卒如其言。他一生致力于医学，著有《伤寒杂病论》一十六卷，即今之《伤寒论》和《金匮要略》两书，为方书之祖。可以说，中医学到了仲景，才算完备，陈修园称之为"六经辨，圣道彰"，"垂方法，立津梁"，的确是我国医学史上最有影响的伟大医家，故后世尊之为医圣。

仲景的书，最大的优点是列条文而不谈病理，出方剂而不言药理，让人自己去体会，其精义也往往在于无字之中。千百年来一直对临证医疗起着巨大的作用。

《伤寒论》是怎样的一部书？有的人认为只是讲狭义的伤寒，伤寒法不能治温病。有的人认为只是论急性外感热病的专著。《伤寒论》自序谓"余宗族素多，向余二百，建安纪元以来，犹未十稔，其死亡者三分有二，伤寒十居其七。"《后汉书·五行志》载："献帝建安二十二年大疫。"魏文帝《与吴质书》曰："昔年疾疫，亲故多罹其灾。"魏陈思王《论疫气》云："家家有僵尸之痛，室室有号泣之哀，或阖门而殪，或举族而丧者。"凡此，从仲景自序与史实看来，则《五行志》所谓大疫，魏文帝所谓疾疫，陈思王所谓疫气，皆仲景所谓之伤寒，可见谓《伤寒论》专论伤寒，不论温疫，亦失古人著书之意。

《伤寒论》是不是仅为治疗急性外感热性病而设？也不尽然。伤寒示人先辨病再辨证、脉，然后论施治的大法，若真正学到手，可以通治慢性杂病。语云"善治伤寒杂病易"，就是这个道理。一部《伤寒论》旨在时间和空间，辨明空间上客观存在的"证"，又认识在变化发展时间上的"候"，辨得了证候，治病则左右逢源，无往不利，又何止伤寒一病。

《伤寒论》的主要特点在于从空间和时间立论。仲景在空间上把病分成三阴三阳，用阴阳揭示表里寒热，使人执简驭繁，这就是六经辨证。

《伤寒论》的六经是照人身说的，太阳主外，阳明主里，少阳主半表半里。三阳都主外，三阴都主内。少阴与太阳相表里，太阳主外，少阴主里。太阴与阳明相表里，阳明主里，是里中之表，太阴主里，是里中之里。厥阴与少阳相表里，少阳为表，厥阴为里，少阳是全身半表半里，厥阴则是半里半表。大自然由横的空间与纵的时间交织而成，只掌握空间而忽视时间，就会看不到时间的变化。时间上的三阳传变，由太阳而阳明而少阳；三阴经的转化，太阳转少阴，阳明转太阴，少阳转厥阴，路线分明。掌握了整体的病程，则病的发展变化就了然于胸中。同时空间随着时间的变化，也有例外，因而仲景也指出了传与不传，以及并病、合病如何认识，然后在辨病基础上再缩小范围去辨证。证如何辨法？辨明患者当前的饮食、睡眠、脉象、舌苔，推究生理、病理现象，以求它是属表、属里，是热、是寒，是虚、是实，加以分析，既注意到空间的客观存在，又抓住时间的现实存在，就可以应付疾患的发展变化。例如同是太阳病，既有太少合病、三阳并病、太阳阳明合病的不同，又有麻黄证、桂枝证的分别，等等。

《伤寒论》在治疗上首重"扶正祛邪"。凡病不外虚实，在体实邪实的情况下，因势利导，祛邪外出。如太阳病伤寒，不汗出，必恶寒，脉紧，体痛，呕逆，用麻黄汤辛温解表，则一剂而解，余邪无稽，是祛邪勿使伤正。设若是汗出、恶风、脉缓之太阳中风证，体质素不壮实而招致外邪，则用桂枝汤。取桂枝通阳解肌，辅以芍药敛阴，佐以炙甘草补正，生姜、大枣调和营卫，摄持中气。这种通补兼施，既祛除外邪，又顾护正气，立法何等周到，方药何等细密。仲景方法，三阳病治病留人，稍有抗力不足，则在治病基础上必加顾护正气之品，如白虎加人参汤等。三阴病留人治病，扶正即所以祛邪，如用四逆汤辈。这种不伤正、护正、扶正的施治方法，是《伤寒论》在辨证分析问题下施治的重要原则。其次，《伤寒论》在治疗上是在表则汗之，在上则吐之，在里则下之，不表不里则和之。汗、吐、下、和是其大法。

总而言之，《伤寒论》治法无非损有余，补不足，旨在保持人的正气。

仲景的书，在方药组织上也法度谨严，十分精当。以治水为例，药都用白术加茯苓，方多从苓桂术甘汤化裁，而水逆则有五苓散，奔豚则有桂枝加桂汤。服法上，或用薏苡仁煎水送服，或用长流水煎药，稍一变化，治即不同。此等手眼，足见仲景方药之妙。所以我主张对《伤寒论》要精读熟记，至少要背诵有证有方的条文，对于其方药、份量、煎法，也要下一番功夫。

《伤寒论》与《金匮要略》相比较，《金匮要略》价值不如《伤寒论》。《金匮要略》零散，不好研究，也是难学的原因，所以历来注《伤寒》者多，注《金匮要略》者少。

《金匮要略》的最大特点是按病用药，专病专方专药。例如茵陈是黄疸的专药，泻表水黄芪是主药，治疟母用鳖甲煎丸，治痈用大黄牡丹皮汤等等。《金匮要略》的方子，不少源于《伤寒论》。如治水的苓桂术甘汤及其变方，即从《伤寒论》桂枝汤加治水之药而来。《伤寒论》与《金匮要略》，一治外感，一治杂病。按证候用药是《伤寒论》，按病用药是《金匮要略》，还是按证候用药的好，更具普遍性。

仲景治病，先辨病、辨脉、辨证，然后才处方。不按照这个方法去用药开方，是错误的。我们学习仲景的著作，就得从这些地方去寻找规律。

仲景的书，外感杂病，分论各治，示人在辨证中注意辨病，把专方专药与辨证论治紧密结合起来，既揭示了辨证论治的原理原则，又指出了辨证论治的具体方法，对临床实践具有高度的指导意义。昔人论仲景诗云："华佗化鹤烬遗编，仲景传书日月悬，桃子万家宗一脉，纷纷井底各言天。"于众多医家，独尊仲景，确不为过。一千七百年来，张仲景的光辉形象，历久而不灭，至今俚歌云："药过十二三，大夫必不粘，没读圣人书，何敢把脉参"，足证人们对他的崇敬和信赖。他所留下的著作，永远是中医学最为珍贵的典籍。

谈医史中的古人

人类总得不断地总结经验，有所发现，有所发明，有所创造，有所前进。如果用这个准则来衡量医史中的古人，就会发现历代是人才辈出的。

沿流溯源看祖国医史，我们的祖先为了同疾病作斗争，尽量利用天地间草、木、虫、鱼等物的长处，变废物为有用，或转害而为利，掌握它们，用以祛疾，用以保健。草根、树皮，乍看似无价值，但对帮助生存，颇有灵应的效验，关键在于能否为人所用。其中很小的一茎一株，实蕴藏无穷的效力，假若医者在掌握之后，将它们付诸实践，可用为救死扶伤的武器。考察医者的功绩，应拿他在实践中取效的次数多少作标准。理解这个道理越深刻的人，他的技术就越高，对当代和后世的贡献越大。为什么会这样呢？没有别的原因，这是由于穷究事物的原理，获得知识很多的缘故。明白这个道理，才可以知人论世。

后汉张仲景，以无穷的智慧，阐发医学的法则，总结以前的经验，不再私下相传授，将知识据为己有，而开诚布公地写在书籍中。他又亲眼看到自己家族病死于伤寒的人十居其七，于是著《伤寒论》以昭示后人，发明创作，立下规矩和法度。《伤寒论》所谈的内容，涉及范围很广，构思非常精细，语言淳朴诚恳，论述也深刻全面。所以人称仲景为"医中之圣"。

自仲景之后，医学创造的传依寄托，前不属于葛洪、孙思邈，后不属于张景岳、喻嘉言，具备体察入微的，舍李东垣又是谁呢？

东垣所生活的金元年代里，本来生活顺利快乐的人们，后来转为艰难苦痛，灾患重重，因饥饱劳逸失当，患病之人最多。东垣针对时艰，体贴民患，抓住客观实际，继承张仲景的学说，依《伤寒论》为榜样而变化之，作《脾胃论》。虽然他的方剂组合与仲景法度简繁不同，但于临床取效，实在是异途同归。明清诸家，对《素问》七篇大论看法尽管不一致，可是唯独对东垣，看作是这方面精神上的继承人。

到清代中叶，能够穷究事物的原理，具有独创精神的，应推崇叶天士。他研究温热病，开创医学的新局面，理论和实践兼备，包括的内容多而范围广，可称为发明创造有所前进的人。

　　这三位医家，上下两千年，创业艰辛、斩棘披荆，于医术有所发明，对人民有所贡献。我唯独衷心信服这三个人的学识，惭愧的是未能有所发展。回顾古人，先一著的早已有了；展望来日，后继之秀还很多。中西医结合事业，急切等待高明，创造新医药学，责无旁贷。有愿意为此而出力者，可以任选目标而自为之。我们将期望你们像这三个人一样，对医学作出贡献。

当读的古医书

中医书籍汗牛充栋，初学者往往不知从何读起。读中医书大体上说来有下列一些方法，各人可以根据自己的情况加以选择，不必强求一致。

中医讲究理、法、方、药，理、法、方、药能精则辨证论治无误，而活人有术。因而学习中医，可从理、法、方、药四个部分去加以研究。中国医药学的发展有源有流，各个时代都出现了著名的医家，他们代表了我国医学的发展方向。因之，顺着时代，从源溯流地研读著名医家的代表著作，也是一种读书方法。

中医著作甚多，有难有易，旧时学医，往往先读浅显易懂、便于应用的医书，等到有了点根底，再逐步钻研高深的典籍。这种先易后难的读书，可收循序渐进的效果。然而，也有从难到易者。清·张志聪即主张先从《内》《难》研读起，先难其所难，后易其所易，源头既充，活水不乏，医术大可精进。

不过，学习中医，我意当从方剂入手。方剂之祖为仲景，因而读书还以从《伤寒论》、《金匮要略》入手为好。仲景最讲求的是辨证论治，《伤寒论》六经标题，首揭"辨三阳三阴病脉证并治"，鲜明地昭示后人，论中更有"随证治之"、"依法治之"等语。在具体治疗中，则某病以某方"主之"，某病"可与"或"宜"某方，则是点明专病专方与辨证之下随宜治之的方治精神。《金匮要略》则论述三因，以专病专证成篇，题目亦揭出辨"病脉证治"，是在专病、专证、专方、专药基础上行使辨证论治的经典著作。总之，仲景之书分论各治，既昭示人辨证论治的原理原则，又指出了辨证论治的具体方法，其规律谨严，对临床实践具有高度的指导意义，实是中医书籍的精髓，最宜反复钻研。

据不完全统计，历代注疏《伤寒论》的已有四百多家。仁者见仁，智者见智。我们应该毫无依傍地直接阅读原文，从白文下功夫，反复研读，才能辨出《伤寒论》的真味道来，这样才算是善读《伤寒论》。读《伤寒论》如此，读其他经典医籍也应如此。当然，为了开拓思路，帮助理解原著，适当参看一些注家也是可以的。《伤寒论》注释以柯韵伯《伤寒来苏集》、尤在泾《伤寒贯珠集》为最佳，语无泛谈，不可不熟阅之。《金匮要略》可看尤在泾《金匮要略心典》。尤氏著作颇多发挥，最能启人心思，历来为医林所重。另外，近人陆渊雷《伤寒今释》、《金匮今释》二书脱胎于日人汤本求真《皇汉医学》，但较汤书易读是其优点，可惜的是未注明出处。

《内经》分《素问》与《灵枢》两部，主要是讲中医生理、病理，要读。不懂《灵》、《素》，即不懂中医的生理、病理，不懂中医的基本理论。读《内经》，其中的生字、难句首先得懂，才能读，这就牵涉到文史哲的修养、古汉语文化的功夫。这些知识，也是学习中医的人必须具备的。

隋代巢元方《诸病源候论》是中医病理专著，辨证细微，甚为可贵，应当置于案首，时时取观。

各家学说中以《景岳全书》、《张氏医通》、《丹溪心法》、《脾胃论》、《河间六书》为好。金元四大家各有长处，他们的书都可以看，只是张子和太偏，不善学者，反而有害。

温病学方面，叶、薛、吴、王四家，以王孟英著作为最好。比较细致，用于临床较多效验。《温热经纬》和《王氏医案》都需要细读精研。其次，何廉臣的著作对温病也多发挥。何是温病学后起之秀，特别是继承了王孟英的学术思想。他的《重订广温热论》和《感证宝筏》为少见的好书，诊断确切，于舌诊尤其精到，用药熨贴，分析入微，文字清晰，是书说出了温病真象。

药物学方面，初起先看《药性歌括四百味》、《药性赋》，这类书朗朗上口，便于习诵。之后可看《本草备要》。再深一点，可看《本经疏证》、《本草思辨录》。至于《神农本草经》，文字古奥，不大适合初学，但为本草之源，义蕴精深，且简明易诵，是其长处，与《内经》、《伤寒论》、《金匮要略》合称四大经典。凡欲精研中医，亦为必读书之一。

类书方面，清·吴谦编纂的《医宗金鉴》甚好。此书比较实用，各科齐全，辨证详而方药精。书中对于《伤寒论》、《金匮要略》的编次订正，也下了很大功夫，有其意义。前清时，太医院考试就以此为标范。至今北方医生中，学《医宗金鉴》名世者不乏其人。于此也可见该书影响之大，价值之高。其他如《六科准绳》、《张氏医通》、《东垣十书》，也是好的类书，亦宜一并披阅。

学杂病以《医宗金鉴》为好。看妇科以《济阴纲目》、《傅青主女科》为优。特别傅青主的书最好，其用药自成一家。该重时用量特重，动辄以两计；该轻时用量特轻，轻到几分。例如他的完带汤，临床上用治白带多效。方中山药、白术各一两，峻补脾阳脾阴，在大队静药中加入些许陈皮，推动阴药，使脾脏功能健运，则运化有权，湿热可除，故妇女带证可愈，方名完带，当之不虚。近年山西发现《傅青主秘方》，用药一如女科，为医书中珍籍，值得加以研究。

我最喜欢仲景和东垣的书，凡与之有关的书，从源到流也都一一加以系统地学习。例如学药则先读张洁古《脏腑标本寒热虚实用药式》，继看《兰室秘藏》用药法则，再念张山雷《脏腑药式补正》，再诵何廉臣《新编药物学》等。学方则读《伤寒论》、《伤寒来苏集》、《伤寒贯珠集》、《研经言》、《经方例释》，看《金匮要略方论》、《金匮心典》、《王旭高医书六种》等，一脉相袭而来。这种从一二家系统学习的方法是否恰当，仅供参考。

除了上述的书以外，医案、医话也应当有所泛览，汲取别人经验，才能丰富自己的学识。医案以《王孟英医案》、《全国名医验案类编》为好，医话以《冷庐医话》、《止园医话》为佳。

总之，凡学医者应当勤求古训，博采众方。读一家之言，志趣每易为其所夺，落其窠臼之中而不自觉。为医切忌拘古、趋新。医药重乎实际，一理之出，一药之投，如弈棋然，必激起对方。彼此牵动得当，才可战而胜之；设不得当，则为对方所胜。因此，若不广采众长，以精益其术，囿于方隅，临床之际不偾事误人者少矣。

习医经历与临床感悟①

　　我年近中岁学医。一跨入医林，面前数千年发展起来的中医学术是如此繁茂丰厚，而又如此庞杂芜错，走一条什么样的做学问之路呢？既没有家学可依托，又没有专师引导或学校的规范，只能靠自己摸索、探求。回过头来看，也有两个有利条件：一是十几年的旧教育，培养了读书的能力和习惯；二是几十年来未脱离过临床。我的注意临床，起初是经济条件不允许去进行专门的理论学习和研究，后来，也是因为我认识到，中医学术的奥妙，确在于临床。书，没有少读，目的首先是为当好一个医生，争取当一个好医生。围绕这个目的，对历代中医大家的学术思想都做过一些探索。有过徘徊，出现过偏执，也走过弯路，才逐渐地得到了稍好一些的疗效和较为深入一步的认识。认识发展的过程，大体可分为这样几个阶段：

　　我学医之初，是从研读张锡纯的《医学衷中参西录》入手的。临证稍久，逐渐感到其方有笨伯之处，往往不能应手。转而学习吴鞠通、王孟英等人的温热著作，用之于临床，效失参半。其效者，有的确为治疗之功，有的则非尽是药石之力。在一个时期里，疗效总不能很快地提高。思索其原因，一方面固然是对其学术研究的功力不到，经验不够；但细察其方剂，也确有琐细沉弱的方面。苦闷徬徨之中，又重读张仲景的《伤寒论》、《金匮要略》（前此虽然学过，但未入细）。见其察证候而罕言病理，出方剂而不言药性，准当前之象征，投药石以祛疾，其质朴的学术，直逼实验科学之堂奥，于是发愤力读。初时，曾广置诸家诠注批阅，其中不乏精到之言，也常有牵附穿凿、反晦仲师原意之处，反不如钻研原著之有会心，于是专重于研讨原著。将读书所得用于临床，每有应手，则起大证，更坚定了信仰之心。稍后，又涉猎唐代《千金》、《外台》诸书，觉得其中精华，亦是祛疾之利器。当时曾有过一个认识，以为中医之奥妙，原不在宋元以后。从 30 年代中期到 40 年代后期，主要是以古方治病。这中间，还在另一个地方走过一段弯路。1936 年前后在山东行医的一段时间里，为了应付门面，生搬硬套地学了一阵中西汇通的学说，在这种理论的指导下，

---

　　①　本文摘录自岳美中的自述文稿《无恒难以做医生》。

疗效不仅没有提高，反而降低了，真所谓"邯郸学步，失其故封"。苦闷之下，害了三个月的眼病，不能看书，经常闭眼苦思其故。好久好久，得出了两句话："人是精神的，不是机械的；病是整体的，不是局部的。"这也许是仅存未灭的一点灵光吧！当时既不敢自信为是，也不敢向人前道及，只取它指导着自己的治学。于是，又归真返璞地研习古老的祖国医学。

在第一个阶段的后几年，实践得多了，逐渐感觉到偏执古方也存在一些弊端。一方面，临床遇到的疾病多，而所持的方法少，时有穷于应付、不能泛应曲当之感；一方面也觉得经方究竟是侧重于温补，尝有认证不清，同样可病随药变。持平以论，温、热、寒、凉，一有所偏，在偏离病证，造成失误的后果上，是一样的。临证治病若先抱成见，难免一尘眯目而四方易位。只有不守城府，因人因证因时因地制宜，度长短，选方药，才能不偏不倚，恰中病机。1950 年我在唐山就此问题和孙旭初等同仁做过长时间的讨论，进一步受到启发。归纳当时的认识是：仅学《伤寒论》易涉于粗疏，只学温热易涉于轻淡；粗疏常致于偾事，轻淡每流于敷衍。应当是学古方而能入细，学时方而能务实；入细则能理复杂纷乱之繁，务实则能举沉寒痼疾之重。从临床疗效方面总结，治重病大症，要注意选用经方；治脾胃病，李东垣方较好；治温热及小病轻病，叶派时方细密可取。把这些认识用之临床，确乎有法路宽阔、进退从容之感。这是 40 年代末到 50 年代初这段时间的认识。

1954 年前后，我在治学思想上又有了一些变化。此时，我治医学 30 年，在读书和临证方面有了一些积累和体验，也开始学习了《矛盾论》和其他一些唯物辩证法的著作，并学习着结合自己治学道路和方法上的问题进行总结和思索。在肯定以往经验的基础上，也感觉到执死方以治活人，即使是综合古今，参酌中外，也难免有削足适履的情况；但若脱离成方专方，又会无规矩可循，走到相对主义。要补救此弊，就要坚持辨病与辨证相结合、辨证论治与专方专药相结合。同时，在正确思想的指导下，在足够的书本知识和临床经验的基础上，从研究药物如何配伍、药量如何把握入手，进而探讨方剂组织的规律。因为中医治病，基本是采用复方。复方从根本上是作为一个有机的整体逗奏疗效，而不是群药分逞其能。而复方方剂中药物的配伍和组织，又有它历史的演进变化的过程。从它演变的痕迹中探求用药制方的规律，并结合当前的实践加以验证、补充和发展，指导临床，就能高屋建瓴，动中肯綮。对一个医生，这是又进了一步的要求。习医至此，不禁废书而三叹：学问没有止境，学问不可少停。在我，其知之何晚也。我在当时的一首诗中，写了这种感慨和决心：

> 于今才晓作医艰，
> 敢道壶中日月宽。
> 研古渐深方悟细，
> 临床愈久始知难。
> 星搓不悼一身老，
> 雪案浑忘五夜寒。
> 假我数年非望寿，
> 欲期补拙在衰年。

从 50 年代中期以后，十几年的时间里，我结合临床与科研、教学任务，对药物配伍和方剂组织方面的材料做了一些整理和研究，对肾病、热性病和老年病等病种的用药与组方规律做了一些探索，得到了一点初步的认识。但是，终因学力不足和环境的耽阻，远未能达到预期的目的。

经方散论（八则）

学医宗旨

截至现在，以为学医之路，宜以仲圣《伤寒》、《金匮》为必读之专经，理疾之绳墨。次则李东垣氏之治脾胃是神方圣手，迥异凡流。叶王派之理温热，亦意密格严，足资取法。盖此三家者，胥有创作之精神，而更有裨于实际，非傍人门户以理论取胜者所可比拟也。（摘自《复裴雪峰函》）

前代中医最合科学者，莫如后汉张仲景

前代中医最合科学者，宜莫如后汉张仲景，其所著《伤寒论》、《金匮要略》，凭证候而无疑词，处方剂而不浮滥，有是症则用是药，诊察明晰，效验准确。遵其所论，苟审病不误，常有覆杯而愈者。历代相承，事实具在。而日本吉益东洞更著明仲景之方，虽不属此病证候，但具一二端亦有绝效。日本汤本求真谓：科学进化百世纪，亦不能明仲景处方之奇也。（摘自《上中央卫生部整理国医学术意见书》）

对《伤寒》、《金匮》要经常温习

余有温课的习惯。一是对重要经典定期温习，像《伤寒论》、《金匮要略》，每年一般都系统温习一遍。一是结合一个时期的研究专题，有计划地温习若干相关著作。20世纪60年代，就曾结合急性传染病的研究题目，用5年的时间，温习了《伤寒论》和清代各家温热名著及历代其他各家专著。当时虽已年高，医务繁忙，仍用业余时间温课。晚霁晴晖，未容虚掷；三余不惜，专业将荒。（摘自《温课与自律》）

对《伤寒》《金匮》要做到熟能生巧，别有会心

所谓基本功，是从无到有，自近及远，由浅入深，循序而渐进地、经幼稚生疏到成长熟练的一些功夫。固然这对初学的人来说很重要，但对于那些中医学术已有一定基础的同志来说，也是很重要的。这是不是多数还

要再从头学起呢？我认为就是要从头学起。理由很多，主要是因为基本功一定要熟练。书读百遍，其义自见，读一遍有一遍的收获。就以读《伤寒论》、《金匮要略》来说吧，如果做到不加思索，张口就来，成了有源头的活水，到临床应用时，不但能触机即发，左右逢源，还可熟能生巧，别有会心。否则在读书时虽背诵得过，到应用时一有障蔽，却想不起或想不全。这恐怕是很多同志都经历过的，感到非常难受，这是因为读书不够认真的缘故。基本功是硬本领，要天天练，要累月积年不间断地练，学习时经常固定地练，工作时也要抓紧业余时间不断地练。正如文艺、体育工作者，无论老手新手，每晨都要踢腿、练腰、练嗓子一样。假如你平时功夫不够，要在前台来个就地拔葱倒筋斗，那可能要把脖颈栽坏了的。医生在大症、难症面前，认识靠诊断准，治疗靠方药熟，疾患无穷，方药极多，没有基本功，能够迅速处理得当吗？这说的是临床急难症、重大症要靠基本功。至于平时门诊或病房工作中写病历的经常性工作，一方面要有整体与局部相结合的观念，注意四诊八纲的体现，理法方药的一致性，另一方面还应注意辨证辨病的结合。这就更需要有扎扎实实的基本功了。（摘自《论中医基本功的锻炼》）

方剂之学，应以《伤寒》、《金匮》之药味组合为标准

方剂之学，应以《伤寒》、《金匮》之药味组合为标准。若以《本草》单味药之禁忌而绳复方，往往失之。例如汗出禁麻黄，惧其放散体温也；无热禁石膏，惧其遏制造温也。考仲景用麻黄诸方，欲兼放散体温者必合桂枝，不合桂枝则但治喘咳、水气；用石膏诸方，欲遏制造温者，必合知母或麻、桂，不合知母、麻、桂则但治烦渴。方药之禁忌须视配合之异如何，固不可拘拘于一味也。（摘自《药物学辑要》凡例）

通过辨证抓住疾病的主要矛盾

《伤寒论》说："伤寒医下之，续得下利清谷不止，身疼痛者，急当救里；后身疼痛，清便自调者，急当救表。救里宜四逆汤，救表宜桂枝汤。"此条本为伤寒表证，误用下法，脾肾阳气受伤，故下利清谷不止；但表邪仍未解，故身疼痛。其正气为本，邪气为标，此时当先急救其脾肾之阳气，用四逆汤；待阳气来复，大便正常，再治身疼痛的表证。古代医家在错综复杂的病理变化中，就是这样通过辨证抓住疾病的主要矛盾。《伤寒论》指出："观其脉证，知犯何逆，随证治之。"这种辨证论治的宝贵经

验，值得我们努力继承并加以发扬提高。（摘自《试谈分型论治的局限性》）

少而不漏、专而有力地用药方法

现在先从方剂和药量的一些问题谈起。疾病不外急性和慢性两种。急性疾病包括传染病，从现代医学上看，多是细菌和病毒的感染，来势猛，发展快，危害大。治疗这种病，要抓住基本矛盾（指辨病）和矛盾的主要方面（指辨证），选方用药要单纯，要有力量。例如：张仲景治疗伤寒（指热性病），在三阳实证，太阳病用发散药，无汗用麻黄汤，有汗用桂枝汤，挟有夹杂证，都在这两个方子上加以消息；少阳病用和解药，大、小柴胡汤；阳明病用清、下药，经证白虎汤，腑证三承气，这是"治病留人"。在三阴虚证，治以四逆辈，"留人治病"。药量上，主药有多至八钱者（大、小柴胡汤中的柴胡），有多至一两六钱者（白虎汤中的石膏），其余辅佐药则二三钱。药品少至三四味，多则六七味，忌杂药滥投，以致药力分散。这种少而不漏、专而有力的用药方法，是很可取的。我们不可以嫌它药少量轻，应当继承它，发扬它，再用现代科学方法整理它，以光大这种传统疗法的优越性。（摘自《略论医药结合》）

《金匮要略》所论之痰饮

《金匮要略》有专篇论述痰饮，有证，有方。此后关于痰饮之证治阐述日多，所述更详。《金匮要略·痰饮咳嗽病脉证并治》称痰饮有四："有痰饮，有悬饮，有溢饮，有支饮。""其人素盛今瘦，水走肠间，沥沥有声，谓之痰饮；饮后水留在胁下，咳唾引痛，谓之悬饮；饮水流行，归于四肢，当汗出而不汗出，身体疼重，谓之溢饮；咳逆倚息，短气不得卧，其形如肿，谓之支饮。""痰饮"应作淡饮，《金匮要略》四饮曰痰，曰悬，曰溢，曰支，皆就饮之情状而命其名，皆是虚字，则痰饮不应特用实字。淡与澹通，《说文解字》说："澹，水摇也"，可证。《金匮要略》中所称"浊唾"、"涎沫"、"涎唾"等，即系后人所谓的痰。（摘自《论痰和饮的证治》）

辨证论治的探讨

辨证论治，是中医诊断治疗疾病的重要原则和方法，也是中医学术的特点和精华所在。数千年来，它在中医学术的发展和促进诊断治疗技术的进步方面起着重要的作用。临床上通过辨病因、辨病位、辨病态、辨病机、辨证候、辨病等环节，进而针对疾病的症结所在，审察病人的虚实强弱，采用积极主动的恰如其分的治疗。辨证论治既注意到人体内外环境的联系和统一性，如内外相应与脏腑经络相关的辨证，也注意到个体体质差异等特点，因而有一病多方、多病一方的同病异治与异病同治，不但临床效果好，而且是中医研究工作中一个重大的理论问题，值得我们继承和研究它。但是，曾经有人提出过这样的问题，即运用四诊八纲辨证论治，在某些情况下，对于若干种疾病，有时并没有满意的效果，究竟应该如何理解和运用辨证论治这个治疗原则呢？为此，本着百花齐放、百家争鸣的精神，提出我个人对于辨证论治问题的一些意见，以供参考。

一、从医学史上看辨证论治

辨证论治的具体内容在我国古代医籍《内经》中早有所论述。《素问·至真要大论》谓"谨守病机，各司其属"，其实质即在临证中要周密地进行辨证论治之意。《内经》是周秦或汉初的著作，其时阴阳学说支配着社会上的许多学术思想，医学自不能例外，医学中的辨证论治亦然。医家从作为一个对立统一的矛盾之阴阳观点出发，形成了医学上的重要理论原则。如《内经》中之内外相应、四时六气、脏腑经络、营卫气血、标本先后、正反逆顺、虚补实攻、坚消客除及七方五味等等。关于病机立论与脏腑分证，自成系统，十九条病机分隶上下、五脏、风寒湿热火，且以风论、痿论对诸专病专证加以阐发，使辨证论治之规模逐步趋于完备。其具体方剂杂出于各篇者，则有12方，初具运用专病专方规模。

后世诸家在《内经》的基础上，结合临床实践，对辨证论治有颇多之补充与发展。如张机所著《伤寒论》与《金匮要略》，大大丰富了辨证论治的内容。《伤寒论》六经标题，首揭"辨三阴三阳病脉证并治"，很鲜明地昭示后人，篇中更有"随证治之"、"依法治之"等语。在具体治疗中，则某病以某方"主之"，即为专病专证专方；某病证"可与"或"宜"某方，是在辨证之下而随宜治之之意。《金匮要略》则论述三因，以专病专证成篇，题亦揭出"辨病脉证治"，乃是在专病专证专方专药基础上进行辨证论治的著作。其显而易见者，如百合病之主以百合剂，黄疸病之主以茵陈、矾石剂，热痢之主以黄连剂，胸痹证之主以瓜蒌薤白剂等，皆是。可见仲景之伤寒杂病分论各治，既为医家揭示了辨证论治之原理原则，又指出了辨证论治之具体方法，对临床实践具有高度的指导意义。

隋代巢元方《诸病源候论》辨证之细致，亦甚可贵。如书中痢病列有四十病候，虚劳病列有七十四病候。《千金方》与《外台秘要》，在专病专证专药方面视仲景更有所发展。如治瘿之用羊靥（羊甲状腺）、海藻、昆布方，治消渴之用地黄剂、黄连剂，治痢之用苦参剂，治脚气之用防风、杏仁剂，治肝热抽风之用龙胆草剂，治夜盲之用羊肝等。在专方专药中再随证加减，以应常中之变，大法中之异法，与《神农本草经》所载某药主某病、《伤寒论》某方"主之"意义相同，而有别于"可与"或"宜"某方之含义。关于方剂之理论与应用，北齐徐之才有十剂之分，宋寇宗奭列为十二剂，清汪昂分二十一类。总观上述，完整之辨证论治应包括辨病因、辨病位、辨病态、辨病机、辨证候及辨病（包括辨病名）等，以实施治法，运用方药。

金元之际，四大家各以实际经验，从不同方面丰富了辨证论治的内容，皆主辨证求因或审因论治，故论述多冠以"证因脉治"、"脉因证治"或"因证脉治"，三因四诊八纲八法渐为医家所习用。唯此间颇有种种不同之学术见解。如张洁古制"脏腑标本寒热虚实用药式"；张从正证分六门，扩展三法；刘完素主火，并论"亢则害，承乃制"；李杲辨内伤外感，重后天脾胃之强弱；朱震亨主相火，谓"阳常有余，阴常不足"。诸大家各创制方剂，付诸临床实践，以形成并实现其理论，从各自角度扩展了辨证论治的范畴。

明代张介宾方辨八纲，其《景岳全书·传忠录·阴阳篇》曰："凡诊病施治，必须先审阴阳，乃为医道之纲领。"《景岳全书·传忠录·六变辨篇》曰："六变者，表里寒热虚实也，是即医中之关键，明此六者，万病皆指诸掌矣。"他又就古方、新方，列补、和、攻、散、寒、热、固、因八阵，立论谓"阳非有余，而阴常不足"，治主温补。赵献可辨证重先天命门，清·喻昌论大气与秋燥，王清任主辨气血，明脏腑，立方遣药侧重行瘀益气，王泰林详论肝气、肝风、肝火证治，魏之琇论滋肝阴，皆各有所见。

明清之际，温病家出，对辨证论治贡献尤多。诊法之中，辨脉辨舌验齿，辨斑疹白痦，辨温病瘟疫、新感伏邪。论述证候，叶桂辨卫气营血，吴瑭辨三焦。其治法中之滋阴、息风、化湿等，为外感热病治疗之新途径，更进一步从不同角度扩展了辨证论治的范畴。

总观历代，可知汉唐医家之辨证论治是外感杂病分论各治，在专病专证专药上，照顾到阴阳、寒热、表里、虚实。宋代医药因由官方控制，机械地规定了疾病方药，有失辨证论治之真精神。迨金元四家，为解除当时常见病、多发病的威胁，从实际出发，灵活地掌握了辨证论治。

二、就杂病探讨辨证论治

杂病约可分为两大类：一为气化病，即一般所称之功能性疾患；一为实质病，即一般所称之器质性疾患。就其治法言，气化病多取泛应通治法，而实质病则多取特殊治法。在特殊治法中，再照顾机体的内外情况，辅以其他治法。换言之，即采用专病专方专药与辨证论治相结合的治法。以下仅以《金匮要略》篇中所列之杂病为例，举其一二，对专病专方专药略作讨论，以见梗概。

《金匮要略》疟病篇关于疟病之证治方面，将疟病分为瘅疟、温疟、牡疟、疟母四种，较《内经》之瘅疟、温疟、寒疟已多一疟母，是则不但疟病自成一篇，且于寒多热多之外，更明确了肝脾肿大之"结为癥瘕"的疟母这一类型。就所用之方药言，寒疟蜀漆散之用蜀漆（常山苗），疟母鳖甲煎丸之用鳖甲、柴胡，温疟白虎汤之用石膏，皆卓有成效，可以说是专病专方之一例。后世征引沿用者亦甚多。如晋《肘后方》治疟 30 方，计用常山 14 方；唐《千金方》治疟 25 方，用常山（包括蜀漆）20 方；《外台秘要》51 方，用常山 39 方，蜀漆 10 方。常山而外，尚有鳖甲、乌梅 12 方。当然，在专方专药的基础上，审察患者的阴阳盛衰、表里寒热，也仍旧是极为重要的、不可少的治疗方法。故《外台秘要》之用常山，单味者少，每有随证配伍之例。如配鳖甲以滋阴清热，配附子以振阳温经，合人参以补益，合黄连、石膏以清热等，使治疗既有特殊性，又富整体性。

宋元以后，医者虽以常山之有呕吐副作用，转而多用鳖甲煎丸或小柴胡汤等柴胡剂，后之叶、王等温病家则又以柴胡劫阴不用，但常山、柴胡之临床抗疟作用，已为古人大量文献所证实，药理研究亦支持这一事实。

所以，专病专证专方专药对于治疗疾病，是一件值得引起重视的事情。当然，常山、柴胡以外，如果有更多之有效专方专药提出，则不但丰富了专病专方的内容，也丰富了辨证论治的内容。例如《肘后方》治疟之用砒石、雄黄，效果亦甚佳，后人亦多采用。而此种治法之发现，亦未尝使常山、柴胡失却其作为治疟专方之价值。此外，鳖甲煎丸治久疟、消肝脾肿大有一定效果。今人以之治晚期血吸虫病肝脾肿大亦可收效，这也是非常可贵的。

再以《金匮要略》蛔虫病篇之证治为例，亦可资说明。如蛔厥之用乌梅丸（内有乌梅、川椒、干姜、细辛、黄连、黄柏等），即是效方。后之医书如《景岳全书》猎虫丸用轻粉（即白粉），扫虫丸用乌梅，允系专方。近年来，有关论文也证明了乌梅丸治蛔虫病有一定效果。仲景以后，治肠虫病之专方专药尚有不少发展。李时珍汇有数十种，种类虽多，但无妨其各个皆为专方，其中不少均已为今日临床及实验研究所进一步证实，如槟榔、鹤虱、雷丸、贯众、苦楝根皮、使君子、石榴根皮、芜荑、榧实、阿魏、雄黄、枯矾等。这些专药若能结合八纲，揆度病情的进退强弱，辨证加减药味分量，收效自必更大。因为专方专药虽系针对专病而施，但若能考虑病人整体情况，两相结合，一定疗效好而副作用小。所以仲景《伤寒论》、《金匮要略》小柴胡汤之应用共有七种加减法，理中汤之应用共有八种加减法。

再举黄疸为例（《金匮要略》标为病，今日看来黄疸当为症，因为多种疾病俱可致黄疸）。仲景有汗、下、吐、利小便、清化、和解等治法，但杂病黄疸多不出茵陈、硝石、矾石剂，临床及药理实验均证实其为治黄疸有效药。《金匮要略》有茵陈蒿汤，《千金方》、《外台秘要》、《圣济总录》各有茵陈蒿汤加味之不同处方。罗天益《卫生宝鉴》治阳黄用茵陈蒿汤、茵陈五苓散、栀子柏皮汤加茵陈，治阴黄用茵陈四逆汤，以茵陈为主药，辨其阴阳表里寒热虚实，随症加减。至于近年来满天星、金钱草之应用，则又当为专病专药之再发展。

又如《金匮要略》治下利脓血的热痢之白头翁汤，已为临床证实之专方，白头翁、黄连为下利脓血之专药。后世专方如《普济方》地榆丸、《仁斋直指方论》香连丸、东垣升阳渗湿汤等是，后世专药如马齿苋、鸦胆子、大蒜等是。此外，麻风病之用毒蛇、大枫子，既以专药立方，又符合辨证论治原则，都有明显的效果。专病专证专方专药与方剂中之君臣佐使的主药意义颇相接近，且有一定的联系，也就是专病专方与辨证论治相结合的过程。前面所举，足资说明，兹不再赘述。总之，从《金匮要略》等著作中有关杂病辨证论治的论述来看，其所使用的治疗方法，多为专病、专证、专方、专药与因人、因时、因地随宜加减药物两者互相结合的，有效而合理。

三、就伤寒、温病探讨辨证论治

前已述及，辨证论治应当包括辨病因、辨病位、辨病态、辨病机、辨证候、辨病并辨治法方药等数种内容，即既要全面地辨证识病，了解整体情况，又要抓住重点。但是，现在有的人认为所谓辨证论治就是辨识证候，了解病情属虚还是属实，属寒还是属热等具体症状，就可以定治法、投方药，不必问其究竟是何疾病（即认为不必辨病或辨病名）。例如对于一些急性热病的辨证，认为不必确定其究竟是伤寒还是温病，只要运用四诊八纲，确定证候，便可"有是证，用是方"。至于张仲景《伤寒论》的六经，叶桂《温热论》的卫气营血，吴瑭《温病条辨》的三焦，都只看作是一般分别证候群的代名词。这样的认识和运用辨证论治固然有其是的一面，但我们认为尚有其他一面亦须加以重视，即作为各种疾病特点的本质问题亦须引起注意，也就是应该通过辨病，以了解各种疾病的基本矛盾和特殊性问题。因为作为每一种疾病的基本矛盾，是决定疾病的发生、发展和预后的；至于证候之寒热表里虚实等，虽然也从不同角度反映出疾病的本质来，但一般皆是从属于基本矛盾的。临床证候和基本矛盾可以一致，也可以不甚一致，所以辨证的实质在于要全面地下诊断，既要辨病（辨基本矛盾），也要辨证候（辨从属于基本矛盾的各类矛盾），辨原始病因和致病条件，辨机体反应性。诊断明确，治疗就会有的放矢，而少出偏差。

兹以伤寒、温病而论。从中医理论上看，二者是性质各不相同的两类疾病，其病机、证候、治法亦各不相同。伤寒宜辛温解散表邪，在治疗过程中，除非寒邪纯粹化热需施以甘寒或苦寒外，其余概以温药治之。至于温病，则宜辛凉解散表邪，在治疗过程中，可施以苦寒、甘寒、咸寒，或清热解毒，或清气凉血，概以寒凉药治之。可见，寒邪伤阳是伤寒病之基本矛盾，热邪伤阴是温热病的基本矛盾。所以中医治疗伤寒用汗、下法时，无论采用何种方药，固守"发表不远热，攻里不远寒"的原则，以辛温苦寒直折其邪，此系服从于伤寒伤阳的基本矛盾而施。在治疗温热病时，则"泻阳之有余，实其阴以补其不足"，因而有忌汗、忌利小便等禁则，这是服从于温热伤阴的基本矛盾而定。我们若从伤寒、温病不同阶段方药之应用上看，也可见在处理疾病发展过程中所呈现之主要证候时，皆处处服从或照顾到基本矛盾。如伤寒病，在太阳用麻黄、桂枝；在阳明必待寒邪化热，热结在里，始用白虎、承气，但用承气还提出了"下不厌迟"的警语，以防里热不实、下之过早而导致伤阳更甚；在少阳用小柴胡汤；在三阴则用四逆辈等刚药。至于温病，在上焦用银翘，在中焦用白虎、承气与之相应，在下焦则除寒湿外皆主复脉、三甲等柔药，以顾护其阴。由此可见，无论伤寒、温病，虽然在疾病之不同阶段，都将方药之力量着重于主要矛盾即主要证候上，但同时又皆从方药之不同性质上，服从或照顾到基本矛盾。此种既细致又精当之立法处方遣药，是中医学辨证论治之优越性，随处皆有，但尤明显地表现在伤寒与温病的辨证论治上。

关于伤寒与温病的辨证论治，如上所述，规律至为严谨。除此以外，我们还可看到这样的事实，即伤寒虽注意存津液，而温病尤注意保津液以养阴，此于温病、瘟毒、冬温项下更为明确。从具体治则上言，伤寒多急下存阴，温病多甘寒养液。表面上看来似乎二者是相同的，但实际上却不一样。因为存阴是在阳盛的情况下所施，而养液乃在阴亏的情况下而设。况以温病热邪容易化燥伤津，热愈炽而津愈亏，津愈亏而热愈炽，病必恶化，故温病家有"留得一分津液，保得一分生机"之警语。在方剂上，则有减味竹叶石膏汤以别于白虎汤，有宣白承气汤、导赤承气汤、牛黄承气汤、护胃承气汤等以别于三承气汤，并有雪梨浆、五汁饮、增液汤、益胃汤、加减复脉汤、大定风珠等方剂，符合《素问·至真要大论》"风淫于内，治以辛凉，佐以甘苦……热淫于内，治以咸寒，佐以甘苦"的原则。所以从伤寒、温病辨证论治的原则上看，辨识疾病的基本矛盾，辨病、辨证、辨识病名，是极为重要的。考虑到基本矛盾的施治，对于避免误治、失治也是极为重要的。这样，才不会流于万病皆以泛应通治法从事。

四、就临床实践探讨辨证论治

近几年来，我们在中西医结合治疗若干疾病的临床研究工作中，深深体会到辨证论治的临床运用，往往在治愈疾病上起着决定性作用。因人、因时、因地、因证候之转变灵活用药，同病异治与异病同治的运用，富有整体观点。但是，我们也体会到，若能不停留于辨认证候，进而辨病、辨病名（包括中医病名与西医病名），论治时注意古今专方专药的结合应用，一定效果更好。同时，也只有在此情况下，因人、因时、因地制方的作用才更有治疗价值。

例如 1961 年我院内科研究所与北京第二传染病院、北京协和医院协作，中西医结合治疗急性黄疸型传染性肝炎 63 例，在急性发黄阶段辨证有热重、湿重、湿热并重三种不同类型，皆以茵陈剂为主治疗。热重型主以茵陈蒿汤、栀子柏皮汤加减，湿重型主以茵陈五苓散加减，湿热并重型主以茵陈蒿汤合大柴胡汤，或茵陈五苓散合甘露消毒丹。63 例中胆红质均值分别在 3.3 毫克%、6.1 毫克%、11.7 毫克% 的三组患者，分别经 12.1 日、17.6 日、38.2 日之治疗后，全部降至 1.5 毫克% 以下；54 例肝脏可触及者中，32 例治疗后已不可触及。上述 3 组患者分别经 15.5 日、19.2 日、39.6 日达到临床基本治愈。虽然在病情之浅深进退演变中，方药并非一成不变而有所增减，但茵陈剂作为黄疸之专方专药，已由此再度得到证实。当然，在此专方专药基础上之随证加减，也使治疗更全面。我院中药研究所在茵陈蒿汤复方之药理学研究中，也看到其对四氯化碳中毒性肝炎动物治疗较对照组死亡率显著降低。通过一系列实验，也证明了茵陈蒿汤之利胆作用与解热作用。其利胆作用与仲景所述"尿如皂角汁状，色正赤……黄从小便出也"相似，而利胆作用中，证明了茵陈蒿为茵陈蒿汤复方中起主要作用的药物。

又如，我院内外科研究所与协和医院协作，总结了各种肝病所致之肝性昏迷 76 例的材料，发现中西医结合对提高疗效、研究辨证论治，并与专方专药相结合，有很大的优越性。西医治疗之苏醒率 11.1%，而中西医结合为 54%。中医认为肝性昏迷主要是邪入心包，应该用开窍法施治。因证不同，而有养阴清热开窍、扶正温阳开窍等法，所用方药大都为安宫牛黄丸、局方至宝丹、紫雪与苏合香丸等。关于局方至宝丹，我院中药研究所也证明其有对抗尼古丁及卡地阿唑所致鼷鼠惊厥之作用，与对照组比较，有显著差别。关于牛黄，也证明其对盐酸古柯碱或咖啡等中枢神经兴奋药引起之鼷鼠惊厥有对抗作用，对咖啡碱惊厥过程中之昏睡亦有对抗作用，进一步证明专方专药与辨证论治结合之优越性。

又如，我院内外科研究所与解放军总医院协作进行烧伤研究中，对 19 例烧伤败血症，认为是热入营血或逆传心包，以清营汤、清宫汤、犀角地黄汤加减治疗后，其中 10 例免于死亡。再如，麻风病之用大枫子剂，疟疾之用柴胡、常山剂，结合具体情况随证加减，均经临床证明为专病专方专药。故我们认为，通过文献、临床及实验研究，探讨更多更有效之专药专方，是不断丰富与发展辨证论治具体内容之重要途径之一，也是中西医结合创立新医药学的重要措施之一。专方专药与辨证论治貌似对立，但实际上是统一的，上述所引可以概见。当然，所谓专病，也并非孤立、静止的，实际上是变化与运动着的。所以，在专方专药应用中，若不分阶段，不察轻重缓急，一意强调固定专药，也是不对的。因为那样做有陷入机械唯物论和经验主义窠臼中之可能。所以，较妥当之论治当是专方专药与辨证论治相结合。

　　从文献及实际情况来看，中医对于不少疾病已洞察其本质问题。但是由于历史条件之限制，也有不少认识欠全面而有待充实。如古籍中之病名，有一部分今日视之，实系证候之称，有的用泛应通治之方取得效验，但也有不少仍然无满意效果。西医由于在近代自然科学成就之基础上发展，其对疾病之定名较具体，也较近于疾病之本质。为彻底治愈疾病，又当中西医结合，两相参照，了解疾病之基本矛盾，发掘中医学丰富宝藏，寻求总结有效的方药，处处注意基本矛盾之处理。辨证加减，一方面兼顾其它从属矛盾，一方面也为了基本矛盾之处理。所以对于若干难治病之处置，如癌症，初步认为应当以祖国医籍中该病之理论、治法、方药以及民间流传之单秘验方做临床观察及抗癌试验研究，探讨有效治法。若谓癌症多是虚证，以四君、四物、八珍、十全大补之类有效，个别情况可能有，但必非治癌之普遍验方。又如冠状动脉粥样硬化性心脏病所引起之心绞痛，一则应以古人治"真心痛"、"卒心痛"之理论及专方专药做临床观察，一则当作实验研究，探讨其改善冠状动脉供血、镇痛及抗凝、溶栓、降血脂的作用，进而提高疗效。他如肝硬变、慢性肾炎等病亦莫不如是。一般之随证候施方药固可缓解其进展，或不同程度地减轻症状，但据我们临床所见，其彻底治愈者还不算多。在这些病上面探讨专方专药及其辨证论治结合的经验，则需要作出更多更艰巨的努力。这也说明，在这个事实面前，进一步提高对难治病的疗效，丰富并发展辨证论治，必须中西医结合，文献探讨与临床研究、实验研究相结合，专病专证专方专药与辨证论治相结合，才是较有成效与可靠的措施。

　　总之，在辨证论治规律的临床运用中，不仅要辨证候的阴阳、表里、虚实、寒热，还要进而辨病、辨病名（包括中医与西医病名）、辨识疾病的基本矛盾所在，并根据机体内外环境的特点，证候的单纯与兼夹，病程的前、中、后不同阶段，作相应的辨证用方遣药，二者密切结合。这样，对于一些单用一般辨证论治法（泛应通治法）或单用专方专药而无效的病例，或可有所帮助。至于有一些病，目前虽无专方专药可资征用，但上述所指出的辨证论治原则，仍不失为探讨治疗的途径。

《伤寒论》在辨证论治上
既掌握了空间又抓住了时间

一

我在五十年治病经历中，根据大自然阴阳气交之变化，曾于病人有所体认，略述于下，虽不够精密，但约略得其宏观的整体，愿与中医界贤明商榷之。

人类和动物生生化化于宇宙间，是与大自然浑然不可分离之一体，生息于大地之上、日星之下，因其旦暮昼夜之变化，春夏秋冬二十四节气发展之不同，而种种生物自然随之，各有其生命之抑扬起落，或张或弛之现象，所以产生了现代"生物时钟"的说法。其所谓周期性、节奏性规律云者，盖不外此也。

今天科学家所引起注意研究之事理，上溯我国古医学，早在悟见辨认中，而且久已应用于诊断治疗中，《内经》、《伤寒》论之详矣，用之确矣。

例一　昔年我在唐山市曾诊治一陈姓中年妇女之患经血漏下者。其病经过中西医多次诊治，讫无效验。后就我求诊，疏予治血漏的古今方数剂亦罔效。因细询其漏血时间是在昼在夜，她说只在上午，余时不见。我想白昼属阳，上午为阳中之阳，考虑病情是阳气虚，无力摄持阴血，届上午即行漏下。因处以四物汤加炮姜炭、附子炭、肉桂。方：熟地黄炭五钱，白芍炭四钱，川芎炭二钱，当归五钱，附子炭二钱，炮姜炭二钱，肉桂钱半。服药三剂，经漏即止，追访长期未复发。

例二　又曾治一季姓十岁女孩，其父抱持而来，合眼哆口伏在肩上，四肢不自主地下垂软瘫，如无知觉之状。其父主诉孩子之病已三天，每到上午午时、夜半子时上下即出现这种症状，呼之不应。但过一小时即醒来如常人，延医诊视，不辨何病，未予针药。我见病状及聆病情，亦感茫然，讶为奇症。乃深加思考，得出子时是一阳生之际，午时是一阴生之际，子午两时，正阴阳交替之候，而该女孩于这两个时辰出现痴迷及四肢不收之病象，则治疗应于此着眼。但苦无方剂，又展转思维，想到小柴胡汤是调和阴阳之方剂，故投以二帖试治。不意其父隔日来告，服药二剂，已霍然如恒状，明日即拟上学读书云。

我国医学本着昼夜的长短、寒暖的推移、时令的节气，以观察六令之交替，而进行外感时行病的辨证论治。一日十二时晨之子午卯酉，一年廿四节气之二分（春分、秋分）二至（冬至、夏至），为一日与一年最关键时刻，是阴阳气交的枢机。因为子午与二至，是阴阳交替之候，卯酉与二分，是阴阳平衡之际，能注意到这些时令的发展变化，就能测度出阴阳的消长与平衡。对外感急性病，可以掌握它的欲解、向愈、转化与传变的时刻；即使是慢性疾患，也可观察到它的痊愈与恶化的趋向，甚至可以推断危亡的时刻。

我在临证中，本着以上日、年的运行规律，曾诊断过几例，幸而获中。兹说如下：

在30年代，于乡村曾诊治一吴姓青年，患肺病，中医认为是痨瘵症，脉数急，右部更甚，吐血咳嗽，汗出气短，患病年余，体力已极端困惫。我接诊系在农历年终，认为此证是阴阳俱虚而阳虚更甚，予以气津双补之剂。延至次年二月，其脉尤数疾无伦次，且手未及脉，而指端有似火焰上燎之动觉，我把这种脉叫做"攒尖"，痨瘵病末期多有之，是距危候不远的朕兆。即告其亲友，患者约在春分之日死去。其友追问能确定吗？一日是早是晚？我根据其脉右部数疾，是阳脱现象，断为早晨六时左右而逝去，因卯时为阳与阴平之候也。后果应余言，时日未爽。

又1936年曾治唐山市一工人，李姓，年30余岁，亦患痨瘵症，脉证俱虚极，而左部脉尤数疾，断为偏阴虚的肺痨病。时在农历六七月间，求我诊治。初稍有效，到七月末脉尤加数急，阴虚之象更显。其家人各处求医求药，但每周邀我诊脉二次，有时也处方予服。到距秋分节令十日前后，病人还下床行动，饮食尚可。其家人追问我推断此病如何？我细诊患者之脉有"攒尖"之动象，说难以度过秋分那一日的晚酉时。其家人似信非信，仍去天津购贵重药品，因此时患者尚行动饮食如恒，只稍委顿些。但我断言不出秋分之日必死亡，且在酉刻，后果如余言。何以断定酉时？酉为阴就阳平之候也，其人阴虚，安不得死于是刻。

又曾在唐山诊治一40余岁之妇女，患虚劳症，但未卧床，在我接诊时，其脉数疾而有"攒尖"现象。时距春分五日，我断其死于是日。其翁父亦知医，认为未必然。后果应余言而逝去。其翁问我据什么脉证以断，余答以依阴阳运行变化，其人似未领略。

青壮年痨瘵病，似是阴阳互相斗争，到二分与酉卯之时，阴阳需要平衡，而斗争剧烈，致使离决，则精气乃绝矣。

心阳式微之症，老年人之患虚性喘嗽者多有。每发于夜半后丑寅之时刻，初喘，继而烦躁，坐起汗出，继而喘抬两肩，不能自解平复，则危亡立至。若接近卯时，则逐渐平复如常。这是因为夜半子时一阳当生而不能生，挨至丑寅之际，阳当转旺而仍式微，则喘咳作矣。继而烦躁汗出而转重，若阳气渐复，则慢慢喘平汗敛而生，否则危亡至矣。这种病例，如果能心中有数，加以观察，往往发现不少。老人危亡多在冬至、夏至阴阳交替之时。

以我行医五十载之体会，深感仲景之《伤寒论》，在总的辨病上，既审察到病在空间上的客观存在，又抓住时间上的发展变化。如太阳病痊愈，欲解之候与传经之时，有"太阳病法当七日愈，若欲作再经者，针足阳明，使经不传则愈"。《内经》谓"伤寒一日，巨阳受之"，又云"七日太阳病衰，头痛乃愈"。抓住病愈与传经的时间，则能掌握疾病应施治与不施治。"太阳病欲解时，从巳至未上。"巳午为阳中之阳，故太阳主之，至未上者，阳过其度也。人身阴阳，合于大自然的气候，至太阳之时，人身太阳之病，得藉其主气而解。六经病亦各随其主气而解。阴阳在一日一夜的六气上，随着时间的过度变化，子时一阳生，午时一阴生，是阴阳交替之际。卯时阳与阴平，酉时阴与阳平之际，"生物时钟"最为显著，已为现代所发现。

阴阳之理至微，死生之事至大。西方"生物时钟"的发现，见于现代，世人多惊异而研究之，却不知阴阳抱负之机缄，阴阳消长之理论，早见于两千年前之《内经》，即以"阴平阳秘，精神乃治"，"阴阳离决，精气乃绝"之精确理论，断定人之健康与危殆。吾辈操司命之中西医，该急起急追，发扬光大之，以弥补西医之不足，共创我国统一的新医药学。

二

我国历代所遗留下来的古医籍，既能辨客观存在的具体疾病，又能觉察到时间发展变化的证与脉，从而分析并解决急性病与慢性病。今就后汉张仲景《伤寒论》而评说之。

试举太阳病中风为例。

太阳中风，即外感风邪或夹有寒邪在表的病。其证是：汗出恶风，脉缓发热，头项强痛或恶寒等，以桂枝汤主之。

桂枝汤以解肌和营为主。用发汗力轻的桂枝来解除肌表之邪，以调整正气；芍药敛阴以调和营血；生姜散寒，佐桂枝以解肌；大枣养脾，伍芍药以缓急；甘草"通经脉，利血气"（《别录》），可以助桂枝以通畅血行，使疼痛得到解除。从扶正祛邪的方面看，桂枝温阳通脉，芍药和血敛阴，桂枝、芍药相配伍，是一阴一阳的两个属性，一开一合的两个功能，在相互依赖、相互制约的作用下，起到阴阳得和、营卫得调的效验。更佐以甘草之安中益气，使以姜、枣之开胃养脾，既能攘外，又能安内。在患中风病的当时，空间客观存在的症状上，共达到扶持正气以祛邪外出之治疗目的，所以最宜于体弱易于感冒之汗出恶风患者，尤其对于卫阳不足、体力就衰、每易触邪的老年患者。

桂枝汤治中风，不仅在方剂的组合上非常严谨，非常得体，而且方后煮服法和将息上，如"上五味，㕮咀三味，以水七升，微火煮取三升，去滓，适寒温，服一升"，注意了时间变化的重要性，不令病轻药重，有药过病所之弊。这是初步服药的细心处理。

"服已，须臾，啜热稀粥一升余，以助药力。温覆令一时许，遍身漐漐微似有汗者益佳，不可令如水流漓，病必不除。"针对中风病情，亦适可而止地服药，更取饮食及盖覆法以助药力发汗，并谆嘱不可令如水流漓。病"必"不除，这一"必"字，是何等苦口婆心。凡仲景条文及附语中着"必"字，读者必须十分注意，切勿滑口读过，免得在临证时发生错误。这是在时间上第二层的细心处理。

"若一服汗出病差，停后服，不必尽剂。若不汗，更服，如前法；又不汗，后服小促其间，半日许，令三服尽。"此节更看出治病须细心，不可有一点马虎。如"若不汗，更服如前法"，是提醒患者服药后啜稀粥，温覆取汗，不可简单地只服药。"又不汗，后服小促其间，半日许令三服尽。"这种小心翼翼地掌握在时间上的取汗法，是恐怕粗心大意地给药起到反作用的第三层细心处理。

"若病重者，一日一夜服，周时观之。服一剂尽，病证犹在者，更作服。若汗不出，乃服至二三剂。"这是掌握了时间发展变化的重要性，不遗余力，必令汗出病愈的第四层的细心处理。

对于将息上，"禁生冷、黏滑、肉面、五辛、酒酪、臭恶等物"。这是在病中与病后一个短时期的禁忌，恐生冷遏邪，黏滑肉面恋邪，五辛发邪，酒酪臭恶闭邪助邪，这是最终的细心处理。

这种中风汗出恶风的疾病，不是什么太严重的大症，而仲景却在给药上、护理上这样重视。我初步体会到，他诊察出病虽不大，而素质虚弱，抗病力量不够，在治疗和护理上一有疏忽，便会出现想不到的枝节。

从仲景对中风证用桂枝汤治疗的具体措施里面，还发现一个极关重要的原则，即"辨病辨证脉并治"，既掌握了客观存在的空间，又抓住了发展变化的时间。从哪里见得呢？一个太阳中风的病证，有一个针对性强的桂枝汤，不就可以解决得很好吗？为什么他又在桂枝汤的基础上，于后面拟出十几个方剂呢？宇宙间没有不变的事物，没有不发展变化的疾病，况且外感热性病属炎上的火，而中风证又体质素弱，抗病力不足，更容易起变化。不抓住它的时间上的运动，只静止地孤立地掌握它空间上的客观存在，会随时碰壁，捉襟见肘，穷于应付。仲景以高度的智慧，敏捷的手腕，抓住了疾病运动的时间，随病机以赴，毫不失时地加以分析问题，自使病无遁情，方无虚发。

有人问，病证在空间上的客观存在，有具体的症状表现，得到认识是不难的，像刹那刹那顿生顿灭，如逝水与电光石火般分秒不停不可捉摸的时间，又如何能抓得住呢？这一问题的提出颇关重要，需要说明一下。

时间和空间纵横地交织在一起，才形成宇宙。人在其间，生存下去，繁殖下去，是须臾不能离开它的。人在生理上，随着四时的运行、昼夜的转变适应它的规律而健康的生活着。一有疾病，无论是风、寒、暑、湿为其外界的诱因，或直接受到侵袭影响机体，它本身即有变动不居性。若使治疗不及时与不恰当，则更必迅速地发展，这虽然比较抽象空洞，但仔细观察，也有它的客观存在和蛛丝蚂迹的迹象可寻。人在疾病中生活的过程，容易受外界的影响和体内变化的支配，如气候的诱因，情绪的刺激，与夫饮食男女的活动不当。这些物体既占有空间位置，而物体活动亦可假借空间而得到辨认。物体观念的形成与空间观念的形成是直接的，宇宙万象都在变化，流转不定，看似难以掌握，但是也直接或间接地展现在人的面前。在不可得时，则唯取其约略相当，于瞬息万变中从患者自身感觉和医工的诊察上，摄取其片断而固定化之，以约略相似（大致不差）的为其代表，假手于一时。这与广大空间之展现有关。节取它一时所见而不放松地抓住它，以便依据为规划设计之所资，实为必要与可能。

三

观仲景之对桂枝汤的进退加减，都是在空间的存在上而抓住时间的运动变化加以施治。

例如："太阳病，初服桂枝汤，反烦不解者，先刺风池、风府，却与桂枝汤则愈。"

这条治中风之变，在时间上已初服桂枝汤一升，反烦不解。热郁于心而烦者谓之烦，发于皮肉者谓之热。服汤反烦而热不解，非桂枝汤不当用也，以外感之风邪重，内之阳气亦重，风邪本自项入，必刺风池、风府，疏通来路以出其邪，仍与桂枝汤以和营卫，则病得已。审度时间，针先汤后，以辨证施治。

"太阳病，得之八九日，如疟状，发热恶寒，热多寒少，其人不呕，清便欲自可，一日二三度发。脉微缓者，为欲愈也……面色反有热色者，未欲解也，以其不得小汗出，身必痒，宜桂枝麻黄各半汤。"

其人热多寒少，而面色缘缘正赤者，是阳气怫郁在表不得越，当汗不汗，其身必痒，八九日来，正气已虚，表邪未解，不可发汗，又不可不汗，故立此法以小汗之，在时间上加以考虑也。

"服桂枝汤，大汗出，脉洪大者，与桂枝汤，如前法。若形似疟，一日再发者，汗出必解，宜桂枝二麻黄一汤。"

风寒乘汗客于玄府，必复恶寒发热，如疟状。然疟发作有时，日不再发，此则风气留其处，故日再发。必倍加桂枝以解肌，少与麻黄以开表。这是在中风证的发展变化上相度病情以治之。

"太阳病发汗，遂漏不止，其人恶风，小便难，四肢微急，难以屈伸者，桂枝加附子汤主之。"

柯韵伯曰："太阳固当汗，若不取微有汗而发之太过，阳气无所止息，则汗出不止矣。汗多亡阳，玄府不闭，风乘虚入，故复恶风。汗多于表，津弱于里，故小便难；四肢者，诸阳之末，阳气者，精则养神，柔则养筋，开合不得，寒气从之，故筋急而屈伸不利也。此离中阳虚，不能摄水，当用桂枝以补心阳，阳和则漏汗自止矣。坎中阳虚，不能行水，必加附子以回肾阳，阳归则小便自利矣。漏不止，与大汗出同，若无他变证，仍与桂枝汤。若形似疟，是玄府反闭，故加麻黄。此玄府不闭，故加附子。若大汗出后而大烦渴，是阳陷于内，急当滋阴，白虎加人参汤。此漏不止而小便难，四肢不利，是阳亡于外，急当扶阳。此发汗虽不言何物，其为麻黄汤可知。盖桂枝汤有芍药而无麻黄，故虽大汗出，而玄府能闭，但使阴陷于里，断不使阳亡于外也。"此证病情复杂而且严重，经柯的分析，知用什么方，不用什么方，在治疗中则不至再犯错误，使病横生枝节了。

"发汗后，身疼痛，脉沉迟者，桂枝加芍药生姜各一两人参三两新加汤主之。"

表虚，不得更兼辛散，故去生姜；脉沉为在里，迟为血不足，身痛是血少失其濡养，故加芍药；配甘温之品以和营，更兼人参以通血脉，里和而表自解矣。此在发汗后而表不解，在时间上的内外皆虚，故用人参以补中益气，率领桂枝、甘、枣以通血脉，则表里自和。

"发汗后，其人叉手自冒心，心下悸，欲得按者，桂枝甘草汤主之。"

心为阳脏，而汗为心之液，发汗过多，心阳则伤。其人叉手自冒心者，里虚欲为外护也。悸，动也。欲得按者，心中筑筑不宁，欲得按而止之也，是宜补助心阳为主。桂枝、甘草，辛甘相合，乃生阳化气之良剂。这纯是用发汗剂不当，在时间上遗留下来的虚证之补救法。

"烧针令其汗，针处被寒，核起而赤者，必发奔豚，气从少腹上冲心者，灸其核上各一壮，桂枝加桂汤主之，更加桂二两也。"

"发汗后，其人脐下悸者，欲作奔豚，茯苓桂枝大枣甘草汤主之。"

上二证基本都是奔豚症，一欲发，一已发。已发者，灸其核上各一壮，桂枝加桂汤主之。我于前年曾诊治一妇女奔豚症，气从少腹上冲心，则心下鼓起一拳大之气核。在乡村延医治疗三年余，迄未治愈，来京央余治之。其症起因非缘烧针起核而发，余即直接用桂枝汤更加桂二两，成五钱之量（《伤寒论》之一两作一次服，可折作一钱）予服。服三剂后，即感觉上冲之势已杀，又服数剂而痊愈，其后追访，未复发。

奔豚症在临床常见，有的很难根治，而桂枝加桂汤看似平平无奇之方剂。桂枝汤本方即治上气冲之症，但仲景却益桂二两，用治奔豚，确认桂能伐肾邪，遵而用之，在临床则取到显效。这种知己知彼百战百胜的宝贵遗产，应当继承下来，而加以发扬光大。

其欲作奔豚者，则用苓桂甘枣汤以遏止其发展，具体问题，具体解决，是何等精确地掌握了疾病的空间和时间。

"火逆下之，因烧针烦躁者，桂枝甘草龙骨牡蛎汤主之。"

火逆复下，已误复误，又加烧针，在时间上是三误也。火气内攻，心阳内伤，则生烦躁。桂枝、甘草以复心阳之气，龙骨、牡蛎以安烦乱之神。这是在中风证的过程里，辨证施治均有错误而救逆的方剂。

"伤寒脉浮，医以火迫劫之，亡阳，必惊狂，起卧不安者，桂枝去芍药加蜀漆牡蛎龙骨救逆汤主之。"

尤在泾曰："亡阳者，火气通于心，神被火迫而不守，此与发汗亡阳者不同。发汗者，摇其精则厥逆，肉瞤筋惕，故当用四逆；被火者，劫其神则惊狂，起卧不安，故当用龙牡。其去芍药者，盖欲以甘草急复心阳，而不须酸味更益营故也。蜀漆，即常山苗，味辛，能去胸中邪结气。此证火气内迫心包，故须以之逐邪而安正也。"尤氏此论分析入微，见逆证所致之源，是启发读者审证侯之思想。

"太阳病，医反下之，因而腹满时痛者，属太阴也，桂枝加芍药汤主之。"于桂枝汤更加芍药三两，共六两。

"大实痛者，桂枝加大黄汤主之。"

腹满而未实，痛而不甚者，可以桂枝加芍药而解之；若大实大痛者，邪气成聚，必以桂枝加大黄，越陷邪而去实滞也。

此外，如小建中汤、柴胡桂枝汤等证，都是在短时间从饮食、大小便和精神上抓住时间发展的片断而固定化，因而随病机以赴，很恰合分寸地解决问题。

《伤寒论》中除桂枝汤在空间和时间辨证论治的分析病情解决疾病外，如病情严重与复杂者，四承气汤、五泻心汤、六栀子豉汤、柴胡类方、四逆辈方等，都是既掌握了空间又抓住了时间，针对病情，很仔细地随机以应付之。

总之，中医的理论和实践，前人留下了很丰富的宝贵遗产，几千年历史，都有创造和发明。尤其是后汉张仲景所著的《伤寒》、《金匮》，对于急性热病和慢性杂病，掌握了空间和时间的辨证规律，示人以法程，我们如果能体会到他的辨证论治的规律性，则可加快中西医结合的步伐，创造出统一的新医学和新药学，不难作出应有的成绩。

钻研《内经》《伤寒论》《金匮要略》，做到古为今用

一

"重阴必阳，重阳必阴"，就是物极必反。重，读平声，有积累的意思。阴逐渐积累，到一定程度就转化为阳；反之亦然。如夏至一阴生，天时渐短，是重阳必阴；冬至一阳生，日晷渐长，是重阴必阳。《素问·阴阳应象大论》云："冬伤于寒，春必病温。""冬伤于寒"是积阴，"春必病温"是转阳，是重阴必阳之理；"春伤于风，夏生飧泄"，风是阳邪，飧泄属阴证，乃是重阳必阴之理；"夏伤于暑，秋必痎疟，秋伤于湿，冬生咳嗽"，其理相类。

重阴必阳，重阳必阴，是指病理而言。中医的病理，是从病能反映的。病能即疾病之外候，与四时相应，内外一致。北京的气候并非《内经》所言之气候，北京偏寒。《内经》上的气候是指中州（今洛阳）一带的气候。所以学习古籍应结合当时当地的现实。气候可以影响病人，壮人可以适应气候，而病人则适应力差。慢性病患者之病情常随气候而变化，尤其是"二分二至"的时节。

二

《伤寒论》之伤寒是广义的，包括急性热病和急性传染病。如何审证，如何施治？仲景《伤寒论》言证候不言病理。证候是客观存在的，至今已一千五百多年，证候不变；出方剂而不言药性，由实践而来，有是证，用是药，具体问题具体分析、具体解决，万古常新。治病分三阴、三阳，病在表，治应表散，祛邪外出用苦寒之品则不适宜，虽有发热，要用辛温。盖表证之发热，是抵抗力的一种表现，不是里热，故用辛温以汗解之。中医治病是因势利导，为其妙处。半表半里则不可汗、吐、下，而取"和法"，故予柴胡剂。再入里，在经则用白虎，在腑则用三承气。三阳证总的是"实"。病实，则"治病留人"，此时机体抗病力强，故可用汗、下、和法。或顺经传，或越经传，或合病，或并病。三阴总的是"虚"，方取

"温"，与四逆汤、理中汤、乌梅丸（肝胆为寒热脏，故寒热杂投）之类。所以，三阴证的治疗是"留人治病"，先将病人保住，待正气转复，再行攻邪。《伤寒论》中论证甚众，方剂之化裁亦多，但终不离此原则。

温病学说是对伤寒的补充、发展。吴鞠通的三焦辨证不如叶天士之卫气营血辨证。卫在表，宜治表；邪在气分，则宜治气分；营在里，须用清热解毒，透营转气；血分最深，常用凉血散血之品，所谓十救一二。瘟疫也是传染病，但属毒最盛者。

现在流传一种说法，似乎中医能治慢性病，不能治急性病，这是不对的。我曾在某医院会诊一病人，高热七八日，持续38℃~40℃，虽用各种西药均不降。与白虎汤，投石膏60克，知母12克，甘草、粳米，再加芦根30克（王孟英用白虎汤加芦根），日进2剂。次日热退至37℃多。第三剂原方石膏减为45克，3日而瘥。

对《伤寒论》要精读，还要记熟，至少要背诵有证有方的条文。治慢性病更应读书。《金匮要略》是治杂病、慢性病的。专病有专方、专药。如稀痰用半夏，胶痰用皂角等，此外热痰用天竺黄，顽痰用青礞石。果类停食，非草果、麝香不去；谷类停食，非麦芽、神曲不消；肉类停食，用山楂可解。治疟疾要用常山、草果。当然这还不够，若有寒热往来，则用柴胡剂。曾见一间日疟患者，寒少热多，用奎宁无效，与柴胡剂亦无转机。余诊，见汗出热多，乃白虎汤证，投桂枝白虎汤而愈。虚疟用何人饮（何首乌、人参等，张景岳方），恶性疟之贫血用信石。什么病都要掌握虚实两套方子，可根据具体情况加减，记不住方，则无从言辨证论治。曾诊一例慢性阑尾炎，手起厚皮（肌肤甲错），予服薏苡附子败酱散，一月愈。急性的有大黄牡丹皮汤可用。

方之损益化裁。仲景的方子，还是按他的加减为好。小柴胡汤、真武汤均有加减，桂枝汤复方更多，三承气也是加减。这个经验是来自实践。早年诊一妇女，患慢性肾盂肾炎，尿频、血尿，用猪苓汤原方3剂愈。20日后病又发，因见脉虚，加入山药一味，病情反重。再用猪苓汤原方，又效。后病再发，又来诊，思加入海金沙似无不可，竟又不效。再用猪苓汤原方而愈，后连续观察两个月未复发。可见仲景方配伍精当严整。不仅方药宜守原意，即用药分量比例亦应注意。中药研究所曾对五苓散之利尿作用进行研究。按仲景方剂量，利尿效果最佳。若各药等量投与，利尿效果则明显减低。黄连苦寒，治实火。仲景三泻心汤中有黄连，量小，意在开胃健胃；而葛根芩连汤中黄连量大，用其清泻实火也。过去有谓"中医不传之秘在量上"，由此可见一斑。仲景方中用石膏，凡与知母合用时，石膏用一斤；而与麻黄合用，石膏只用半斤。其他如傅青主，配方用量权衡甚精。李东垣用量亦颇讲究。再如异功散，陈皮量要小，意在推动药力，若也用大量，则抵消了参、术之功，

炙甘草汤是治"脉结代、心动悸"的方子。原方炙甘草四两，麦冬半升，大枣三十枚，生地一斤，另有人参、阿胶，多属益阴之品，分量多较重，而生姜、桂枝、酒是阳药，分量都轻，是为阴药而设，重在滋阴，以阳药推动阴药。一医者治一脉结代、心动悸患者，与炙甘草汤，未宗仲景药量，而是任予6克、9克，虽服良久，无效。问于吾，嘱按仲景原方药量再服（古今衡量不一），4剂而瘥。我在山东时治一男子脏躁，曾两次住院无效来诊，用甘麦大枣汤原方原量治愈。虽为常食惯用之品，但配伍或分量不同，作用亦异。如桂枝汤倍芍加饴，就不属于解表剂了。可见仲景之方不可任意增减。读《伤寒论》《金匮要略》，不仅要诵证记方，而且于用量上亦应注意。

《伤寒论文字考》补正

想继承古人的东西，首要条件必须具备读懂古书的能力，最低限度要能断句读、明训诂，否则字句还弄不清楚，那里谈到阐幽发微，善继善述呢！

可是古书是旧时代遗留下来的产物，在语言文字上，都有它的时代性，不同于现代的语气和文理。若不深加讲求，必致望文生义、以今测古，或郢书燕说，牵强附会，错误地理解了古人，为害匪浅。医学是关切人的生命之学，一有所误，贻害更是不可想象的。

唯研究古书，殊非易事，倘不谙习它那个时代的文物制度的沿革性和语言文字的习惯性，以及社会的背景等，则无以探索古书的奥义。孙思邈说过，"欲为大医，必须涉猎群书，如经史诸子等"。没有深博的学问，读古书是费力甚至是不入的。现在之习医者，多缺乏古学的修养，对古籍更容易陷于臆测悬揣。今不识古，又怎能"古为今用"呢？

《伤寒论》是医籍中的经典著作，出于后汉张机之手，距现在1700余年，词简义奥，在古代纸张和印刷术未发达之时，张著中的科条字句之间，多立彼此互为补充的体例，读时稍一疏忽，即错解其意，故宜重视古字与假借字之识别。我国注解《伤寒》者虽多，然多不注意训诂。"自《伤寒》传及日本，其随文解义者，颇视我国为审慎。"（章太炎语）如伊藤子德（名馨）氏所著《伤寒论文字考》，取经史以解《伤寒》，更多以经证经之处，考据甚详，辨证甚密，殊有助于研读原文。其间有所不足与不够惬意者，余为略事补正，非敢非议东贤，亦欲更有助于研读古籍尔。但恐未尽合经旨，仍望高明续有所补正，使经义益呈显豁，经旨益臻明朗。

越人考

【原文】《史记·本传》曰："在赵者名扁鹊。"或曰："此一语不必然也，扁鹊名闻天下，皆人之所呼，而非所自称也，岂有在赵独名扁鹊之理乎？盖太史公传闻之讹。"馨谨案：《史记》不误。者字是对别之词，对在齐而言，在赵"者"，犹言在赵"则"也。（猪饲彦博《扁鹊考传》曰：

"'者''昔'字形相似而误，昔古时字，在赵'者'即在赵之'时'也。此说不知读'者'字，妄为误文，不可从。"）如《李斯传》"秋霜降者，草花落；水摇动者，万物作"之"者"字。盖越人在赵之时，慕古之扁鹊，以自袭其名者，而非从人美称之也。

【补正】 伊藤氏训"者"为"则"，驳（辩）"者"非"昔"之误，均是。唯引《李斯传》"秋霜降者，草花落；水摇动者，万物作"之断句有误，应作"秋霜降，者草花落；水摇动，者万物作"。"在赵者名扁鹊"句，应断作"在赵，者名扁鹊"，始合"者"训"则"之义。

又，伊藤氏仅征引《李斯传》二句训"者"为"则"，缺乏通用与互用之古文献作证，似感根据不足。考《荀子·宥坐篇》："孔子曰：'由，居，吾语汝。昔晋公子重耳，霸心生于曹；越王勾践，霸心生于会稽；齐桓公小白，霸心生于莒。故居不稳，'者'思不远；身不迭，'者'志不广。"《说苑·杂言篇》作"故居不幽，'则'思不远；身不约，'则'志不广。"《大戴礼·武王践祚篇》："敬胜怠'者'吉，怠胜敬'者'灭；义胜欲'者'从，欲胜义'者'凶。"《荀子·议兵篇》，"者"皆作"则"。以上各例，皆者与则通用。

《逸周书·史记》篇："乐专于君，'者'权专于臣；权专于臣，'则'刑专于民。"《论衡·异虚篇》："废子道，'者'不孝，逆君欲，则不忠。"以上二例，皆者与则为互文。（上四例均见裴学海《古书虚字集释》引）《论语·李氏篇》："陈力就列，不能者止。""者"，则也。

钦望巫祝

【原文】 谨案：钦，亦望也。钦望，是二字同义连用之文也。《诗·秦风晨风》篇曰："忧心钦钦。"《毛传》云："思望之心，钦钦然也。"李太白《怀子房》诗"怀古钦英风"，亦思望之意也。

巫，是男女总称，如巫医，安可为女巫哉？故《周礼·春官神仕职》疏云："男，阳，有两称，曰巫，曰觋；女子，阴，不变，直曰巫，无觋称。"然则不必拘楚语，在男曰觋，在女曰巫也。祝，如《诗·大雅》"侯作侯祝"之祝，孔疏云"以言告神谓之祝"是也，为宗祝则违矣。

【补正】 按训"钦"为"望"是臆说，"钦望"当做"敬望"解。（朱子云："主一无适之谓敬。"是"敬"字为"精神集中"之谓。钦望即精神集中地盼望。）钦英风即敬英风。"钦英风"之钦是动词，是景仰之意。"钦望"之钦字是副词，与"钦英风"之钦字用法不同。"忧心钦钦"

之钦钦，是忧貌。(《尔雅》"钦钦，忧也"。郝懿行云："钦钦为唫唫之假音，呻吟愁叹，义亦为忧。")

丹波元简《医賸·巫医》条云："人而无恒，不可以作巫医。"巫医，唯是医已。《周礼》有巫马，即马巫；《汲冢周书》："乡立巫医，具百药以备疾灾，畜五味以备百草。"《吕览》云："巫医毒药，逐除治之，故古之人贱之，为其末也。"后汉许杨及王莽篡位，乃变姓名为巫医，逃匿他界。皆非巫与医之谓。《山海经》："开明东，有巫彭，巫抵，巫阳，巫履，巫凡，巫相。"郭璞注云："皆神医也。"《世本》曰："巫彭作医。"《楚辞》曰："帝告巫阳。"《吕氏春秋》："巫彭作医。"《世本》："巫咸，尧臣也，以鸿术为帝尧之医。"《说苑》云："上古之为医者，曰苗父，苗父之为医也，以菅为席，以刍为狗，北面而祝十言耳，请扶而来舆而来者，皆平复如故。"故《素问》有《移精变气论》。上古之医，必为祝由，则所以有巫医之称也。丹波氏以为古之医多操巫术，故名巫医，今之医虽不操术，亦沿其旧而未脱巫名。又魏了翁曰："《周礼》男女巫职，须知国语。楚昭王问观射父，谓民之精爽齐肃衷正，其智能上下比义，其圣能光远宣朗，其明能光照，其聪能听彻，如是则明神降之。在男曰觋，在女曰巫。"又曰："使先圣之后，有光烈忠信而恭敬者为祝，使名儒之后心率旧典者为宗巫，亦抱道怀法之人。故孔子曰：'人而无恒，不可以作巫医。'"

彼何荣势之云哉

【原文】注者曰："'彼'字指名利而言，言彼名利者，何足以谓荣势。上疗君亲，下救贫贱，中全己身，是此真荣势矣。"馨谨案：此句与"皮之不存，毛将安附焉"，意义全同。"彼"字，指趋世之士。荣势，即上所谓荣势也。云，有也，或通作员。《广雅》云："员、云，有也。"(王引之《经传释词》曰：《文选·陆机答贾长渊》诗注引应劭《汉书》注曰："云，有也。")《玉篇》："有，得也。"言如是轻生，而厥身既毙，虽竞逐荣势，何可得欤？如注者所说，则"势"字不允，难从焉。

【补正】伊藤氏谓"彼"(语曰他)字指"趋势之士"，"云"训"有"(不当训云为得)，皆通，即"彼有何荣势哉？"(《论语·子罕》篇"何远之有"即"有何远"？《史记·信陵君传》"何功之有哉"，即"有何功哉"？)"云"与"有"是双声字，古书多谓云曰有，说详《经传释词》。故知"何荣势之云"即"有何荣势"。(《论语·子罕》篇"未之思也夫，何远之有"。旧以也字断句，俞樾以"何远之有"为句。此从俞说。)

锄云窃意："彼"，犹"夫"也，为提示之词。王引之《经传释词》引《荀子·礼论》篇："彼焉能相与群居而不乱乎?"《礼记·三年问》篇"彼"作"夫"。《管子·小匡》篇"彼为其君动也。"《国语·齐语》：彼，作夫。《尚书·洛诰》篇"彼裕我民"，裴学海《古书虚字集释》注："方言，裕，道也，言夫教道我民也。"彼皆作提示词用。

又按："云"作"有"用，文气亦觉滞弱，似宜解作反诘词为有力。《孟子·万章》篇"岂曰友之云乎"，《论语·阳货篇》"玉帛云乎哉"，"云"均为反诘词。

"哉""乎"通用，均为反诘词。《孟子·滕文》篇"陈仲子岂不诚廉士哉"，"哉"犹"乎"也。同篇"虽欲耕得乎"，"乎"亦反诘词。

"彼何荣势之云哉"，上用"彼"字提醒，下用"云哉"反诘，正是警告荣势之不足恃。如此解释，方与上文"竞逐荣势"句有呼应。

素问

【原文】谨按："素问"名义，诸说不定。如平素讲求问答之说，颇似稳当。然黄帝居一日万机之职，岂得平日问医方耶? 馨乃谓：古人指上古帝王曰素王，见《史记》(《殷本纪》曰："伊尹从汤，言素王及九王之事。"《索隐》云：素王者，太素上皇，其道质素，故称素王)。则"素问"犹言上古问答书也。然而论其作者，亦诸家不一，皆无稽之说，而无一可信者。此等之事，实千古疑案，姑舍之可。盖此书战国之时，深得方技神契者传述古医道，直作岐黄问答之辞，以示使岐黄复起，方技之论不过如斯者也。又名其书以"素问"，而更示其所载，同于上古问答，而欲使学者深岐黄之道已矣(管子、庄子等之书，后世得其道者补续其书，而直言管子曰、庄子曰，其意亦如尔)。决非后人伪作《逸周书》、《竹书纪年》等古饰文词而欺人之类，故文语体裁皆因当时，且曰上古、中古、今世，而不欺其为衰世之书(春秋之时国君曰君，大夫曰主。晋三家为诸侯之后，始以主为国君之称，然而有君主之名。然《素问·灵兰秘典论篇》曰："心者，君主之官也。"据此，则其书不泝于春秋时可知耳)。又《灵枢·阴阳二十五人》篇岐黄问答之中，有似于上古黄帝之文，是其不掩之尤明者也。然陋儒辈不深读此书，而以为膺伪古书诳惑后世者，岂不诬妄之甚欤。

【锄云按】"素女"亦备一解。

並平脉辨证

【原文】注家以平脉辨证为书名，然史志不著录，决非书名。馨谨案："並"与"普"声近字通。《大戴礼·公冠》篇曰："'並'遵大道"，《续汉仪志》注引《博物志》："並"作"普"；嵩山大室《神道阙铭》曰"'並'天四海"，即"普天四海"也。是"並"、"普"字通之证也。十六卷每条辨脉与证，故曰"普"也。平，亦辨也，互文而言。《诗·小雅·采菽》篇曰："平平左右。"《毛传》曰："平平，辨治也。"《尚书·尧典》曰："平章百姓"。《尚书大传》作辨章，是其证也。盖"平"字本与"辨"声近字通，故有辨治之义。然所用既久，则各成一义而对用，犹"关"与"和"声近字通（关、和通用，如桓、和通用之例也）。然《尚书·五子之歌》曰：关时、和钧、匡救，亦音近字通。《左传·成公十八年》曰："匡困乏，救灾患。"（杜注云：匡亦救也。）而关和、匡救，对用之例也。

【补正】"並"诸本多作"并"。並，皆也，《汉书艺文志·并为仓颉》篇注："并，合也"，合亦皆字意。"合平脉辨证"较"普平脉辨证"，于义为直捷。

中风解

【原文】中风者，为阳邪所中而恶风之谓也。经曰："太阳病，发热，汗出，恶风，脉缓者，名为中风。"是中风之风，与上文恶风之风相对一义。谨按：中风凡有三：一则太阳中风是也。一则中风历节是也，此是为天地间虚气所伤者，故后世又谓之中气也。一则阳明中风、阳明中寒是也。此"中"字犹言"身"也。中字训身，见《檀弓》郑注及《楚语》韦汪。风，阳也。寒，阴也。其人身体阳实而婴阳明病者，必能食，名之曰"阳明中风"也。其人身体阴虚而婴阳明病者，必不能食，名之曰"阳明中寒"也。少阳中风、太阴中风，虽不必关能食与不能食，然其义则一也。

【补正】丹波元简《医剩》云：《伤寒论》中风，乃是伤寒之一证，宋以后呼为伤风者是也。而《金匮》中风，乃《灵》、《素》所谓偏枯，后世中风之称昉于此。夫《伤寒论》、《金匮》原是一书，而同成仲景之手，理宜无以一中风之名互称两种之疾。然《魏志》注引《曹瞒传》云：魏太祖败面喎口。叔父怪而问其故，太祖曰："卒中风恶。"叔父以告嵩，嵩惊愕呼太祖，太祖口貌如故。嵩问曰："叔父言汝中风，已差乎？"太祖曰："初不中风。"魏武与仲景氏同汉末人，知当时有此语。又按《后汉书》朱浮与彭宠书："伯通独中风狂走"，此以狂为中风，后世狂风、风狂、心风等之称，盖有所由。均之，东汉语所指递殊，不可不知也。若夫后世紫白癜风、落架风、食迷风之类，风字意不可穷诘焉。盖"风善行而数变"，凡病态动转移易不定者，以风呼之耶？录之以俟识者。

烦躁

【原文】《太阳病上篇》曰："颇欲吐，若燥烦，脉数急者，为传也。"谨案：燥烦二字，熟语。盖"燥"字上略口字，以与吐字接文，而吐属口也。《痉湿暍篇》及《太阳病下篇》并有"口燥烦"之文，可征。口燥烦者，口燥甚也，烦字有甚字之义，如身体"烦疼"，骨节"烦疼"及"烦渴"之"烦"是也。口燥烦者，热欲属胃之候，故为传也。若从宋本作躁烦，而为烦躁之义，则伤寒而有烦躁者，正是大青龙汤之证也，伤寒是传里者，岂独限大青龙耶？其非不辨而可知。口燥烦，旧解烦为一字句，误也，纵义理可通，奈文之丑拙何。且《阳明篇》曰："少阳阳明者，发汗利小便已，胃中燥烦，实，大便难是也。"此燥烦二字，明明是熟语。何者？下文释其条云："太阳病，发汗，若下，若利小便，此亡津液，胃中干燥，因转属阳明。不更衣，内实，大便难者，此名阳明也。"是释胃中燥烦，只曰胃中干燥，而绝不言烦躁之义，则烦字连熟燥字，而为虚字可知耳。

【补正】《辨不可下病篇》："干烦不得眠。"此烦作"甚"字解甚显，不得眠，由干甚。栀子豉汤方条："虚烦不得眠"，不得眠，由虚甚。干甚、虚甚、燥甚，其义一也。

微发黄色

【原文】《太阳病上篇》曰："微发黄色，剧则如惊痫。"尾藩中岛三伯曰："'微'字下当添'则'字看，盖因下句有'则'字而省之，是古人简处。"馨谨案：此说是也，是文家所谓影略法者也。此文例儒经最多，论中亦尽有此，读古书者不可不识。今举二三，以似初学。《论语》："子贡曰，夫子之文章，可得而闻也；夫子之言性与天道，不可得而闻也"，是文章上略"言"字，不然，闻字不通，盖因下文有言字而影略之。子贡曰，"百工居肆，以成其事；君子学，以致其道"，是学上略"居"字。居学（居学字见《礼记》及《韩非子·外储说》），谓居学校也，盖承上句居字而影略。《太阳病上篇》曰："夜半手足当温，两脚当伸，后如师言"，是两脚上略"后"字（据下文饮甘草干姜汤而手足温，重与芍药甘草汤而两脚伸，是温与伸非一时之事，则两脚上略"后"字可知）。又中篇曰："发汗后，恶寒者，虚故也；不恶寒，但热者，实也，当和胃气，与调胃承气汤"，是热上影略"恶"字。《阳明篇》曰"阳明病，潮热，大便微硬者，可与大承气汤"云云；"其后发热者，必大便复硬而少也，以小承气汤和之。"又曰："伤寒若吐若下后，不解，不大便五六日，上至十余日，日晡所发潮热"云云；"微者但发热谵语者，大承气汤主之。"此两条发热之间，并承上文之潮热字，而影略"潮"字。其他，学者宜类推矣。

【补正】按伊藤氏所引之证据，皆非省略"则"字之例。古书中一省则字，一不省则字之例。如《诗·东门之墠》："其室则迩，其人甚远。"（"甚"上省则字。）《左传·襄公十年》："我辞礼矣，彼则以之。"（"我"下省则字。）《孟子·告子上》："耳目之官不思而蔽于物……心之官则思。"（"不"字上省则字）。《史记·项羽本纪》："项王则受璧置之坐上，亚父受玉斗，置之地，拔剑撞而破之。"（"亚父"下省则字。）

又按：惊痫，后世多指小儿病。《巢氏病源》曰："痫者，小儿病也，十岁为癫，十岁以下为痫。"痫即宋以后所谓"小儿惊风"。此处之惊痫，系指大人病。

伊藤氏此篇，在读古书方面，可谓独具只眼，启迪后学不少。

几几

【原文】几几字始见《素问·刺腰痛论》，十六卷中亦往往有此字。成无己曰："几，音殊，几几，引颈之貌。几，短羽鸟也，短羽之鸟，不能飞腾，动则先引其颈尔。项背强者，动亦如之，非若几案之几而偃屈也。"馨谨案：此说非是。何者？若果有引颈之貌，于项背几几可通，然至《金匮·痉病篇》曰："身体强几几然"，则既曰"身体强"，乃岂独为后背强而引颈之貌耶？其说之非，可思而知。几当做儿，与几字形相似而误。有钩挑者为几案之几；不钩挑者，为几，短羽鸟也；有钩挑而无横画者儿字也。儿儿，诘屈貌。《玉篇》儿字注云："儿音仁，孔子曰'人在下，故诘屈'。"盖其字形象人在物下，身体诘屈之状尔。《素问》曰："腰痛侠脊而痛，至头儿儿然"，亦谓从腰至头诘屈也。其义岂不明了哉？

【补正】陆渊雷《伤寒论今释》引《诗·豳风》驳成氏说曰："成氏

云几几者伸颈之貌也，后世医家，皆从成意。然《说文》之几，所以状短羽之飞，非所以状项背之强。且项背强者，不得伸摇，成氏乃谓伸颈摇身，伸引其颈，非也。《豳风》'赤舄几几'，《毛传》曰：'几几絇貌'，《释文》不出音，则当读如几案之几。絇者，履头饰，郑注《士冠礼》云：'絇之言拘也，以为行戒，状如刀衣鼻，在履头。'然则《豳风》之几几，所以状絇之强，《伤寒论》之几几，亦所以状项背之强，其读皆如几案矣。"此说虽较成说为优，但终囿于"项背强几几"，而有遗"身体强几几"，不如伊藤氏解几几为诘屈貌为长。

又按：几几，《诗》"赤舄几几"（音幾），《广雅》云："几几，盛也。"盛也即盛貌。"身体强几几"，谓身体强之盛也。强几几，犹云"莽洋洋"（见《楚辞》），洋洋状莽（莽，广大也。）之大，犹几几状强之盛也。"项背强几几"，几几亦是状强之盛；"至头几几然"，几几然则状痛之程度之盛。张揖（作《广雅》者）较张仲景之时代稍后，张揖之说盖本于三家诗，仲景之用"几几"字，当与张揖同。

有、在通用

【原文】《太阳病下篇》曰，"此为阳微结，必有表复有里也。"馨谨案：此两"有"字，当读作"在"。下文"脉沉亦在里也"，此为半在表半在里之文可证。古者"有""在"互通。《尚书·五子之歌》曰："唯彼陶唐，有此冀方"，《家语·正论解》作"在此冀方"。又《辨政篇》曰"政在异端"，《太平御览》引作"政有异端"。《论语·子张》篇曰："贤者识其大者，不贤者识其小者，莫不'有'文武之道焉。"是"莫不'在'文武之道焉"之意。《左传·僖公九年》曰："其'在'乱乎？君务靖乱，无勤于行"（杜注云："在，存也，微戒献公，言晋将有乱。"馨谨案：杜氏"在乱"释"有乱"，是也。"在"训"存"，盖似未知有、在互通之则），是"有乱乎"之意。又《左传·昭公十一年》曰："必'为'鲁郊"，古者"为""有"互通（见王引之《经传释词》），是"在"鲁郊之意，故杜注云："言昭公必出在鲁郊野，不能有国也。"《金匮·脏腑经络先后病篇》曰："肝虚则用此法，实则不'在'用之"，此"不在"亦"不有"之意，不有即不为也。是古者"有""在"互通之明证也。

【补正】伊藤氏谓"必有表复有里也"之两"有"字当读作"在"，非是。"有"训"在"，非"在"之借字。伊藤解"莫不有文武之道焉"之"有"字为"在"，亦非也（有字是有无之有）。《左传·僖公九年》

"其在乱乎"之"在"当训"终"（《尔雅》："在，终也。"），不当训有。《左传·昭公十一年》"必为鲁郊"之"为"字训"在"，是因为"为"与"于"通，如《左传·庄公元年》"筑王姬之馆于外，为外，礼也"（于、为，皆训在）是也。《金匮》"肝虚则用此法，实则不在用之"，"在"借为采（采，俗作採。《书·皋陶谟》："在治忽"，今文《尚书》在作采）。伊藤训"在"为"有"，不妥。

少腹

【原文】注家曰："少腹之少，《玉函》及程应旄本作小，是也。盖脐上曰大腹，脐下曰小腹，《素问·脏器法时论》有明文可证。"又考《释名》云："少腹，少，小也，比于腹以上为小也。由此观之，小讹为少，其来久矣。"馨谨案：少、小音同字通。《晋语》曰："少溲于豕牢，而得文王，不加病矣。"韦注云："少，小也。溲，便也。"是一人小便亦言少溲，则小腹言少腹未必为怪也。注家云小讹为少，盖考证之疏耳。少训小，又见《吕览·当务篇》高注。

【补正】陆渊雷《伤寒论今释》曰："刘完素《伤寒直格》云：'脐上为腹，脐下为小腹，小腹两旁谓之少腹'，可谓凿矣。"按刘谓脐两旁为少腹，系本诸王冰注《素问·气交变大论》："少腹，谓脐下两傍胶骨内也。"然则少腹、小腹，仍应两存。

奔豚

【原文】《伤寒论》、《金匮》并有"奔豚"字。清·王子接《古方选注》奔豚作贲豚，其解曰："贲与愤同，俗读奔豚是也。"近世注家演伸其说曰：盖豚者猪之小者，其性善嗔，故有愤豚之称也。而鱼中鲩鲐亦善嗔之物，故又称之河豚焉。可见奔豚者，病名也，气自小腹上冲心胸，若愤豚然，故以为名。馨谨按：此说大误。豚之性善嗔，他书无所见，实无稽之异说。《难经·五十六难》曰："肺之积名曰息贲，肾之积名曰贲豚"，又见《灵枢·邪气脏腑病形》篇。息贲若作息愤，岂意义可通耶？且河豚之豚，是魨之假借，而非猪豚之豚。陶宗仪《辍耕录》曰："按《类编》鱼部引《博雅》云：鲩鲐，魨也，背青腹白，触物即怒，其肝杀人，正今人名为河豚者也。"然则豚当作魨是也。注家望字生义。盖豚者，遁之省字。《礼记·玉藻》篇"卷豚而行"，亦遁之省字，谓卷转遁避而行也。豚肫本同字，故《金匮》作奔肫，皆非猪豚之义也。后汉马融《长笛赋》

曰："犇遁砀突。"所谓奔豚即犇遁也。奔豚病者，病奔于下，遁本处而冲心胸，故名本豚也。古人名物简明往往如是，岂待勃峯理窟乎哉！

【补正】勃峯之"峯"，应作窣。勃窣，匍匐上行也，见《晋书》。

消息

【原文】十六卷数用"消息"字，此二字凡有二义。《平脉法》曰："消息诊看，料度腑脏。"此"消息"字，谓详察也。《脉诀》注及《赤水玄珠》曰："消息者，言详细审察"，是也。《霍乱病篇》曰："吐利止而身痛不休者，当消息和解其外，宜桂枝汤小和之。"此"消息"字，谓节度起居饮食而摄养也，《挥麈录》曰："消息，谓进退摄养"，是也。《金匮·疟病篇》曰："弦数者，风发也，以饮食消息止之。"此"消息"谓加减也，《祖庭事苑》曰："消，尽也，息，生也，谓可加即加，可减即减"，是也。唐泽德夫曰："虽后世医书，用消息字似有此三义。《千金方·少小婴孺方·小儿杂病第九》蒲黄汤方后云：'消息视儿羸瘦，半之'，此'消息'亦蓄详审之义。又《论治病略例》曰：'若初瘥，气力未甚平复者，但消息之；须服药者，当以平药和之'，此'消息'则节度起居饮食而摄养义。又《婴孺方·初生出腹第二》甘草汤方后云：'如得吐，余药更不须与；若不得吐，可消息'；又芫花园方后有'当以意消息与服之'之文，此'消息'并是加减之义。"馨得此说，益足征愚说。其他儒书所用，亦义不一：《易》剥及丰彖传所谓消息，谓阴阳与时消长也。又《参同契》注及邵子《皇极经世书》"一岁之间，自子至巳为息，自午至亥为消"，此亦一义也。《晋书·陆机传》曰："汝能赍书取消息否？"此"消息"，《唐韵》等书所谓音信是也。学者随处求义可也。

【补正】消息，作加减进退解甚是。丹波元简《医剩》载《伤寒直格》云："消息，谓损益多少也。"锦城大田公干（元贞）尝谓云："《公羊·昭公十九年》曰：'乐正子春之视疾也，复加一饭，则脱然愈，损一饭，则脱然愈；复加一衣，则脱然愈，损一衣，则脱然愈。'何休注：'脱然，疾除貌也，言消息得其节。'《伤寒论》消息二字得之，而义自明。"此亦可为"消息"作加减进一解。

当今居世之士

【原文】谨案：当训抵，非是。"当"、"方"音近而字通，当今与方今同义。《字典》曰："方，今也"；《诗·秦风》曰："方何为期？"郑笺云："方今以何时为还期？"据此，"方今"为同义连用之文，与"即今"同例。《尔雅·释诂》曰："即，今也。"古者"当""如"互训，"如"又训"而"训"乃"（并见王引之《经传释词》），故有"如今""而今""乃今"之文。"如"通作"假"，故有"假今"之语（假今字，见《荀子·非十二子》及《疆国篇》），并为同义连用之文。

【补正】伊藤氏谓"当今""方今""如今""乃今""即今""假今"皆同义，是也；而训"方"为"今"，则非是。此七个词皆非同义连用，"当今"是正当今日之意，"方今"等六个词皆同。郑笺解"方何为朝"之方字为"方今"，是增字作解（俞樾训方为始，是正确的）。"即"训"今"，见于孙炎《尔雅·释诂》注，并非《尔雅》原文。总之，古人没有谓"今"曰"当""方""如""而""乃""假"者。

又《孟子·公孙丑》篇："当在宋也。"裴学海《古书虚字集释》云："当，犹方也。"

伤寒十居其七

【原文】居字诸注阙解。馨谨案："居"，当训"当"也，《礼记·王制》曰："其有中士下士者，数各'居'其上之三分。"郑注云，"居犹当也"，是也。如《论语·颜渊》篇"子张问政？子曰，'居'之无倦"，《孟子》"夫圣孔子不'居'"之"居"，亦皆"当"字义。

【补正】"居"即今言"占据"之"据"（占与据同义）。《广雅》："居，据也"；《释名》："据，居也"；《晋语》："今不据其安"，韦注，训"据"为"居"。按"据其安"之据，即居安思危之居。伊藤氏训"居"为"当"，意义转不明显。

又按："居"，有"则"字之义。《战国策·齐策》："二公以是为名，居足矣"，释此居字亦合。

将息

【原文】一医始访馨，谈医经曰："论中将息字，注者释行止，是不合字义耳，凡言将息者，皆谓摄养也。"引《千金》《外台》及王献之语、王建诗、白居易句，喋喋辩之。馨心谓，此医自夸博引，不知其非。不直则道不见，请设一论以解其惑。乃言曰："止，于其书、其义塞者，虽征多亦奚以为。将训养，见《大雅·桑柔》、《诗·毛传》，息训生，见诸书，则将息之为摄养，儿童尚识之。然古人用字不必一定，撰者随心而转义者，不暇枚举。诸书所用悉一义，而一书独异其义者，其例亦不尠。今子有摄养之言，因以养生字论之。养生字，庄周《养生主》、嵇康《养生论》，其他之书所用，亦皆限于摄养一义。独至《越语》曰：'美恶皆成以养生'，则为天地成万物以长育民生之义。其意不同。若执摄养一义以解《越语》，则不免守株、刻舟之笑已矣。此书'将息'字训'行止'，实不刊之定说也。何者？若"余如桂枝汤法将息及禁忌"，禁忌是桂枝法中之事，则将息亦为其法中之事可知矣。然而桂枝汤后独载禁忌而不言摄养，至桂枝加葛根汤后始有将息之文，其理殆塞，然则将息之非摄养，无辨而可知。古人之文，自有详略。详言则曰'余如桂枝法将息及禁忌'，将者，指'若不汗，更服，依前法，又不汗，后服小促其间，半日许令三服尽'，及'病证犹在者，更作服，若汗不出，乃服至二三剂'。息者，指'若一服汗出病瘥，停后服，不必尽剂'。略言则但曰'余如桂枝法'，将息乃禁忌亦该其中耳。发汗尤重将息，'将'不足则病不愈，过则生异变，息亦然，过则病不愈，不及则致危难。此治术之尤重者，故特举将息之文，如麻黄汤方后，虽略禁忌，独举将息戒之，其义可见。"一医曰："子所论，辨则辨矣，然余未肯服。何者？古人用药，或曰行，或曰施，或曰与，其名虽不一，未见言将者也，是余之所以未信也。"馨曰："足下不知目睫之事，强立异见，妄非先哲，甚可恶矣。学士之成说，各有所见，不能必使人人从己说。然至有或失诸目睫，或意义彼此相塞，则说者之罪也。用药曰'将'者，固往圣古言，《灵枢·终始》篇曰：'补阳则阴竭，泻阴则阳脱，如是者，可'将'以甘药，不可饮以至剂。'此将字何如？岂非子失诸目睫耶。"其人怃然为间曰："命余矣。"

【补正】伊藤氏以"将息"训"行止"，求深反晦。"将"作"养"，"将息"即将养、保养之义，释为"摄养"，不错。《广韵》："将，养也"，《诗·小雅·四牡》："王事靡盬，不遑将父"，《传》："将，养也"，可证。"息"有休息、生息之意。如《周礼·春官》"以息老物"，《注》："休息之也"；《周礼·地官》"以保息六养万民"；《礼·月令》注："阳生为息"，皆是。"将息"犹说"养息"。王建诗"千万求方好将息"，司马光与侄帖"时热且各自将息"，皆取其意。"如桂枝法将息"，是指欲发汗而又不可太过，以得汗停后服为佳。是以桂枝汤方后详注服法，并"周时观之"。若禁忌则指禁生冷、黏滑、肉面、五辛、酒酪、臭恶等物。二者不同，故将息与禁忌并称。

又按，"可将以甘药，不可饮以至剂"之"将"字训"饮"。《书·酒诰》"德将无醉"，即以德饮酒而勿醉也。盖"将"训"行"，其引申义则为"饮"。

酪字说

【原文】一医曰："桂枝汤方后所谓酪者，非乳酪也，乳酪是胡貉之食，古者中国之人所不食（《通鉴·汉文帝纪》曰："得汉食物皆去之，以示不如湩酪之便美也。"胡三省注曰："湩，竹用翻，又都奉翻，乳汁也。酪，卢各翻，以乳为之。是酪者，胡貉之食，中国之人所不食也），此是谓醋浆也。醋性酸收冷寒，故禁食之。《礼记》所谓醴酪、盐酪，皆指醋浆，与此同矣。"馨笑曰：张书十六卷，今所现传，仅不过纸本二册而已，然足下唯览《伤寒论》一部，未读《金匮》乎？就《金匮》考之，盖酪有二，一是"醋酪"一是"乳酪"。且《世说》载陆机于王文仲家饮羊酪事，陆机晋人，去仲景世未久远，则当时虽中国人，岂可决无食也？《禽兽鱼虫禁忌篇》曰："羊肉不可共生鱼酪食之"；《果实菜谷禁忌篇》曰："白苣不可共酪同食，作䘌虫。"二酪者，虽不知何酪，同篇所谓"杏酪不熟伤人"者，明明是醋酪也，谓杏子酸醋，不甘熟也。《禽兽鱼虫禁忌篇》又曰，"食生肉饱，饮乳，变成白虫"（原注云，一作血蛊），此岂是止曰小儿乳哺哉？白虫，盖《素问》所谓白蛊也。《玉机真脏论》曰："少腹热而痛，出白，一名曰蛊"，是也。是岂小儿之病哉？然则乳即乳酪也。古人酪亦单称乳，《素问·异法方宜论》曰："其民乐野处而乳食"是也。若果如子所说以酪专为醋浆，则《果实菜谷禁忌篇》有"醋和酪食之，令人血痕"之文，是为以醋合醋乎？不通殊甚。

【补正】酪有醋酪、乳酪二种。《礼记·杂记》盐醋注："酢䁮"，《家语·问礼》醴酪注："浆酢"，此皆醋酪也。《说文》："醋，乳浆也"，《玉篇》："酪，浆也，乳汁作"，《释名》："酪，泽也，乳作汁，使人肥泽也"，此皆乳酪也。《汉书·百官公卿表》："今梁州亦名马乳为马酪"，《六书故》："北方以马乳为酪"，《世说》"陆机饮羊酪"，潘岳《闲居赋》"牧羊酤酪"，是乳又有马乳羊乳之分。《前汉·食货志》："又分遗大夫谒者，教民煮木为酪"，如淳注，"作杏酪之属也"。汉以前只有醋酪，汉以后有乳酪又有杏酪。然曰盐酪，曰醴酪，曰杏酪，分别言之；其专言酪者，皆乳酪也。考《金匮·禽兽鱼虫禁忌篇》"羊肉不可共生鱼酪食之"，又"食生肉饱，饮乳，变成白虫"，饮乳，则乳未成酪；食酪，则乳已成酪。饮、食对举，其义可互证也。而《果实菜谷禁忌篇》言酪者三，一则

"白苣不可共酪同食，作蝎虫"，一则"醋合酪食之，令人血瘕"，二酪皆乳酪；一则"杏酪不熟，伤人"，即《前汉书·食货志》注之所谓杏酪。此意或人言之，余喜其整齐而辩，移作补正。

作、与、属、用、以五字皆同义

【原文】《太阳病上篇》曰："喘家作桂枝汤，加厚朴杏子佳。"馨谨案：古人制药谓之"作"，然此恐非此条之意，此当训"用"也。论中"作"字为"用"字意者甚多，古今注家见不及此者，何也？请举其征。同篇曰："咽中干，烦躁吐逆者，作甘草干姜汤与之，以复其阳；若厥愈足温者，更作芍药甘草汤与之。"此二"作"字亦皆"用"字意。"用""以"同义，"以柴胡加芒硝汤主之"（《太阳病中篇》），"医以理中汤与之"（《太阳病下篇》），"用后方主之"（《金匮·百合病篇》），"当以温经汤主之"（《妇人杂病篇》），文例与此一律。然注家谓甘草干姜汤、芍药甘草汤二方，俱仲景所始制，故各置"作"字，以分桂枝之古方也，此望文生义，可捧腹矣。《辨脉法》曰："凡作汤药，不可避晨夜"；柴胡加芒硝汤后云，"分温再服，不解更作"；《金匮》芎归胶艾汤方后曰："日三服，不差更作。"此数"作"字，亦皆"用"字意也。《左传·成公八年》曰："《诗》云，恺悌君子，遐不作人"，杜注云："作，用也"；《礼记·郊特牲》曰："卜郊受命于祖宫，作龟于祢宫"，陈澔注云："作犹用也"，是作训用之明征也。"与"亦训"用"，又训"以"（与训以，征见王氏《经传释词》），故又有"与五苓散主之"（《太阳病中篇》）、"与小柴胡汤主之"（同篇）、"与桂枝汤主之"（《金匮·奔豚气病篇》）之文。宋版此"与"字皆删去，盖宋儒之浅见也。《吕氏春秋·贵直览》曰："王胡不能'与'野士乎？"高注云："与犹用也"，是也。"属"亦训"与"，因又有"属当归四逆汤主之"（《辨不可下脉证篇》）之语，此"属"亦以字意。《战国策·燕王哙策》曰："燕王因举国属子之"，鲍注："属犹付与也"；《国语·越语》曰："请委管钥属国家，以身随之"，此属亦付与意，故韦注云："属，付也"，是也。然则作、与、属、用、以五字皆同义，古人用字奇变，往往如此，不可不知。

【补正】按"与"为"作"字之义，《公羊传·襄公二十七年》："夫负羁絷，执斧锧，从君东西南北，则是臣仆庶孽之事也；若夫约言为信，则非臣仆庶孽之所敢与也"，与犹以也。《礼记·檀弓》篇："殷人殡于两楹之间，则与宾主夹之也。"与，以也，见《广雅》（引见《经传释词》）。

"与"犹"用"也。《诗·采芩》篇："苟亦无与"，《毛传》曰："无与，无用也"，"用"犹"与"也。《孟子·公孙丑》篇："王犹足用为善"，"用"，"以"也。《孟子·万章》篇："用下敬上"，《易·谦卦》上六："可用行师"（以上均见《古书虚字集释》）可征。

极虚字有两义

【原文】谨案：张书所用极虚字，盖有二义。一是穷极虚耗，如《厥阴病篇》大吐大下之极虚是也。一是但及虚之谓也，《金匮·水气病篇》曰"其人不渴，汗出即愈，此为风水，恶寒者，此为极虚，发汗得之"是也。《太阳病中篇》曰："先此时自（自读为而。《左传·昭公十三年》曰：'使五人齐而长入拜'，此而是自字意，故杜氏以从释而，然则自亦宜释而也）极吐下者，与调胃承气汤，若不尔者，不可与。但欲呕，胸中痛，微溏者，此非柴胡证，以呕，故知极吐下也。"此二极字，亦但及字意，非穷极意。《素问·缪刺论》曰："此邪之从皮毛而入，极于五脏之次也"，此极亦同。《国语·鲁语》曰："齐朝驾则夕极于鲁"，此极即及字意。

【补正】按《太阳病中篇》之"先此时自极吐下者"之"极"字，应作"亟"字解。"极"，或作"亟"，去吏切。《书·大诰》篇："予何其'亟'卜"，是也。《金匮·水气病篇》"此为极虚"之"极"字亦同，因风水自虚，又发其汗，是亟虚也。此"极"字，固不同于《素问》"极于五脏之次也"之"极"，亦不同于《国语》"齐朝驾则夕极于鲁"之"极"。

又按："自"训"而"（山田正珍以为"自"当作"而"），是以声近而讹。《少阴篇》真武汤条"自下利"之"自"字，《玉函》、《千金翼》俱误作"而"字，可谓明征矣。此"自"字究不如训"虽"。此条在自极吐下后，仍用调胃承气汤，令人有不易理解者。程应旄云："心中温温欲吐而胸中痛，是言欲吐时之象。欲吐则气逆，故痛著一'而'字，则知痛从欲呕时见。不尔亦不痛。凡此之故，缘胃有邪蓄而胃之上口被浊熏也。大便反溏，腹微满，郁郁微烦，是言大便时之象。气逆则不下行，故以大便溏为反，大便溏则气得下泄，腹不应满，不应郁郁。今仍腹微满，郁郁微烦，凡此之故，缘胃有阻留而胃下后仍不畅快也。云先其时者，见未吐下之先向无此证，缘吐下徒虚其上下二焦，而中焦之气阻升降，遂从津液干燥处涩结成实。胃实则溏，故日进之水谷只从胃旁溜下，不得胃气，坚结之大便反溏，而屎气之留中者，自搅扰不宁而见出诸证。其过在胃，故与调胃承气一荡除之。得此恍然矣。""自"训"虽",见杨树达《词诠》引《史记·律书》:"自含血戴角之兽,见犯则校,而况于人怀好恶喜怒之气。"《汉书·景十三王传》:"自凡人犹系于习俗,而况于哀公之伦乎。"《吴越春秋·勾践伐吴外传》:"吾爱士也,虽吾子不能过也,及其犯诛,自吾子亦不能脱也。"(自与虽为互文),引例明确,豪无牵强。得此,则"先此时自极吐下"者文义通畅矣。

"自"又训"若",见《经传释词》,与"若不尔者"之"若"字为互文。

里急

【原文】《太阳病中篇》曰:"小便少者,必苦里急。"注者曰:"里急,谓腹内拘急也。"馨谨按:里急字有两义,本皆略语,而"里"非泛指腹内也。张书所谓里急,盖皆少腹里急之略语也。少腹里急字,见《本经·阴阳易病篇》及《金匮·妇人杂病篇》。《素问》所谓里急,则两胁里急之略语也。两胁里急字,见《至真要大论》(《至真要大论》曰:心痛支满,两胁里急,饮食不下)。同篇曰:"厥阴之腹,少腹坚满,里急暴痛",此里急是两胁里急之略语。何者?此条上文既有少腹字,则里之不为少腹可知,而非泛指腹内亦明也。故王注云:"里,腹胁之内也。"此是厥阴肝病,是以两胁里急也。又《骨空论》曰:"冲脉为病,逆气里急。"王注云:"以冲脉夹脐而上,并少阴之经,上至胸中。故冲脉为病,则逆气里急也。"然则此里急亦两胁里急之略语也。谓腹内拘急曰里急者,盖后世之转义也(如《外台·虚劳里急篇》是也)。注家无辨之者,故今论于此矣。

【补正】或者云,《素问》所言里急,皆指两胁;《伤寒论》所言里急,皆指少腹。《至真要大论》:"心痛支满,两胁里急。"心与两胁里言其部位,痛支满与急言其形象,"两胁里"非"心",明也。"厥阴之腹,少腹坚满里急",少腹与里言其部位,坚满与急言其形象。王注:"里,腹胁之内,犹言腹上胁下。"盖心痛而里急,自上而下,故里急必属两胁,否则混于少腹。少腹坚满而里急,自下而上,故但言里急,不必赘两胁说。既言少腹,自不致混认为两胁。且厥阴肝病,肝脉循两胁,则言厥阴病里急,不言两胁,已知为两胁也。《伤寒》、《金匮》所言里急,皆指腹内。玩文义已知世变也。少腹里急,见于《伤寒·阴阳易病篇》、《金匮·妇人杂病篇》。而《伤寒》太阳等篇"小便少者,必苦里急",因小便少而里急，则里急亦指少腹也。至《外台·虚劳里急篇》，而其义备矣。

若字义

【原文】《太阳病上篇》曰："太阳病三日，已发汗，若吐、若下、若温针，仍不解者，此为坏病，桂枝不中与之也。观其脉证，知犯何逆，随证治之。"注家三"若"字皆为"或"字意。馨谨案：此三"若"字，皆当训"且"，且犹又也，与"凡病，若发汗、若吐、若下、若亡津液"，同文异义，不可混说。古人用字，变化无极，如"凡病，若发汗、若吐、若下，若亡津液"，仅数句之间，用四"若"字，上三"若"字，是"或"字意，下一"若"字，是"而"字意（若训而，见顾懽《老子》注。《辨脉法》曰："此以曾经发汗，若吐、若下、若亡血，以内无津液"，此若亡血之若，亦"而"字意也。亡血者，阴阳并亡之别称。说见下）。"因汗、吐、下而亡津液也，作甘草干姜汤与之，以复其阳；若厥愈足温者，更作芍药甘草汤与之，其脚即伸；若胃气不合，谵语者，少与调胃承气汤。"此条用二"若"字，上"若"字即"而"字意，下"若"字是"或"字意也。《灵枢·小针解》曰："为虚与实，若得若失者，言补者必然若有得也，泻则恍然若有失也。"此亦用四"若"字，上二"若"字为"或"字意，下二"若"字即"而"字意也。其变化无极，可以见矣。此条盖论拘泥日期而误治者之救法也。发汗、吐下、温针，非因所施前后而次第之也，但从文便而已。《少阳病篇》论坏病曰吐下、发汗、温针，而次序不一，则从文便可见。此是仅三日间而至四误治者，徒拘泥日期。一日是巨阳，因发汗且温针。二日是阳明，因下之。三日是少阳，因吐之。少阳为邪高病，小柴胡汤条云"邪高痛下"是也。《素问·阴阳应象大论》曰："其高者，因而越之"，越之者，言吐之也（成无己注瓜蒂散方条云：其高者越之，越之为吐可以见）。当时凡医读《素问》囫囵吞枣，遂失其意，使少阳吐也，故《少阳病篇》戒其不可吐下也。若旧解三"若"字为"或"字意，则一误治而为坏病也，恐无此理矣。若一误治而致他病者谓之坏病，则痞病结胸，亦可称坏病乎？不通殊甚。且《少阳病篇》但曰："若已吐下、发汗、温针，谵语，柴胡证罢。"此为坏病，而无"若"字，则四误治并施甚明也。《尚书·金縢》篇："予仁若考"，《史记·鲁世家》引作"予仁且巧"，是司马迁释若为且，读考为巧也（《王氏《释词》解"仁且巧"为"仁而巧"，误也。且，犹又也。"仁且巧"与孟子所谓"仁且智"同文例）。若、且同义可以征焉。犯，犹败也，害也。虽四误治并施，因其人之体质未必悉害甚，是以四误治中为何逆甚所败而为坏病乎？先审其脉证，随其害之甚者而治疗之，以救其逆也。《国语·周语》曰："水火之所犯"，韦注云："犯，害也。"《楚语》曰："若防大川焉，溃而所犯必大矣。"韦注云："犯，败也。"是也。

【补正】按"若"字有时解作"且"字及"而"字，循文绎义，较全解作"或"字为长。但"若"字之训"且"者，不如训作"亦"字更文从字顺。"若"与"亦"为鱼部叠韵字。《吕氏春秋·知度》篇："舜禹犹若困，而况俗主乎？"《说苑·尊贤篇》"若"作"亦"，是"若""亦"通用（见《古书虚字集释》）。

将字义

【原文】《阳明病篇》曰："虽得之一日，恶寒将自罢。"馨谨案："将"宜读为"当"。王引之《经传释词》载"当"训"将"之例，而缺"将"训"当"之例，故今详之，以示初学。《左传·隐公三年》曰："君人者，将祸是务去，而速之，无乃不可乎？"《左传·僖公五年》曰："神所凭依，将在德矣，若晋取虞，而明德以荐馨香，神其吐之乎？"《左传·成公八年》曰："霸王将德是以，而二三之，其何以长有诸侯乎？"又《左传·成公十六年》曰："将慎其细也，今而明之，其可乎？"《左传·宣公四年》曰："若将亡之，则亦皆亡，去疾何为？"《左传·襄公二十一年》曰："子为司寇，将盗是务去，若之何不能？"又曰："犹将十世宥之，以劝能者，今壹不免其身，以弃社稷，不亦惑乎？"又《左传·襄公二十七年》曰："虽曰不可，必将许之；弗许，楚将许之。"此传上"将"字，是"当"字意。又《左传·襄公三十年》曰："王子相楚国，将善是封殖，而虐之，是祸国也。"《左传·昭公五年》曰："礼之本末，将于此乎在，而屑屑焉，习仪以亟言善于礼，不亦远乎？"又《左传·昭公九年》曰："汝为君耳，将司聪也；汝为君目，将司明也。"又《左传·昭公二十四年》曰："若吉获戾，子将行之，何有于诸游。"又《左传·昭公二十八年》曰："祁盈之臣曰，钧将皆死，愁使吾君闻胜与臧之死也，以为快。"《左传·定公八年》曰："将归乐祁，士鞅曰，三年止之，无故而归之，宋必叛晋。"《国语》曰："将民之与处，而离之，将灾是备御，而召之，则何以经国？"此数"将"字，皆为"当"字意。《孟子》曰"将使卑逾尊，疏逾戚"之"将"亦同，"举而不能先，慢也"，然则此"将"亦宜读为"当"也。他可类推。

【补正】例举过繁，涉獭祭鱼之嫌，且又臆想，乏古义可援者。所引《左传·襄公二十一年》曰："犹将十世宥之"之"将"训"当"，《词诠》亦引之。《左传·僖公五年》曰："神所凭依，将在德矣"之"将"，《古书虚字集释》作训"唯"为是。《孟子》："将使卑逾尊，疏逾戚"之"将"，应训"则"，因"将""则"是一声之转。

承气汤名义

【原文】成无己解"承气"字曰："承，顺也，正气得顺舒。"馨谨案：此说恐非。承，犹《周易·否》六三包承之承也，气者指邪气，凡名承气汤者，皆"包承邪气于燥屎中而下之"之称也。《太阳病上篇》："若胃气不和谵语者，少与调胃承气汤。若重发汗复加烧针者，四逆汤主之。"此条不言燥屎及手足逆冷者，举承气则因其汤名而知燥屎，举四逆亦因其汤名而知四肢逆冷，故俱略而不言其证也，其义可以见。

【补正】按成注以承气为顺气，为正气得顺舒，是言药后效果；伊藤氏以承气为包承邪气于燥屎中，是言方剂功能。山田正珍赞同成说，谓成无己所解甚是，后世诸家亦皆遵奉之，无敢间言者。伊藤氏解"承"为包承之承，却甚是。"承"与"容"同义。《书·洛诰》："承保乃文祖受命民"，《易·临卦象传》曰："容保民无疆"，是"承""容"通。且其说在命名上实寓其至意，如诸家解伤寒"医以丸药下之，此非其治也"，有涉及承气之处，多合符伊藤之说。如陆懋修曰："《伤寒论》中，一则曰'医以丸药下之'，再则曰'医以丸药大下之'；刘河间曰：'古所称伤寒热病，用银粉巴豆下之'；许学士曰：'丸药是巴豆小丸子，强迫溏粪而下'；王朴庄公亦曰：'如深师决豉丸之类，皆用甘遂巴豆等药，所谓大下也'，大黄之治伤寒，则误下之弊少也。"山田氏曰："医以丸药迅下之，非其治也，迅下则水虽去而燥屎不去，故凡内有燥屎而发身热者，非汤药下之则不解。"汤本求真曰："凡热性病之下剂，非为欲得便通而已，欲以驱逐热毒也，故宜用富有消炎性之寒药，如大黄芒硝配合之汤剂，最为合宜。若用富有刺激性之热药，如巴豆等配合之丸剂，极不相宜。"陆渊雷曰："吸鸦片人十日半月不大便，燥屎大如拳，磊磊应手者为常事，从未见重笃脑症、谵语不识人、循衣摸床、直视睛不和如大承气汤证者。是知大承气汤证之燥屎，必有剧毒之质，非热邪与诱导法所能说明者已。今研索之，当是病中营代谢所生之代谢废料，亦有若干种病原菌与大便俱排泄者。如伤寒、副伤寒，虽痊愈后，粪便中犹日久可得病菌是也。"据以上诸说，谓承气为包承邪气于燥屎之中，顾名思义，实有指导临床之作用。

者字用法

【原文】馨尝与铃木秀庵会读《伤寒论》，及"伤寒阳脉涩，阴脉弦，法当腹中急痛者，先与小建中汤"之条。馨谓："者"字不通，宜从宋版削去。秀庵曰："宋人昧古训，妄加改窜，失经旨者甚饶，则似难遽信从，况古经之文，虽只言半句，不可苟补削，宜潜考反复而求其义也。"馨亦尝疑宋版校正，似是反非者多矣，是以从其言，缅然长思，然不能得其意。秀庵顿尔领解曰："盖此文'急痛'二字，叠看之文也，犹言法当腹中急痛，急痛者，先与小建中汤也。"馨曰："子说似是矣，然未见其文例，则不肯从焉。"后读《金匮》百合滑石散方后曰："右为散，饮服方寸匕，日三服，当微利者，止服。"此文是明明叠看"微利"字之法也，故《千金方》载之叠利字，可征。然则秀庵所见，得古人之真矣。顷记此说赠秀庵，秀庵又添其例数条报于馨。《阳明病篇》曰："脉弦者生，涩者死，微者但发热谵语者，大承气汤主之。"此是"谵语"字宜叠看也。又曰："如其不下者，病人不恶寒而渴者，此转属阳明也。"此是"渴"字宜叠看也。《霍乱病篇》曰："下利后当便硬，硬则不能食者，愈。"此是"能食"字宜迭看也。馨得此数征，极知宋儒之妄耳。

【补正】按伊藤氏对此条所言之叠字，即"以一字作两读例"，见俞樾《古书疑义举例》之例。唯"如其不下者，病人不恶寒而渴者，此转属阳明也"条，伊藤谓当叠"渴"字，不妥。因叠"渴"字，则"此转属阳明也"之"此"字，于义不可通。

居然

【原文】或问曰："《伤寒例》有'唯明者居然能护其本'之文，此'居然'字无明释，其说何如？"馨答曰：居然字昉见《大雅·生民诗》，然《毛传》无解。郑笺似以默然释之，考之他书，意义恐不通。朱传以徒然解之，亦不稳。私案："居然"盖与"自然"同义。《大雅》曰："居然生子。"姜嫄践大人迹而娠孕生子，不由人事，故曰"居然生子"也，此即自然意也。《史记·秦始皇本纪》曰："岂世世贤哉？其势居然也。"《三都赋》曰："能居然而辨八方。"《世说》袁彦伯条曰："居然有万里之势。"其义可以见。他见《韩非子》、《贾谊新书》等，宜参考矣。

【补正】按"居然"有自然、安然、使然各义，解作自然，文通理顺，但所举论据不确。如《诗·大雅》"居然生子"之居然，似宜解作"安然"为稳，言居处怡然，无病而生子也。伊藤氏解《秦始皇本纪》"其势居然也"之居然为自然及断句，皆误。"势居"犹今人言"地位"，"然"字作"如此"解。《逸周书·周祝》："势居小者，不能为大"；《淮南子·原道》："故橘柚之江北，则化为枳，鸲鹆不过济，貈渡汶而死，形性不可易，势居不可移也"；《盐铁论·通有》："富在术数，不在劳身，利在势居，不在力耕也"，皆可见。

剂颈而还

【原文】《太阳病篇》："但头汗出，剂颈而还。"丹波元简曰："剂颈而还无明解。"按：剂，剂限之义；而还，犹谓以还，言剂限颈以还而头汗出也。《脉经》有"剂腰而还"之文。又尸子云："莒国有名蕉原者，广寻长五十步，临有仞之谿，莒国莫敢近也。有以勇见莒子者，独却行剂踵焉。此所以服莒国也。"剂颈、剂腰、剂踵，皆限剂之义耳。

【补正】"而"训"以"，见《经传释词》引《墨子·尚贤》篇："上可而利天。"《荀子·成相》篇："子胥进谏不听，刭而独鹿，弃之江。"二"而"字，均犹"以"也。

《金匮要略·水气病脉证并治第十四》讲义①

水气就是水肿。这篇所论的脉证词义奥衍，很难解读。以前的各注家多有删节或改篡的。我们现在顺文解释，不敢擅改经文，或是或非，留待将来研究。至于这篇的精华所在，还是各方的证候及用法。

师曰："病有风水，有皮水，有正水，有石水，有黄汗。风水，其脉自浮，外证骨节疼痛，恶风。皮水，其脉亦浮，外证跗肿，按之没指，不恶风，其腹如鼓，不渴，当发其汗。正水，其脉沉迟，外证自喘。石水，其脉自沉，外证腹满，不喘。黄汗，其脉沉迟，身发热，胸满，四肢头面肿，久不愈，必致痈脓。"

【音义】

跗肿：跗音符，作浮解。《素问·水热穴论》："上下溢于皮肤，故为跗肿。跗肿者，聚水而生病也。"

【解说】

这条是统言五水的脉证。风水得之内有水气，外感风邪，"风伤皮毛，湿流关节"，所以脉浮、恶风而骨节疼痛。皮水是水行皮中，内和肺气，所以它的脉也浮；不兼风，所以不恶风；跗肿、腹如鼓、按之没指，因为病在皮肤，没有到内脏，所以外虽形成了鼓胀，而内并没有满喘。因水湿所得，所以不渴。水既在表，故当用汗法解除它，所以说"当发其汗"。正水是肾脏之水自盛的病，它的病在上。石水是水蓄聚而不能行动的，它的病在下。正水是乘阳之虚而浸及上焦，所以脉沉迟而喘。石水因阴之盛，而结在小腹，所以脉沉、腹满而不喘。水既在里，都应当从下从温去消除它。黄汗汗出沾衣，如柏汁，它的脉沉迟，是因脏内有寒饮；身发热，是因经外有伏热寒饮，所以胸满、四肢头面肿；伏热久不愈，所以必致发痈脓。

---

① 1956年中医研究院成立不久，按照院里加强基础理论培训的安排，岳美中用近一年的时间，为全院青年大夫和有关人员逐章逐条讲授《金匮要略》。当时所写讲义多已散失，本文是保存下来较完整的一章。

风水和皮水相类，属表；正水和石水相类，属里。可是风水恶风，皮水不恶风，皮水外证胕肿，风水外证也应当胕肿，这里不提是省文。正水喘，石水也喘，可是正水是水在上的病，石水是水在下的病。黄汗的脉也沉迟，和正水、石水水邪在内一样，可是它所感受的湿邪在于皮毛。独盛于他证，所以身发热；热必上炎，所以胸满、头面肿；湿热猖獗妄行，所以四肢也肿；久久不愈，蕴热就酿成痈脓，这是必至之势；热逼于内，出于外，湿郁热迫，汗出而黄，就汗出的颜色，说明湿热的病象，故名之为黄汗。其实黄汗是一种证候。

脉浮而洪，浮则为风，洪则为气。风气相搏，风强则为隐疹，身体为痒，痒为泄风，久为痂癞；气强则为水，难以俛仰。风气相击，身体洪肿，汗出乃愈。恶风则虚，此为风水。不恶风者，小便通利，上焦有寒，其口多涎，此为黄汗。

【音义】

隐疹：即瘾疹，为热邪客于皮肤，更遇风湿相搏而成。

泄风：风因搔痒而去，所以叫泄风，是癞的初期。

痂癞：癞即疠风之类，初起水泡，作痒成疮，破流脂水，奇痒彻骨，久则成片，延及遍身，如浴热汤。痂癞即结痂之癞，眉少发稀，身有干疮、腥臭。

俛仰：俛同俯。

【解说】

这条是鉴别风水和黄汗。风必兼水，水更多兼风。风为阳为火，水为阴为湿。风盛就干燥，水盛就沾濡，风水俱盛，就留着。风是天的气，气是人的气，这条所说的风气，都是指失和的风气。风气相搏，风强气就从风而浸淫机体，所以为隐疹；气强风就从气而鼓涌水液，所以为水；风气并强，两相搏击而水液从之，就成风水。有风表即虚，有水表即实，"小便通利"三句，是证明黄汗病。

有说"不恶风者"五句为错简，应待研究。

寸口脉沉滑者，中有水气，面目肿大，有热，名曰风水。视人之目窠上微肿，如蚕新卧起状，其颈脉动，时时咳，按其手足上陷而不起者，风水。

【解说】

这条虽然是论风水，而脉和首条不同，可是脉浮主表，寸也主表，寸口脉沉滑，是水犯于表，所以断为风水之证。面目肿大，是中有水气的证候，有热，是风郁于肌表。看患者目胞上微拥，像蚕的形态，像新卧起的状态，人迎脉搏动得很厉害，时时作咳，再按手足上凹陷不起，都是风水的证候。《灵枢·论疾诊尺》篇说："视人之目窠上微肿，如新卧起状，其颈脉动，时咳，按其手足上，窅而不起者，风水肤胀也"，是这条所根据的（据《内经》，蚕字疑衍义）。可是水胀篇又说："以手按其腹，随手而起，如裹水之状者，水也"，又不一样。因想腹中有病就容易产生气体，腹又有腔囊，所以按之多起；四肢气少，所以按之就凹陷不起（都需用一个手指去按）。总之，患浮肿病却是一样的。

太阳病脉浮而紧，法当骨节疼痛，反不疼，身体重而酸，其人不渴，汗出即愈，此为风水。恶寒者，此为极虚，发汗得之。渴而不恶寒者，此为皮水。身肿而冷，状如周痹，胸中窒不能食，反聚痛，暮躁不得卧，此为黄汗。痛在骨节，咳而喘，不渴者，此为脾胀，其状如肿，发汗即愈。然诸病此者，渴而下利，小便数者，皆不可发汗。

【音义】

周痹："风寒湿气客于分肉之间，真气不能周，故命曰周痹。"这病主血脉之中，上下游行，周身都疼。

脾胀：诸注家都以为当作"肺胀"。《灵枢·胀论》"肺胀者，虚满而喘咳"，本出肺痿篇，"咳而上气，此为肺胀。"

数：音朔，频频的意思。

【解说】

这条应分为五节解释：首节说风水恶寒有表证。"法当骨节疼痛"，是指太阳本病说的。太阳病有寒就脉紧身疼，有湿就脉濡身重，有风就脉浮体酸，现在不是太阳本病，所以骨节不疼。身体反重而酸，是风水入中；其人不渴，是水行风外。风水相合，可排泄使之外出，所以汗出即愈。第二节说皮水渴而不恶寒，其他都同风水。风水可汗，知道皮水也可汗。风水、皮水都不言胕肿，是省文。第三节说黄汗的症状是"身肿而冷，状如周痹"，周痹是寒湿痹滞了皮表阳气；"胸中窒不能食"，是寒袭于外，而气窒于中；"反聚痛，暮躁不得卧"，是热为寒郁，寒甚于暮。寒湿外淫，流于关节，所以成黄汗的证候，而疼在骨节。第四节说"咳喘不渴"是肺胀。水寒伤肺，气攻于表，状如水肿病，实同于皮水，所以说"发汗即愈"。末节说以上这些病有不可发汗的。假如患者渴而下利，就不可"以水气病当汗"而一概发之。若不懂得这种戒律，会使患者亡津伤气。

　　总结这条，是在可汗不可汗。风水、皮水、肺胀都可汗，黄汗不可汗。若是渴、下利、小便数的，仍不可发汗。

　　在这条有人要问：前条说风水外证骨节疼，这里说骨节反不疼，前条说"皮水不渴"，这里说渴，这是什么缘故呢？答案是：风与水合所形成的病，流于关节的就骨节疼，浸淫于机体的就身体酸重。因为所伤的部位不同，所以现证也不同。前条所说的皮水不渴，不是说皮水根本上不渴，而是说"腹如鼓而不渴"。若病正外盛，没有入里的时候，还可以发汗愈病。这里所说的是水气外留而属于肺，所以令人渴，并且是针对风水病的不渴而发。

　　里水者，一身面目黄肿，其脉沉，小便不利，故令病水。假如小便自利，此亡津液，故令渴也，越婢加术汤主之。

　　【解说】
　　里水是风水、皮水渐及于里，是表里同病于水。脉沉是水邪溢于皮肤，脉为水隔，指下不可见，不与少阴病的脉沉同理。越婢加术汤，应当在"故令病水"之下，这与肠痈篇大黄牡丹皮汤同为倒装法。假如小便自利而不渴，就不是本方的证治了。

　　越婢汤是手太阴肺药，加术即为发表逐水之主剂，它的证候应当为浮肿自汗、小便不利、口渴。所以王叔和《脉经》注文说："里水是皮水之误。"《外台》引《古今录验》曰："皮水，越婢加术汤主之。"

　　跌阳脉当伏，今反紧，本自有寒，疝瘕，腹中痛，医反下之，即胸满短气。
　　跌阳脉当伏，今反数，本自有热，消谷，小便数，今反不利，此欲作水。

　　【音义】
　　跌阳：跌同跗，跌阳在足跗上，平脉贵沉实，不贵浮露。

疝瘕：《素问》：聚气而痛，少腹烦冤作痛，出自烦热者，曰疝瘕。喻昌说是石水之类。

数：音朔，下"小便数"同。

消谷：即过度消食。

【解说】

这两条是说明人有宿疾并发水病。趺阳脉出于阴部，应当伏，"今反紧"，因为腹中宿有寒疾的缘故。寒即应当温，医反下之，阳气重伤，即胸满短气了。趺阳脉当伏，今反数，是因为胃中有热的缘故，热即应当消谷而小便数，今反不利，即水液一天一天地积蓄下去，要作水病了。"此欲作水"句是顶着二条说的。

寸口脉浮而迟，浮脉则热，迟脉则潜，热潜相搏，名曰沉。趺阳脉浮而数，浮脉即热，数脉即止，热止相搏，名曰伏。沉伏相搏，名曰水。沉则络脉虚，伏则小便难，虚难相搏，水走皮间，即为水矣。

【解说】

《金鉴》说这条文意不属，不作解释。现在我们仍引尤怡所注解如下："热而潜则热有内伏之势，而无外发之机矣，故曰沉。热而止则热有留滞之象而无运行之道矣，故曰伏。热留于内而不行，则水气因之而蓄，故曰浮沉相搏名曰水。热留于内，则气不外行而络脉虚；热止于中，则阳不下化而小便难。以不化之水而当不行之气，则唯有浸淫无谷而已，故曰虚难相搏，水走皮间，即为水矣。此亦所谓阴气伤者，水为热蓄，不下者也。"

寸口脉弦而紧，弦则卫气不行，即恶寒，水不沾流，走于肠间。

少阴脉紧而沉，紧则为痛，沉则为水，小便即难。

【解说】

这两条《金鉴》也不释，暂取尤怡解释之。尤怡说："此二条并阳衰湿盛之证，而寸口则主卫气，少阴则主肾阳。主卫气者，寒从外得而阳气被抑；主肾阳者，寒自内生而气化不速，亦即所谓阳气竭者，水与寒积而不行者也。"

脉得诸沉，当责有水。身体肿重，水病脉出者死。

【解说】

这条是说水病形成及不治之脉证。沉脉不独是水，"身体肿重"而脉得诸沉者，当责有水，是倒装句法。水病脉出是真气反出邪气之上，根本已离而病独盛，所以断定为死。出和浮不同，浮是盛于上而弱于下，出即以上有而下绝无。《伤寒论》少阴篇有"服汤脉暴出者死，微续者生"，"出"也是这个意思。

夫水病人，目下有卧蚕，面目鲜泽，脉伏，其人消渴，病水腹大，小便不利，其脉沉绝者，有水，可下之。

【音义】

消渴：所饮之水，徒皆消尽，而渴不为之止，愈饮愈渴，所以叫消渴。

【解说】

这条是为水病出一急治法，应当分两节读。"夫水病人"总提一句，以冒下文，至"其人消渴"作一顿，"目下有卧蚕"者，色黄晶莹臃肿，因与"如新卧起之状"者庞然虚肿不同。目的下胞为目窠，属脾，脾不运水，乃走空隙，所以凸起如卧蚕。"面目鲜泽"者，水气空明，透露在表面。"脉伏"即沉得很，这是征验他有水，再加上"其人消渴"（胃液外溢于皮肤肌肉，不溉喉舌，所以消渴），这是水病见于上的。再就是水病见于下的，"腹大，小便不利，其脉沉绝者"，如石投水，不知其所底止，这岂不是有水吗！这都是水已形成的现象，"可下之"，是总结上文，"可"字有商酌的意思，妙！腹水实者，才可从大便下之，如十枣汤、后世之舟车丸、疏凿饮子之类。

问曰：病下利后，渴饮水，小便不利，腹满因肿者，何也？答曰：此法当病水。若小便自利及汗出者，自当愈。

【解说】

这条是说，病小便不利的，有病水的可能性。下利后亡津液，所以口渴，想饮水以补充水分，假如小便不利，水就无从排泄，所以腹满，因而身肿，是为水肿之前驱症。假如小便自利，那水就能够从下部排出；汗出，水就能够从表皮排出。水有出路，虽然多饮，也不至于病水，能自愈的了。这是教人以观察病人调节机能之健全与否为病愈与否的常识。

心水者，其身重而少气，不得卧，烦而躁，其人阴肿。

肝水者，其腹大，不能自转侧，胁下腹痛，时时津液微生，小便续通。

肺水者，其身肿，小便难，时时鸭溏。

脾水者，其腹大，四肢苦重，津液不生，但苦少气，小便难。

肾水者，其腹大，脐肿腰痛，不得溺，阴下湿如牛鼻上汗，其足逆冷，面反瘦。

【音义】

鸭溏：尤怡说："鸭溏，如鸭之后，水粪杂下也。"

【解说】

这五条述五脏之水，说明治水不能强取一脏，也不能专拘泥一法。心是阳脏而水困之，阳困以弱，所以身重，呼吸困难，常左卧或坐而不得卧，烦躁不安。阴肿，是水气下交于肾。肝水，腹大，是有腹水。胁是肝的部位，所以胁下小腹痛，"时时津液微生，小便续通"。肝喜冲逆而主疏泄，水液随之上下，依然是肝水的病理。肺为治节之官，与大肠相表里，外合皮毛。如今有水病，水即充满皮肤了。肺本"通调水道，下输膀胱"，现在既不通调水道，水不得从小便排出，反从大便与糟粕合成鸭溏形。脾主腹而气行四肢，脾受水气，就腹大四肢重。津气生于谷，谷气运于脾，现在脾湿不运，即津液不生而苦于少气。"小便难"是湿不行的缘故。腰与脐部是肾的领域，水在肾即腰痛、脐肿、腹大不得溺。"阴下湿如牛鼻上汗，其足逆冷"，都是湿寒独盛的象征。"面反瘦"，阴盛于下，即阳衰于上。

师曰：诸有水者，腰以下肿，当利小便；腰以上肿，当发汗乃愈。

【解说】

这条是通篇的枢纽，治水的大纲。"诸有水者"，统五水而言。治一切水病，应当知道表里上下分消的法则，因为肿之所起，即水之所至。腰以上肿，是水在外，应当发汗，《内经》所谓"开鬼门"（越婢、青龙等汤证）；腰以下肿，水在下，当利小便，《内经》所谓"洁净府"（五苓散、猪苓汤证）。这是结束以上五种水的总治法。

师曰：寸口脉沉而迟，沉则为水，迟则为寒，寒水相搏，趺阳脉伏，水谷不化，脾气衰则鹜溏，胃气衰则身肿。少阳脉卑，少阴脉细，男子则小便不利，妇人则经水不通。经为血，血不利则为水，名曰血分。

【音义】
血分：《脉经》上说："经水前断后病水，名曰血分。"
【解说】
这条应分三段。上二段主气，属正水；下一段主血，属石水，是借宾定主法。通条论脉，总不出一沉字。寸口主卫，卫气不行，脉即沉迟，所以知是"寒水相搏"而水病成。趺阳是胃脉，胃阳不运，脉即伏，所以累及于脾。脾气衰，水谷不化，以致鹜溏。胃气衰即身肿，因胃主肌肉，胃衰水即不下行而旁溢，以上统归于阳虚而属气。石水其脉自沉，外证腹满不喘，水渍胞中，坚满如石，不上大腹，适在厥阴部位，即少腹疝瘕之类。少阳脉卑，即生气不荣；少阴脉细，即地道不通。"男子则小便不利，妇人则经水不通。"所以然的缘故，皆因"阳气不行，阴气乃结"，曰血分者，谓虽病于水，实乃出于血。

问曰：病者苦水，面目身体四肢皆肿，小便不利，脉之不言水，反言胸中痛，气上冲咽，状如炙肉，当微咳喘，审如师言，其脉何类？师曰：寸口脉沉而紧，沉为水，紧为寒，沉紧相搏，结在关元。始时尚微，年盛不觉。阳衰之后，荣卫相干，阳损阴盛，结寒微动，肾气上冲，喉咽塞噎，胁下急痛。医以为留饮而大下之，气击不去，其病不除。后重吐之，胃家虚烦，咽燥，欲饮水，小便不利，水谷不化，面目手足浮肿，又与葶苈圆下水，当时如小差，食饮过度，肿复如前，胸胁苦痛，象若奔豚，其水扬溢，则咳喘逆，当先攻击冲气，令止，乃治咳，咳止，其喘自差。先治新病，病当在后。

【音义】
关元：穴名，在脐下三寸。
【解说】
这条说水气先得，冲气后发之证。患水病的人，身面四肢俱肿，小便不利。他的水症很急，师持其脉诊察，不以水病措意，反说胸中疼痛，气上冲咽，状如炙肉，当微咳喘云云。闻者不明，问他的脉是什么样？师说："寸口脉沉紧，为水寒结在关元（关元盖指下焦部位）。"水寒结在关元，谓为腹底骨盆内有积水。这种腹水，有终身不见症状，死后解剖才知道的。所以说"始时尚微，年盛不觉"。到中年之后，身体渐次衰微，营卫流行不畅，阳损而阴盛，腹水上冲而动，因之有咽喉塞噎、胁下急痛之证，症状颇像奔豚，治法应当温下。因它是从小腹上冲，小腹是肾的领域，所以肾气上冲。这时病人还没有浮肿，医者以为是留饮，用十枣汤等大下之。冲击之气不去，疾患不除，后重吐之，更虚其胃，以生内烦，遂致咽燥欲饮水，小便不利，水谷不化，面目手足就浮肿了。医见他浮肿，又与葶苈圆下水，当时水乍去，好像小差，不久食饮过度，肿又像前，上冲如故，胸胁苦满，像若奔豚。水气既扬溢上冲，即浮咳喘逆。《巢氏病源》水肿候中说："肺得水而浮，则上气而咳嗽也。"这病是先有积水，继则冲逆，更因吐下，以致浮肿咳喘。是当先治冲气，冲气即低，再治咳，咳止，喘当自愈，最后才治疗腹水本病。原因在于，冲气咳逆等是新病，当先治，即首篇"先治其卒病，后乃治其痼疾"的意思。

风水脉浮，身重，汗出恶风者，防己黄芪汤主之。腹痛者加芍药。

【解说】
这是承上面风水，详申其证以明治法。风水的病是外风内水。脉浮恶风，是风；身重肿，是水。汗出表虚，所以用防己黄芪汤固表以散风水。若腹痛，加芍药以缓急。

防己黄芪汤方
防己一两　白术七钱半　黄芪一两一分，去芦　甘草半两炒
上锉麻豆大，每抄七钱匕，生姜四片，大枣一枚，水盏半，煎八分，去滓温服，良久再服。

【方解】
防己主通气行水，合黄芪更能补虚行水。芪伍术解肌散湿，助决渎之用。枣、草、术相合，补土胜湿；生姜辛以祛风，温以行水。重用防己之走而不守，领诸药行于周身上下内外，使气行而水亦行。腹痛是胃不和，

加芍药。湿气篇："胃不和者加芍药。"

风水恶风，一身悉肿，脉浮不渴，续自汗出，无大热，越婢汤主之。

【解说】

这又承上条风水，互详其证（这条是风多水少之证）而变其治。风水之邪全在表而不在里，所以恶风、一身悉肿，脉浮不渴。初本无汗，身无大热，续自汗出，表并不虚，所以用越婢汤以发之。

越婢汤方

麻黄六两　石膏半斤　生姜三两　甘草二两　大枣十五枚擘

上五味，以水六升，先煮麻黄，去上沫，内诸药，煮取三升，分温三服。恶风者，加附子一枚炮。风水，加术四两。

【方解】

方中重用石膏，取其辛寒重镇，以柔制刚，不使麻黄发汗太骤，风去而湿留，于此见配伍之妙。用大枣也是不欲其过散伤津。若恶风甚者，是表阳虚，加附子一枚壮其在表之阳，且用流走之烈性以治周身之水肿。加术治风水者，必风邪轻而水气重，但治其表，不足以行水，加术以祛湿行水。

皮水为病，四肢肿，水气在皮肤中，四肢聂聂动者，防己茯苓汤主之。

【音义】

聂聂：木摇落貌，动的意思。

【解说】

这条为皮水证出其方治。皮里的水气，浸淫四末而壅遏卫气，气水相逐，则四肢聂聂动。四肢聂聂动为防己茯苓汤之主证。

防己茯苓汤方

防己三两　黄芪三两　桂枝三两　茯苓六两　甘草二两

上五味，以水六升，煮取二升，分温三服。

【方解】

防己、茯苓善驱水气；桂枝得茯苓则不发表而反行水，渗周身之湿，且合黄芪、甘草助表气以增防己、茯苓的力量。

里水，越婢加术汤主之，甘草麻黄汤亦主之。

【解说】

这条为里水出其方治。表实无汗，有热的就当用越婢加术汤，无热的就当用甘草麻黄汤发其汗，使水从外去。

越婢加术汤方
越婢汤见上，于内加白术四两。

甘草麻黄汤方
甘草二两　麻黄四两
上二味，以水五升，先煮麻黄，去上沫，内甘草，煮取三升，温服一升，重覆汗出，不汗再服，慎风寒。

【方解】

麻黄由里透外，甘草以内助脾气，麻黄以外行水气。

水之为病，其脉沉小，属少阴。浮者为风，无水虚胀者为气。水，发其汗即已。脉沉者，宜麻黄附子汤；浮者，宜杏子汤。

【解说】

这条盖言正水之治法，脉沉小属少阴肾，兼风即脉浮，是正水兼有风的，不是另为风水，因为上文已为风水出越婢汤。以"虚胀者为气"，是陪衬句，说明虚胀是气病，不是水病。若病水，发其汗即已。脉沉者，宜麻黄附子汤；浮者，宜杏子汤。

麻黄附子汤方
麻黄三两　甘草二两　附子一枚炮
上三味，以水七升，先煮麻黄，去上沫，内诸药，煮取二升半，温服八分，日三服。

【方解】

附子能兴奋肾之排泄机能，增强心之搏动作用，再以麻黄亢进汗之排泄系统。发汗利水是双管齐下法，更佐甘草以温胃通脉。

药法：杂病阳症，各随其本证为治，为法至繁；一涉虚寒，即唯务温经复阳，其法转简。此方本温升少阴伤寒之剂，妙在即用甘草麻黄汤驱水，以附子复阳。

杏子汤方缺，有谓为麻杏薏甘汤的，于事实为近。

厥而皮水者，蒲灰散主之。方见消渴中。

【解说】

"厥而皮水者"，水邪外盛，隔其身中之阳，不行于四肢，这是厥之成于水的。去其水，厥自愈。

蒲灰即蒲席烧灰，能去湿热，利小便。滑石能利小便，去湿热。曹颖甫以蒲灰、滑石和麻油涂身并饮服，有治验水肿案，见《金匮发微》。

问曰：黄汗之为病，身体肿，发热汗出而渴，状如风水，汗沾衣，色正黄如柏汁，脉自沉，从何得之？师曰：以汗出入水中浴，水从汗孔入得之，宜芪芍桂酒汤主之。

【解说】

这条专论黄汗之证治。黄汗为病，和风水差不多，但风水是感外邪，所以脉浮而恶风；黄汗是因阳气不宣达，所以虽发热而脉自沉（自沉者，明本方之脉证本应如此，无所妨害），且不恶风。"汗沾衣，色正黄如柏汁"，是黄汗所独具的症状。因浴而得，是水寒遏郁汗液于肌肉，为热所蒸而成黄汗。

黄芪芍药桂枝苦酒汤方

黄芪五两　芍药三两　桂枝三两

上三味，以苦酒一升，水七升，相知，煮取三升，温服一升。当心烦，服至六七日乃解。若心烦不止者，以苦酒阻故也。一方以美酒醯代苦酒。

【方解】

黄芪、桂枝解肌邪以固卫气，芍药、苦酒止汗液以摄营气，营卫调和，其病自已。"苦酒阻者"，欲行而未得遽行，久积药力，才能自行，所以说"服至六七日乃解"。

黄汗之病，两胫自冷，假令发热，此属历节。食已汗出，又身常暮卧盗汗出者，此荣气也。若汗出已反发热者，久久其身必甲错。发热不止者，必生恶疮。若身重汗出已辄轻者，久久必身瞤，瞤即胸中痛。又从腰以上必汗出，下无汗，腰髋弛痛，如有物在皮中状，剧者不能食，身疼重，烦躁，小便不利，此为黄汗，桂枝加黄芪汤主之。

【音义】

盗汗：睡时出汗。《素问·经脉别论》："寝汗出，憎风。"

甲错：如鳞甲之交错。

恶疮：疮之皮肤溃烂浸淫而无定名的。

瞤：如匀切，目外部掣动。

髋：音宽，髀上骨。

【解说】

这条当分为五节读。首两句称黄汗之证。黄汗属湿，湿流关节，所以两胫冷。下两句为一节。假令两胫热，则属历节。若"食已汗出"，为卫气外泄；暮而盗汗，为荣气两虚，又属虚劳。假如汗出已而热，不为汗衰，反热不止，则热炽液枯，其身必甲错，热愈甚则皮愈伤，所以必生恶疮。历节、荣气、生恶疮，都类似黄汗，但实际并不是黄汗。这是鉴别黄汗法。"若身重"以下，是黄汗正文。黄汗原由于湿，所以身重。"汗出已辄轻者，久久必身瞤，瞤即胸中痛"，汗出是阳耗散，瞤、胸中痛是阳欲通而复郁。看下文"从腰以上必汗出，下无汗"，即是郁而不通、"两胫自冷"之例。"腰髋弛痛，如有物在皮中状"是湿盛，所以如虫行皮中。剧则内伤于脾而不能食，外伤肌肉而身体疼重。若烦躁、小便不利，湿重气痹，即水气无从出，蕴蓄肌中，必为黄汗，桂枝加黄芪汤主治之。

桂枝加黄芪汤方

桂枝、芍药各二两　甘草二两　生姜三两　大枣十二枚　黄芪二两

上六味，以水八升，煮取三升，温服一升，须臾饮热稀粥一升余以助药力，微覆取微汗。若不汗，更服。

【方解】

黄汗本于郁热，得汗不能透彻，即郁热不能外达。桂枝汤虽调和荣卫，啜粥可令汗出，可是恐怕它的药力不够，所以又加黄芪帮助它，因为黄芪善走皮肤。

师曰：寸口脉迟而涩，迟则为寒，涩为血不足。趺阳脉微而迟，微则为气，迟则为寒，寒气不足则手足逆冷，手足逆冷则荣卫不利，荣卫不利则腹满胁鸣相逐，气转膀胱，荣卫俱劳。阳气不通即身冷，阴气不通即骨疼。阳前通则恶寒，阴前通则痹不仁。阴阳相得，其气乃行。大气一转，其气乃散。实则失气，虚则遗溺，名曰气分。

【音义】

失气：即放屁。《素问·咳论》"咳而失气"。

【解说】

这条言气分之专证。"微则为气"是气不足，"寒气不足"赅寸口趺阳说的，是说寒而气血复不足。寒气不足，即手足无气而逆冷，荣卫无源而不利，由是脏腑之中真气不足，而客寒独盛，则"腹满胁鸣相逐"。"气转膀胱，荣卫俱劳"，是说气不散，且必转入膀胱。膀胱为卫气所自出，卫气不谐而荣气衰弱，所以荣卫俱乏竭。阳气温于表，所以不通即身冷；荣气荣于里，所以不通即骨疼。这不通是虚极而不能行。"阳前通"二句，即阴阳离隔，不相维系，所以阳先通而阴不与俱行，即阴失阳而恶寒；阴先通而阳不与俱行，即阳独滞而痹不仁。必使阴阳相得，则上下四旁之气以行，"大气一转"，其久病驳杂之气以散。所说的这大气，是充满周身、无所不到之气，血脉得之以流，四肢得之以运，荣卫得之以畅，阴阳得之以和。"实则失气，虚则遗溺"，即大气不为之斡旋。虚实是指邪说的。实邪像积滞之类，虚邪像寒邪之类，统名曰气分者，是别于水分而说的，又上证于血分。

气分，心下坚，大如盘，边如旋杯，水饮所作，桂枝去芍药加麻辛附子汤主之。

【解说】

这条是总结上文并出其方治。上句"大如盘"是说不动的状态，下句"边如旋杯"是说偶动的状态。"水饮所作"，作，是起之意。但不动与偶动都是由于大气的不转，按理应当治气分，治气分就应当用气药，这里却为什么用桂枝去芍药合麻黄附子细辛汤主之呢？盖因阴邪凝结，仅用通阳的方法不能散。它的兼证，应当有手足逆冷，腹满肠鸣相逐，或身冷，或骨疼，或恶寒，或痹不仁。已有气分之正证，又有这些兼证的，才是本方所主治。

桂枝去芍药加麻黄附子细辛汤方

桂枝三两　生姜三两　甘草二两　大枣十二枚　麻黄、细辛各二两附子一枚炮

上七味，以水七升，煮麻黄，去上沫，内诸药，煮取二升，分温三服，当汗出如虫行皮中即愈。

【方解】

方中用麻、桂、生姜以宣其上，附子、细辛以通其下，甘草、大枣补中焦以运其气，使上下之气交通而病自愈，所谓"大气一转，其气乃散"。

本方是温养荣卫阴阳，发散寒邪之气，"当汗出如虫行皮中"者，是使既结之阳气复行周身的象征。日人（二藤球卿）用这一方治乳岩、舌疽及翻花疮等有验，可供我们研究。

心下坚大如盘，边如旋盘，水饮所作，枳术汤主之。

枳术汤方

枳实七枚　白术二两

上二味，以水五升，煮取三升，分温三服，腹中软即当散也。

【方解】

水饮之不可下者，坚大而不满痛，是为水气虚结，脾不为胃行其津液。所以用白术健脾，枳实抑胃。这是水饮不可下之和剂，治心下坚大，

小便不利者。

附方：《外台》防己黄芪汤（方见风湿中），治风水脉浮，为在表，其人或头汗出，表无他病，病者但下重，从腰以上为和，腰以下当肿及阴，难以屈伸。

【解说】
这是湿从下受，湿多风少，所以用黄芪实表，使水不得上溢，以防己驱除风湿，术、甘健脾，姜、枣使营卫和而湿自除。

结　语

这篇首叙五水，但篇内除黄汗外，只举风水、皮水，而正水、石水则无明文。在论治法有云可下之，有云当利小便，有云当发汗，但通篇只详于发汗之方，至攻下渗利之药，缺而不出。末一条枳术汤虽是利水之剂，但水饮所作、心下坚大之二条是水饮病，与外体浮肿不同，似应为水饮所有，不属于水肿范畴。黄汗也似另为一种病，所以用的方治也有所不同。那么，宜于发汗的水肿病，只是风水、皮水由外感而得者。所取方剂，防己黄芪汤及越婢汤治风水，防己茯苓汤治皮水，越婢加术汤、甘草麻黄汤治里水，皆表散之剂。肾水之用麻黄附子汤，也是温经发表。揆度水气篇之作，盖为外感所引起之水肿而发，所谓里水、肾水，不过较风水、皮水之入里或稍深者，终不脱外感所引起之范畴，所以方剂亦取乎有表散之意者，一无取于甘遂、芫花逐水攻里之剂。余无言先生对于这篇提出一些问题作为讨论，我同意他的看法，但还不敢确言，希望大家作进一步的研究，以利学术。

【复习题】
1. 麻黄是发汗药，而越婢汤治风水有"续自汗出"证，因何取用，试说明之。
2. 防己黄芪汤与防己茯苓汤的药品，只有一二味的出入，而所主治的病症却不同，试说明其理由。

《伤寒论》中发黄的研究

张仲景《伤寒论》中的发黄，是急性热病中的一种病变，有异于《金匮要略》中的黄疸病。仲景恐后人把急性病和慢性病的黄染症混淆起来，所以分立发黄和黄疸两个名称，而治法亦有所不同，所谓理密法严。

近年来，急性黄疸型传染性肝炎不断有发生，我们临床所见的，是不是"伤寒发黄"，而"伤寒发黄"是不是包括了黄疸型传染性肝炎，都需要进一步用现代科学方法研究证明。我认为"伤寒发黄"较杂病黄疸更接近于黄疸型传染性肝炎。为了继承古人的经验，应用到现实的临床治疗中去，是有研究它的必要性的。兹详列《伤寒论》中发黄的条文和方剂，探讨它的理、法、方、药的规律性，以便比较适当地实施于临床治疗。

一、伤寒发黄条文之研讨

《伤寒论》中有发黄的条文计 18 条，其中《太阳篇》6 条，《阳明篇》11 条，《太阴篇》1 条。

1. 《太阳篇》第 6 条："若被火者，微发黄色，剧则如惊痫，时瘛疭，若火熏之。"

此条发黄系因温病被火。被火，古有用火治病方法，如烧针、烧地、卧灰、烫背等。微发黄之"微"字，与下句"剧"字相对，谓被火后变证之轻重。轻者但发身黄，重者惊痫瘛疭，而黄色亦深如火熏。今世仍采用烧针、艾灸等法治病，温病误火发黄之症，临床抑或有之。

2. 《太阳篇》102 条："得病六七日，脉迟浮弱，恶风寒，手足温，医二三下之，不能食，而胁下满痛，面目及身黄，颈项强，小便难者，与柴胡汤。后必下重，本渴，饮水而呕者，柴胡汤不中与也。食谷者哕。"

此条系表里虚寒之外感病，因误下而伤及肠胃，致使不能食，胁下满痛，面目及身黄，食谷哕。非柴胡汤之少阳证。

3. 《太阳篇》116 条："太阳病中风，以火劫发汗，邪风被火热，血气流溢，失其常度，两阳相熏灼，其身发黄。阳盛则欲衄，阴虚小便难，阴阳俱虚竭，身体则枯燥。但头汗出，剂颈而还，腹满微喘，口干咽烂，或不大便，久则谵语，甚者至哕，手足躁扰，捻衣摸床，小便利者，其人可治。"

此条非因伤寒而发黄，系因伤寒治非其法，被火劫迫而发黄者。

4.《太阳篇》131 条："太阳病，身黄脉沉结，少腹硬，小便不利者，为无血也。小便自利，其人如狂者，血证谛也，抵当汤主之。"

此条成无己注云："身黄脉沉结，少腹硬，小便不利者，胃热发黄也，可与茵陈蒿汤。身黄，脉沉结，少腹硬，小便自利，其人如狂者，非胃中瘀热，为热结下焦而为蓄血也，与抵当汤以下蓄血。"如此辨中、下二焦之证极明晰，指出临证时选用方药之标准。故病同而证异，则治法自应不同，不可见发黄辄投茵陈剂。

仲景对瘀血发狂之身黄症，不用桃核承气汤，而用抵当汤，其区别在轻重新久之间。桃核承气汤证，其瘀血轻，少腹急结，其人如狂，其瘀血新，故有时不药而自下，只取桃仁、大黄，其力已足。若抵当汤证，其瘀血重，少腹硬满，其人发狂，蓄血久，喜忘，大便硬，反易通，色黑，非取虻虫、水蛭，不能抵当其任，去其固著。

坏死后性肝硬变、晚期肝硬变，往往出现黄染，进展很速，非茵陈剂所能退，症见喜忘，大便黑，少腹硬，甚则狂躁迷妄，终至出血而陷于危亡。近人有用桃核承气汤取到微效者，审其证，若投以抵当汤，当更效。因论中桃核承气汤证条文无身黄，而抵当汤证条文明标"身黄"。

或谓危重肝炎与肝硬变的昏迷期中，擅用攻下剂，是否可导致肠出血而促进死亡？我认为这种顾虑是不必要的。因为其人发狂，少腹硬满，脉沉结，是阳证实证，堪任攻下。若有肠出血倾向之证，则是阴证虚证，体温低下，脉搏细微。两者体征脉象固有不同，自然治之无虞。

5.《太阳篇》140 条："太阳病，脉浮而动数，浮则为风，数则为热，动则为痛，数则为虚，头痛发热，微盗汗出，而反恶寒者，表未解也。医反下之，动数变迟，膈内拒痛，胃中空虚，客气动膈，短气躁烦，心中懊侬，阳气内陷，心下因硬，则为结胸，大陷胸汤主之。若不结胸，但头汗出，余处无汗，剂颈而还，小便不利，身必发黄也。"

此条系无汗、小便不利、瘀热在里之发黄，与 241 条相互参看自明。

6.《太阳篇》153 条："太阳病，医发汗，遂发热恶寒，因复下之，心下痞，表里俱虚，阴阳气并竭，无阳则阴独，复加烧针，因胸烦，面色青黄，肤瞤者，难治；今色微黄，手足温者，易愈。"

此条亦似火逆证，但面色青黄，非比 116 条之火逆发黄重症，故云易愈。

以上《太阳篇》中言发黄者 6 条，除瘀血身黄外，多非伤寒发黄之原发病，故不出方治。因伤寒发黄，系属阳明肠胃病，虽有黄染，却不属少阳病，故《少阳篇》中无发黄症，且不用柴胡剂，而于 102 条并著"柴胡汤不中与也"之文，暗示小柴胡汤不治阳明病。"读伤寒应于无字处着眼"，这话是有所见而云然。

7.《阳明篇》195 条："伤寒脉浮而缓，手足自温者，是为系在太阴。太阴者，身当发黄；若小便自利者，不能发黄。至七八日大便硬者，为阳明病也。"

此条是太阴病而致发黄者，虽必形成阴黄，但必须小便不利，利不能成黄。结句提到阳明，是对举法。

8.《阳明篇》203 条："阳明病脉迟，食难用饱，饱则微烦，头眩，必小便难，此欲作谷疸，虽下之，腹满如故。所以然者，脉迟故也。"

此条亦见《金匮要略》黄疸病篇，系杂病中之谷疸，而非急性热病之发黄，故不出方治，

9.《阳明篇》207 条："阳明病无汗，小便不利，心中懊𢙐者，身必发黄。"

此条证指无汗，小便不利，心中懊𢙐。柯琴谓："口不渴，腹不胀，非茵陈所宜，与栀子柏皮汤，黄自解矣。"

10.《阳明篇》208 条："阳明病，被火，额上微汗出，小便不利者，必发黄。"

此条系阳明病被火劫而发黄者，柯琴亦主以栀子柏皮汤。

11.《阳明篇》214 条："阳明病，面合色赤，不可攻之，必发热色黄者，小便不利也。"

此条是热在经，故面合色赤。在经则忌下，而反下之，致热不得发越而发黄。柯琴谓在被下伤津之后，须栀子柏皮汤滋化源而致津液，非渗泄之剂所宜。

又"发热色黄者"，"色黄"应重读，即"发热色黄，色黄者，小便不利也"。论中有"者"字句者，有此体例。

12.《阳明篇》237 条："阳明中风，脉弦浮大而短气，腹都满，胁下及心痛，久按之气不通，鼻干不得汗，嗜卧，一身及面目悉黄，小便难，有潮热，时时哕，耳前后肿，刺之小差。外不解，病过十日，脉续浮者，与小柴胡汤。脉但浮，无余证者，与麻黄汤；若不尿，腹满加哕者，不治。"

此条云发黄，云腹满，云不尿而加哕，恐因误治所致。

13.《阳明篇》241 条："阳明病，发热汗出者，此为热越，不能发黄也。但头汗出，身无汗，剂颈而还，小便不利，渴引水浆者，此为瘀热在里，身必发黄，茵陈蒿汤主之。"

此条渴饮水浆，瘀热在里，小便不利，是必有腹微满，故主之以茵陈蒿汤。

14.《阳明篇》263 条："伤寒，发汗已，身目为黄，所以然者，以寒湿在里，不解故也。以为不可下也，于寒湿中求之。"

此条发汗已身目俱黄，知非瘀热，不可下，乃指茵陈蒿汤。王海藏云："阴黄，其证身冷汗出，脉沉，身如熏黄，色黯，终不如阳黄之明如橘子色。治法：小便利者术附汤；小便不利，大便反快者，五苓散。"

15.《阳明篇》264 条："伤寒七八日，身黄如橘子色，小便不利，腹微满者，茵陈蒿汤主之。"

此条是茵陈蒿汤之的证，与 241 条互发。大论条文简古，往往出于彼者省于此，详于此者略于彼，应前后对照读之，方能得其全貌。

16.《阳明篇》265 条："伤寒身黄发热者，栀子柏皮汤主之。"

《医宗金鉴》云："伤寒身黄发热者，设有无汗之表，宜用麻黄连轺赤豆汗之可也；若有成实之里，宜用茵陈蒿汤下之亦可也。今外无可汗之表证，内无可下之里证，故唯宜以栀子柏皮汤清之也。"

17.《阳明篇》266 条："伤寒瘀热在里，身必发黄，麻黄连轺赤小豆汤主之。"

此汤应按上条《医宗金鉴》所分析证候用之。徐大椿云："茵陈蒿汤欲黄从下解，此方欲黄从汗解，乃有表无表之分也。"

18.《太阴篇》281 条："伤寒脉浮而缓，手足自温者，系在太阴。太阴当发身黄；若小便自利者，不能发黄。至七八日，虽暴烦，下利日十余行，必自止，以脾家实，腐秽当去故也。"

此条已见《阳明篇》195 条，唯下半段自异。前条言大便硬者，为阳明病也，是太阳转阳明而愈者；此条自七八日暴烦自利，是自愈于太阴者。

综合以上 18 条，仲景治伤寒发黄，独重阳明，既不取柴胡剂，又不取承气剂，而别出机杼，以茵陈（茵陈蒿汤）、栀子（栀子柏皮汤）独树治黄之帜。虽仅有二方，于专病专药的原则上，更灵活地运用了辨证施治。意仲景既有师承，又加以变通，而整饬其法，以昭示后学。后世诸治发黄者，所立方剂，均是在此基础上加以发展的。

二、伤寒发黄方剂之研讨

1. 麻黄连轺赤小豆汤方

麻黄二两（去节），连轺二两（连翘根是），杏仁四十个（去皮尖），赤小豆一升，大枣十二枚（擘），生梓白皮一升（切），生姜二两（切），甘草二两（炙）。

上八味，以潦水一斗，先煮麻黄再沸，去上沫，内诸药，煮取三升，去渣，分温三服，半日服尽。

按：章太炎论古今权量，约古一两，为今二钱五分。麻黄二两为五钱，分三服则一钱六分强。杏仁四十个，分三服则十三个强。赤小豆一升，约九钱，分三服则三钱。余类推。

【方解】本方乃治太阳经传来之邪。太阳伤寒，理宜用麻黄汤，只因邪传阳明，热瘀于里，里非胃府，以阳明经居太阳之里。唯其里有热，所以方中用麻黄汤而去桂枝之辛热，更加赤小豆、姜、枣之甘辛，以祛在表寒湿，复加连轺、生梓白皮之苦寒，以清解肌里之瘀热。柯琴谓："潦水味薄，能降火而除湿……半日服尽者，急方通剂，不可缓也。"

古人立方遣药，是在辨病的基础上，而予以辨证施治的。病在证先，药隶方下，病证一源，方药一体，理密法周，毫不假借。观此方虽属阳明经证，而不投石膏、知母，因惧助湿；虽热瘀而不投以芩、连，因惧遏抑体气，有碍解表。选麻黄汤之大力发表方而去辛温之桂枝，选赤豆、梓皮而利湿清热，不仅能治伤寒发热之有表证者，疥疮内陷致身面浮肿者，亦可托毒外出。

2. 栀子柏皮汤方

栀子十五个（擘），甘草一两（炙），黄柏二两。

上三味，以水四升，煮取一升半，去滓，分温再服。此汤系分温再服。设作一次量服，则用栀子八个，炙甘草一钱三分，黄柏二钱五分。

【方解】本方清热利小便，为治湿热之主方。尤怡曰："栀子彻热于上，柏皮清热于下，而中未及实，故须甘草以和之耳。"

3. 茵陈蒿汤方

茵陈蒿六两，栀子十四枚（擘），大黄二两（去皮）。

上三味，以水一斗二升，先煮茵陈，减六升，内二味，煎取三升，去滓，分温三服。小便当利，尿如皂荚汁状，色正赤。一宿腹减，黄从小便去也。

【方解】本方茵陈除湿郁之黄，栀子除胃家之热，大黄推壅塞之瘀。三物者，苦以泄热，热泄则黄散。柯琴曰："茵陈能除热邪留结，率栀子以通水源，大黄以调胃实，令一身内外瘀热悉从小便而出，腹满自减，肠胃无伤，乃合引而竭之之法。此阳明利水之圣剂也。"

按：栀子柏皮汤用栀、柏直清下焦之湿热，此方用栀子、大黄亦祛湿热从下焦出，热瘀下焦则用黄柏，腹微满则用大黄，而栀子则两方均倚之为独当搜湿热、利小便之主力，随病机以赴，使邪热无逃遁之处。或谓芩、连苦寒，清热燥湿之力亦有足多者，何以仲景均未采用？我以为芩、连、大黄合用，为泻心之剂，治在中焦；此二方均治在下焦，其于导湿热从小便而去之选用，不仅没有使芩、连独当一面之必要性，即加在此二方中，亦自成后世黄连解毒汤、栀子金花汤之方意，而牵制栀、柏、大黄直接祛逐湿热外出之力。仲景用方，随病以决药，辨证而论治，在汗、下、清祛邪情况下，宁单纯，不复杂，宁直捷，不迂曲。后世制方，不少失掉了这一特点。

各医家对治疗伤寒发黄的总则及三方适应证的分析。《医宗金鉴》云："湿热发黄无表里证，热盛者清之，小便不利者利之，里实者下之，表实者汗之，皆无非为病求出路也。"柯琴曰："太阳、阳明俱有发黄证，但头汗出而身无汗，则热不外越；小便不利，则热不下泄，故瘀热在里。然里有不同，肌肉是太阳之里，当汗而发之，故用麻黄连轺赤小豆汤为凉散法。心胸是太阳阳明之里，当寒以胜之，用栀子柏皮汤乃清火法。肠胃是阳明之里，当泻之于内，故立本方（指茵陈蒿汤），是逐秽法。"

4. 抵当汤方

水蛭（熬）、虻虫各三十个（去足翅，熬），桃仁二十个（去皮、尖），大黄三两（酒洗）。

上四味，以水五升，煮取三升，去滓，温服一升，不下更服。

【方解】此仲景专为蓄血发黄所选之方。蓄血本杂病，其发黄则为伤寒热病，故称太阳病。柯琴曰："蛭，虫之善饮血者，而利于水。虻，虫之善吮血者，而猛于陆。并取水陆之善取血者以攻之，同气相求，更佐桃仁之苦甘，推陈致新，大黄之苦寒，荡涤邪热。"按此方非剧毒峻烈之剂，惜现代医家慑于后世本草水蛭虽干死、沾水复活之说，使消瘀下血之有力专方，被抛弃于临床之外。究竟死水蛭无入水复活之实，张锡纯《医学衷中参西录》中辨之綦详，且有治病实例。余亦曾以生水蛭为末合山药粉，治愈一少妇小腹癥块，并于一年内生育一女。遇蓄血发黄证采用此方，决无偾事之虞。

三、伤寒发黄药物之研讨

1. 麻黄

《神农本草经》谓其主"发表出汗，去邪热气……除寒热。"《名医别录》："五脏邪气缓急……通腠理，解肌，泄邪恶气。"邹澍曰："麻黄非特治表也，凡里病可使从表分消者，皆用之。"日人吉益东洞《药征》："旁治……一身黄肿。"《古方药品考》："麻黄解寒，逐湿去痰。"

2. 连轺

连轺即连翘。《神农本草经》所载之物，非其根，《千金方》及《千金翼方》并作连翘。

3. 赤小豆

《名医别录》谓其主"疗寒热，热中……利小便"。邹澍曰："麻黄连轺赤小豆汤，岂不以火蒸于中，不能化外之湿，湿盛于外，不得交在中之阳以相化乎？"

4. 梓白皮

日人丹波元坚曰："《金鉴》曰无梓皮以茵陈代之，我以为不如李中梓以桑皮代之。"桑皮泻肺气，有利水消肿之效，故可以代梓皮入黄疸方。

5. 潦水

邹澍曰："暴雨骤降，未归洼下，慢流地面者，名曰潦水。此暂未归壑，非即刻就下，则不久自干。麻黄连轺赤小豆汤用之，取其湿热不久注于土，黄即愈也。"

6. 栀子

甄权谓除时疾热，解五种黄病。邹澍曰："仲景用栀子……于湿热成黄证者，取其于郁中鼓畅发之气而开之，则茵陈蒿汤、栀子大黄汤、大黄硝石汤皆是也……用大黄推其火，以远于津液，即津液中火有未尽，则借栀子之严厉以畅其机也。试即不用大黄之栀子柏皮汤观之，则于黄中并兼发热。发热，则其阳足达于外，而结于内者未深，遂不必大黄之峻利，但用栀子清肃畅达之可耳。于黄疸之火，是畅之而非泻之也。"周岩曰："黄疸之瘀热在表，其本在胃，栀子入胃涤热下行，更以走散利便之茵陈辅之，则瘀消热解而疸以愈。"有称"栀子合黄柏、茵陈，消五种阳黄"者。

7. 黄柏

《神农本草经》谓其主"五脏肠胃中结热，黄疸"。邹澍曰："黄疸与下利之候甚多，而表里寒热错杂，黄孰多孰少，不可不辨也。凡黄疸之属里属寒者不论，举其属表属热者言之，则麻黄连轺赤小豆汤证，其标见于太阳；小柴胡汤证，其标见于少阳；栀子大黄汤、茵陈蒿汤、大黄硝石汤、栀子柏皮汤证，其标见于阳明。阳明者，有在经在腑之分：发热，懊恼，汗出，皆经证也；腹满，小便不利，皆腑证也。栀子大黄汤证，经多而腑少；茵陈蒿汤证，有腑而无经；栀子柏皮汤证，有经而无腑；大黄硝石汤证，经少而腑多。试于栀子柏皮汤证，以黄疸为里，则发热为表；于大黄硝石汤证，以腹满、小便不利为里，则汗出为表。是汗出为表和，则发热为里和，而柏皮之用，正在表里之间，湿热壅于肌肉，是胃中结热为疸者也。"

8. 茵陈蒿

《神农本草经》谓其主"风湿寒热，邪气，热结黄疸"。《名医别录》："治通身发黄，小便不利。"《伤寒》、《金匮》二书，几若无疸不茵陈者。然栀子柏皮汤证，有内热而无外热；麻黄连轺赤小豆汤证，有外热而无里热；小柴胡汤证，腹痛而呕；小半夏汤证，小便色不变而哕；栀子大黄汤证，心中懊恼；硝石矾石散证，额上黑，日晡发热。则内外有热，但头汗出，剂颈而还，腹满，小便不利，口渴，为茵陈蒿汤证。茵陈配梓白皮，治热瘀发黄；配焦栀、黄柏，治阳黄色明；合干姜、附子，治阴黄色晦；配白术、桂枝、猪苓、赤苓、泽泻，治尿闭发黄；合枳实、厚朴、焦栀、黄柏、大黄，治便闭阳黄。

9. 大黄

茵陈发扬芬郁，禀太阳寒水之气，善解肌表之湿热，但欲其驱邪从小便而去，必得多煮以厚其力，与桂枝利小便非多用不可，正复相同。大黄只二两而又后煮，则与茵陈走肌表之力相伍。徐大椿谓："茵陈蒿汤先煮茵陈，则大黄从小便出，此秘法也。"

论《金匮要略》"百合狐惑阴阳毒篇"

《金匮要略》中"百合狐惑阴阳毒篇"的三种病，是属于伤寒热性病范围，但不分六经施治，与伤寒有所不同，所以列入杂病中。有的是后贻病，像热伤脏阴的百合病。《千金方》说："百合病者……皆因伤寒虚劳大病已后不平复，变成斯病。"而热毒上攻于喉、下注于阴、内伏于肛门的狐惑和失于表散、误治所致发斑身痛的阴阳毒，都是热性病的转归病，与后贻病虽则异流，实际是同源，所以都列在一起。

百合病

百合病虽然是伤寒的后贻病，但却不分经，所以叫百合病。又有人解为因百合一药能够治疗这种病，便以药名病。

肺为人身气化的总机。"百脉一宗，悉致病也"，是说百脉虽都有病，而归根结底是宗于肺的。肺主气，伤寒后虚劳的人，肺卫之气不能够有御外的能力，致使现症弥漫，没有经络可分。王士雄曾说过："其实余热逗留肺经之证，凡温暑湿热诸病皆有之。"这可以理解为总的病后余气为患。

但百合病的症状没有定处，也没有定形，只有口苦、小便赤、脉微数，是具体而必有的证象。清代莫枚士强调"小便赤"为百合病的特征，是很有见地的，看后面所采取治疗的方药，可证明这一点。原文"其证或未病而预见"句，各注多说是在伤寒病前而先见百合病。我的意见，"病"应该指百合病，"证"是指头痛诸证。头痛诸证或在百合病没有发现以前，或在百合病发现以后，各随症状施以治疗，这是仲景治疗百合病的规律。

百合病恍惚迷离，很难辨认，医生不能理解是什么病，见他如寒如热，以为当汗而去发其汗，误汗就损伤心肺的阴液，以致上焦的神气有松弛懒散现象，应用百合知母汤治疗。

百脉不可治，可治一宗之肺。百合色白入肺，味甘平微苦，能润肺、补虚、清热、调理中气、通利大小便，用为主药。知母清肺，汗后津液受伤有余热的最为适宜，用作辅药。凡后贻病体力不支，用药不应当过多。后人多不能体会仲景这种用药法则，往往以重剂治疗后贻病，欲求速功，反致不达。

医生见患者有口苦溺赤症状，以为实热可下，而误用泻剂，脾和肝肾的阴液必致大伤，因而发生百合病，宜百合滑石代赭汤。滑石，《神农本草经》曰"利小便，荡胃中积聚寒热，益精气"，《名医别录》谓"通九窍六腑津液"，有运化上下、开通津液、除垢存新的效能，既帮助百合以益气滋阴，复协同泉水以利小便。又下后难免有虚气上逆，代赭石质重性涩，重镇虚逆，涩止大便。三药合在一起，以完成养阴止泻的目的。

医生见患者意欲食而复不能食，以为可吐而误去吐它。脾胃阴液受伤所形成的百合病，应用百合鸡子黄汤主治。这是鸡子黄有"安五脏，治热疾"的作用，佐百合，于清补中更具有奠定中宫的意义。

如果没有经过汗吐下的百合病，百合地黄汤是治疗的正方。生地黄汁不独清血热，且可以护肺气。后世琼玉膏取地黄汁合参治虚劳咳嗽，即从这个方脱胎而出。地黄汁与百合在相互联系下，能完成治疗百合病阴液的任务。地黄汁再服后必泻利，所以说"中病勿更服"。大便如漆，即服地黄汁后的反映。《张氏医通》有治疗百合病的医案，可以参阅。

百合病较久，到一个月左右还不能解，足征肺热久郁。百合病原为宗气涣散的证候，是可以理解到的。百合能收摄肺气，皮毛为肺之合，气息相通，浸水从外面洗，使外散之气得以内敛，阴液因以保全。再加食小麦制成的煮饼（切面条）以除热解渴。如果百合洗方不效，应当采取进一步的办法，服用栝楼牡蛎散。栝楼根苦寒，生津止渴，牡蛎咸寒润下，引热下行，合散内服，引以增添胃液的米饮，收效是必然的。

百合病是如寒无寒、如热无热的，是本来不发热的。如果一月后不解而演变成发热的证候，它的内热盛是可理解的，所以改用百合滑石散。因百合病是阴虚证，故不可过度分消，以免有伤津液。用百合佐以滑石，清利中下二焦，引热下行，则热得以解除。

从《金匮要略》百合病证治末一条，我体会仲景对阴阳二字的灵活运用。如："百合病见于阴者，以阳法救之；见于阳者，以阴法救之。见阳攻阴，复发其汗，此为逆；见阴攻阳，乃复下之，此亦为逆。"这是一面指示治法，一面垂训戒律的总结。见于阴，阴指里，是说百合病成于下后的，能使阴液亏损，阳气涣散，以阳法救之。阳法是治表法，百合洗方是例子。见于阳，阳指的是表，是说百合病成于汗吐后的，能使阳气损伤，阴液随之亦亏，以阴法救之。阴法是治里法，百合知母汤是例子。这符合《内经》用阳和阴、用阴和阳的意思。假如见到成于表的病去攻里，再发它的汗，这就造成逆证；同样，见到成于里的病，去攻它的表，再用下法，也会造成逆证。

总的来说，百合病应当清养，而禁忌攻破。

狐惑病

狐惑病是温毒热性病治疗不得法，邪毒无从发泄而自寻出路的转变重症。这个病初起有寒热，类似伤寒，因热毒内壅，则有沉默欲睡而又不能闭目安眠，睡下又想起来，神情很不安定的症状。

热毒腐蚀于喉部叫作惑，腐蚀于前后阴部叫作狐。这些病不但不想进饮食，而且怕闻到饮食的味道。患者的面目，一阵火升则烘然而赤，一阵阳伏则黳然而黑，一阵气陷则夭然以白。腐蚀在喉部的，用甘草泻心汤；腐蚀在下部的，用苦参洗，或者用雄黄熏。腐蚀于喉部的惑病，会声音嘶哑，这是温邪湿热蕴积日久，蒸腐上部。甘草泻心汤主要是甘草、黄芩、黄连清热解毒，佐以干姜、半夏化湿，人参、大枣兼扶正气。但后世注家多以为干姜、人参、大枣等温补药治疗喉部的病不够恰当，认为孙思邈说应用泻心汤原方为对。我认为《金匮要略》原方，仍有一定的价值。

在狐惑与阴阳毒的中间，还有用赤小豆当归散治疗疮痈证。赤小豆当归散，是简而有效的外科内服方。

阴阳毒

阳毒是属阳邪为病，所以面部有赤色鲜明的斑纹，见咽喉部疼痛，吐脓血等热证，治以升麻鳖甲汤为主；阴毒是属阴邪为病，所以有颜面及眼部是青的、一身类似被棍棒击伤样疼痛等寒证。这二证咽喉都痛，是毒邪从口鼻而入的缘故，治以升麻鳖甲汤去雄黄、蜀椒为主。无论阴毒阳毒，都应该早治。

升麻，《名医别录》谓其主"解百毒……辟瘟疫瘴气邪气，蛊毒入口皆吐出，中恶腹痛，时气毒疠，头痛寒热，风肿诸毒，喉痛口疮。"用此药以排气分之毒，能吐能升，邪从口鼻入的，仍得从口鼻而出。甘草辅升麻以解毒，内用鳖甲、当归，即所谓用阴和阳。阳毒用蜀椒，是因阳毒热壅于上，用之以引火归原，下达命门；用雄黄是因阳毒的毒重，用之以解其毒。阴毒不用二物，是因阴邪不可劫，用之则气反受损。

百合、狐惑、阴阳毒这三种病，各注家所解颇不一致。有的直指为后世的某种病，但按其说多属牵凑。百合病有的说是伤寒病后的神经衰弱症，但临床所见与《金匮要略》所载症状完全相合的不多。狐惑病与现在小儿麻疹、瘟疫失治或误治后所引发的疮毒却很类似，亦类似现代的口眼生殖器三联征，且较为多见。阴阳毒病，有指为阴斑阳斑，也有指为斑疹伤寒或猩红热的，但要用《金匮要略》所出的方剂去治，有时不能吻合。这就要在继承的基础上，通过实践加以提高了。

《张仲景药法研究》序①

药物与方剂，是中医学术至为重要的组成部分。它发源于远古民间，集成于东汉张仲景，开拓于唐代《千金》、《外台》，发展于金元四家，而明、清诸家更较为入细，新中国成立后又有许多新的发现。在药物方剂学几千年积累发展过程中，仲景占有开创性的地位。他从当时的医疗实践出发，"勤求古训，博采众方"，所成之经方大论，经受住了数千年实践的考验。治医者若能从研究仲景药物配伍和方剂组织的特点和规律入手，参酌后世医家的见解，验之于当前的临床，以求继承和提高，源流相济，不失为中医药物方剂学研究的一条途径。

早年，曾把以上认识述及于诸同学，多有赞同。王占玺医师从60年代初着手仲景药法的研究，经过长期努力，终成此书。经营所得，当可提供参考于同道。惜乎余困卧病榻，未能全读书稿。用寄数语，权表欣慰之情。

岳美中辛酉冬日

---

① 《张仲景药法研究》，王占玺著，科学技术文献出版社出版。

谈经方药物的组织配合与用量

中医的经方，是数千百年来经过无数人之实验而得，效用极著。其组织配合，与西医不同。《江西中医药》第四卷第一、二期合刊所发表的黄坚白《怎样认识中医》上说："中医的方剂配合与西医不同，一般地讲，中方较西方为复杂。方剂的配合，常因一味药的出入，它的效用相差很大。我们举个简单的方子为例，加以证明，就够繁复。例如麻黄汤是麻黄、桂枝、杏仁、甘草四药组成的，它是治热病在发热恶寒、头痛、身疼无汗的时候用的。倘若将桂枝换成石膏，就变为治实喘证（如大叶性肺炎、支气管肺炎等病）的麻杏石甘汤；若将桂枝换上苡仁，又变成治风湿证的麻杏苡甘汤了。三个证的病因和症状，都相去很远，而一味辅佐药的更换，功用相去就有这样的大。所以中医方剂的成功，不是小金丹、六神丸之类的几个效方名闻海外的事。中医虽有一味单方治病的，但这是极少数。通常方剂总是数味或十数味甚至数十味合用的。"经方以一味药的出入，就改变它治疗上的作用，说明仲景方剂的组织配合，是具有科学的道理的。

经方的组织配合，固然有它的科学上的作用，而分量也具有同样的作用。如张仲景用黄连组织方剂，退热消炎（有杀菌意），则用大量。例如黄连阿胶汤，黄连为四两；黄连汤、干姜黄连黄芩人参汤、葛根黄芩黄连汤、白头翁汤，黄连都用三两。以之健胃，则用小量。五泻心汤、小陷胸汤，都用一两。考汉用的药秤，一两合今二钱五分强，若四两则为一两强。古汤液方每剂服三次，黄连四两，折合每次服量为三钱三分强；三两的服量，折为二钱五分强；一两的服量，折为八分强。这很明显地说明了黄连的用量在退热和健胃上的不同作用。又麻杏石膏汤，石膏用八两，麻黄用四两，其量为二比一；若石膏增减，麻黄也随之增减，才合乎制方的本意，用之始有效。石膏合知母治阳明胃则量重，合麻黄治太阴肺则量轻。炙甘草汤地黄的分量独多，小建中汤芍药的分量独多，肾气丸中附子、桂枝的用量为地黄的八分之一，胶艾四物汤中川芎的用量为当归的三分之二。恽铁樵谓："古人不传之秘，全在分量。"我们认为，若深刻地、细心地研究经方的用量，不难发现用量的奥秘。清代王洪绪颇能掌握经方用量的规律，他组织的阳和汤治阴证结核，熟地黄用一两，麻黄、炮姜炭各用五分。大量熟地黄得少量麻黄的蒸运，则补血而不腻膈；少量麻黄得大量熟地黄的节制，则通络而不发表。若均衡其量，则两失其效，不能奏阳和之大功了。龙胆草用三四分，退脑热即有效；细辛用四五分，去肾寒也有效；升麻量多，则病人目直。这都是寻常药饵，它的用量多寡的关系，就是这样重要。要像壮如乌头，烈如巴豆，雄如甘遂、大戟，毒如斑蝥、水银，用量稍过则致死，不及则无效。所以为医者，于研究经方的配合用量外，更应当注意单味药的用量。

　　总之，无论经方及后世方，只要是效方的话，在组织上，在用量上，都有它的规律性的科学原理。我们应当科学理解，悉心研究，得出标准，既可使操医术者有所遵循，更可使合乎科学的中医学术昌明于世。（摘自《关于整理和发扬中医的意见》）

从仲景对黄芪等药的使用
谈药物的相须、相使和相畏

药物相须，乃指同类而不相逆之功效。如人参、黄芪与甘草，俱为甘温药，按东垣理论，相须为用，可退大热，为甘温除热之圣药。东垣的这一思路，是从仲景《金匮要略》中悟出。仲景《伤寒论》113方和397法中，未用黄芪。《金匮要略》23篇中，却另有未用白通之例，反而有17个方剂用黄芪。是不是仲景不懂黄芪？不是。这里有很深的道理。黄芪为温补药，功效慢些，无撞墙倒壁之功和起死回生之力，不同于附子辛温剧毒，起效快，这是芪、附的不同。

仲景用黄芪的方法见于黄芪建中汤、防己黄芪汤、防己茯苓汤、芪芍桂酒汤、桂枝加黄芪汤中。日人吉益东洞《药征》、周岩《本草思辨录》对此颇有研究。黄芪主治皮肤之水，旁治更多。防己黄芪汤治皮水，恶风汗出，有时可退尿蛋白。

相须为用是指两药不可相离。如黄柏、知母相须，治下焦有热，尿黄，肾虚有火，可以滋阴降火。泽泻、茯苓去上焦水，治欲饮而渴（下焦无热）。故知柏地黄汤去肾火，茯苓泽泻汤治上焦渴而欲饮者（不思饮用知、柏）。至于五苓散，则治水入而吐。李东垣从精神上继承张仲景，用甘温除热，如升阳益胃汤、补中益气汤及清暑益气汤等，即是很好的例子。

相须为用的例子尚很多，如补骨脂与胡桃，二者合用力大，青娥丸是一证明。干姜、附子合用，其功效也大。

药物的相使，是为之所使之意。相恶者，则为夺我之能也。相畏者，受彼之制也。而相反者，乃两不可合也。仲景于此，有特殊经验。如甘遂半夏汤，甘草反甘遂而并用；附子粳米汤、小青龙加附子，附子攻半夏而同方，是值得吾人深究的。

本草学中尚有单行药者，或称单味药，其在临床上的应用有一定历史性。如独参汤作用明确，加别的药作用可能变小。气阴两虚临终者，以之6、9、15至30克煎取浓服，可能有起死回生之妙。椿根白皮治肠风下血，也是单味为好。番泻叶在复方中效果不好，为经验方也。

余深信古人药物配伍的经验。如人参、甘草均为甘平药，一般起协同作用。黄芪配党参甘温除热，加入甘草，效果益著。此为东垣独到之处。作为补中益气汤，参、草、芪就不可去。继承很重要，有现成梯子不上，又何苦去爬墙！

药物有正作用，有反作用。用药时当知诛伐无过，否则伤气、伤血、伤阴、伤阳。所以要讲究药物的相须、相使和相畏等问题。

方药用量在施治中的重要性

中药多属植物，性味平和，很少剧毒之品，但在用量上，与方剂的作用很有关系。一多一少，即可以上下药力；一进一退，亦可以左右药效。在临床论治的措施中，是绝对不容忽视的一个重要环节。日人渡边熙说过："汉药之秘不告人者，即在药量。"这是具有识见的话，窥见了中国古代名医制方当中的诀窍。兹选择前哲有关这方面的论说，并举出一些在用量上明显突出的古方加以解说，向大家请教。

一、药量在方剂君臣佐使上的具体使用法

古代名医制方，在君臣佐使的配伍上都讲究用量。如李杲云："君药分量最多，臣药次之，使药又次之，不可令臣过于君。君臣有序，相与宣摄，则可以御邪除病矣。"又吴荛山云："凡用药铢两，主病为君，以十分为率，臣用七八分，辅佐五六分，使以三四分。加减外法，数用辅佐，如此用庶不差矣。"根据古人制方的精神，先确立君药（符合主证的药）为方剂的核心，用量要重，并且要准确。再适当地辅以臣药，协助君药增加力量，用量要次于君药。其次配以佐药，佐药有正佐有反佐。一般制方多用正佐，正佐能为君臣增加一份力量；反佐是在疾病存在着矛盾性或出现矛盾的证候时，或服药后发生抗拒情况时所纳入的，用以起到相互制约的作用，在用量上，一般都要比君臣药为轻。最后选入使药（引经的药味），起到向导谍报的作用，以便直达病所，用量最小，以不妨碍君臣药的主要作用为标准，通常常有"使药不过钱"的说法。此外，有时根据病情的复杂性，加入其他对症的药品，分量也要小于臣药。

二、仲景的方药用量

方剂异其组织，则治疗异其效能。一个方剂，若换了君药，它的主治与作用也就会完全不同。这在张仲景《伤寒论》、《金匮要略》中，可以找到极其鲜明的例子。

《伤寒论》阳明篇的小承气汤与《金匮要略》腹满寒疝篇的厚朴三物汤及痰饮咳嗽篇的厚朴大黄汤，三方药味完全一样，而主治则各有不同，

其关键即在于用量上。试看小承气汤：大黄四两，厚朴二两，枳实三枚，主治阳明病，其人多汗，津液外出，胃中燥，大便必硬，硬则谵语者。厚朴三物汤：厚朴八两，大黄四两，枳实五枚，主治痛而闭者。厚朴大黄汤：厚朴一尺，大黄六两，枳实四枚，主治支饮胸满者。古人对这药味相同、分量不同的三个方子曾做过一些解释。如尤怡《金匮要略心典》厚朴三物汤条下云："痛而闭，六腑之气不行矣。厚朴三物汤与小承气汤同，但承气意在荡实，故君大黄，三物意在行气，故君厚朴。"日人和久田寅叔《腹证奇览》厚朴大黄汤条下云："支饮胸满者，厚朴大黄汤主之。此方与小承气汤同药味，但分量差耳。厚朴大黄汤君厚朴，臣枳实，佐大黄，故主治胸满而不主疏涤。小承气汤主大黄，臣枳实，佐厚朴，故主利大便硬，若不通，而腹证但为腹微满，心下硬耳。此古方之所以详于分量也。"近人陆渊雷氏曰："日医多以本方（厚朴大黄汤）与厚朴三物汤为同方，和久田氏之论意亦尔。然本方大黄六两，枳实四枚，三物汤大黄四两，枳实五枚，则本方之大黄最多，枳实差少。又三物汤厚朴八两，本方一尺。考《名医别录》合药分剂法则云：'凡方云用桂一尺者，削去皮，重半两为正；甘草一尺者，二两为正。'陶所谓桂，当是桂枝，若肉桂，则同一尺度之桂，当重于甘草，不当反轻四倍。今以甘草之重推测厚朴，则一尺当重四五两，是本方之大黄最重，厚朴犹轻。盖支饮多属急性胃炎，是以有取乎大黄之荡涤也。"

以上三方，因药量多寡而改变了主药，从而分治了不同的病症，这充分说明了药物用量在方剂组织中的重要性。

仲景在一个方剂里最突出地表明君臣佐使药用量多寡的差别，要算炙甘草汤。兹本着解剖一个麻雀的办法分析一下，借以窥见仲景如何重视方剂的用量。炙甘草汤又名复脉汤，主治脉结代，心动悸。此汤既以炙甘草命名，且分量为四两之重，当然甘草是君药。甘草具"通经脉、利血气"之功能。又此方大枣用至30枚之多，在《伤寒论》、《金匮要略》诸方中，大枣用量，此方为最。而此方中药味用量之重堪与比肩者，唯生地黄，为一斤。大枣，《本经》谓主"补少气，少津液"；生地黄，《本经》谓"主伤中，逐血痹"，《别录》谓"通血脉，利气力"。则大枣、地黄为辅助甘草"通经脉，利血气"的臣药。此方生姜是合人参、桂、酒以益卫气，大枣是合甘草、地黄、阿胶、麦冬、麻仁以益营气，各有专职，非寻常姜枣之列。

再从此方全面用药量分析一下。方中用阴药（如甘草、生地、阿胶、麻仁、麦冬），则均大其量，用阳药（如参、姜、桂、酒）则小其量，是使阳行阴中，脉始得复。盖阴药非重量浓煎，则仓卒间无能生血补血；但阴则主静，无力自动，必凭借阳药主动者的力量以促激之，才能使结代之脉去，动悸之症止。假令阳药多而阴药少，则润补不足，燥烈有余，何能润枯泽槁。即使阴阳之药量平衡，亦恐津液不足，空施阳动之力以推挽之，奈资本不够，不足以奏复脉之效。

炙甘草汤的药物性格鲜明，用量突出，为具有治疗脉结代、心动悸的佳效方剂。我们在临床应用时，要注意到它用量上的特点，否则就会起不到治疗作用。

再者，从仲景在方剂的用量增损上，可以看到他在运用上的变化。例如：仲景用炮附子一枚的轻量，则治阳虚（桂枝加附子汤、真武汤等）；用炮附子二枚或三枚的重量，则祛风湿、镇痛（甘草附子汤、桂枝附子汤、桂枝附子去桂加白术汤、桂枝芍药知母汤等）；若用生附子一枚或大者一枚，则系救治亡阳危重症。

仲景用黄连健胃，则仅用一两，如半夏泻心汤、生姜泻心汤、甘草泻心汤是；下利便脓血，则用至三两，如葛根黄芩黄连汤、白头翁汤是。

桂枝汤主散表邪，故桂枝量与芍药等同，而益以生姜之辛；建中汤主建中气，故芍药量倍于桂枝，而益以饴糖之甘；当归芍药散主腹痛，芍药之量独多。

又从仲景方剂配伍的用量比数上，也可以看到他在运用上的变化。例如：仲景用石膏一斤与知母六两相配伍，名白虎汤，治阳明经热证；麻黄配以加倍量的石膏，则治汗出而喘、无大热者（麻杏甘石汤）；麻黄六两配石膏半斤，则治一身悉肿、续自汗出、无大热者（越婢汤）。

从上面可以看到，用石膏治阳明病，则须大其量，而与知母相伍；治手太阴病，则须小其量，而与麻黄相伍；其病汗出，而仍需麻黄宣肺透表者，则倍用石膏以制约之（麻杏甘石汤麻黄四两，石膏半斤）。

三、名方用量举例

古昔医药名家立方遣药，莫不宗法仲景，注重用量，以提高治疗作用。兹就古方用量较为突出的举例如下：

傅青主的完带汤：白术（土炒）一两，山药（炒）一两，白芍（酒炒）五钱，苍术（制）三钱，车前子（酒炒）三钱，人参三钱，甘草一钱，柴胡六分，黑芥穗五分，陈皮五分。

此方用大量白术、山药为君药，双补脾之阴阳；而用中量人参、苍术为臣药，补中气，燥脾土；合用芍药、甘草为甲己化土，车前子利湿，均是正佐之药。最妙者，柴胡、陈皮、黑芥穗俱用不及一钱之小量，柴胡以升提肝木之气，陈皮以疏脾经之滞，黑芥穗收湿止带，并有引血归经之作用。量大的是取其补养，量小的是用以消散，寓补于散之中，寄消于升之内。假使此方统一其量，则必致失掉补益脾元之功，不能完成止带止湿之任务。

统稽傅氏女科诸方，凡用补养强壮之药，则往往量大，如白术、山药、熟地、当归、黄芪等，极量有至一二两者。用升提开破之药，则往往量小，如升麻不超过四分，陈皮不超过五分。主要是他对各个药物的性能彻底了然于胸中，才能取舍从心，权衡在手，其分量的畸重畸轻，正足见其运用之妙。当然，这是指的书中对治疗一般慢性疾患偏于虚弱者而言，有的病症属实的，则不在此例，绝对不容混同。

《外科全生集》的阳和汤：大熟地一两，鹿角胶三钱，白芥子二钱，肉桂一钱，甘草一钱，麻黄五分，炮姜炭五分。此方主副药的组织固属周密，而最突出的一点，却在用量上。熟地黄是具滋腻性之药，用量为一两，麻黄是具发散性之药，用量为五分。大量熟地得小量麻黄，则补血而不腻，小量麻黄得大量熟地，则通络而不发表，一守一走，相反适以相成，实具有相互制约的作用。而方中白芥子、肉桂、炮姜之量，均视熟地黄、鹿角胶为少，体用之间，斟酌得当，所以能使阴疽白陷者，如日光一照，寒冱悉解。阳和之剂，名副其实。这种使用药量法，固脱胎于仲景炙甘草汤，而麻黄取用五分，则更有所发展，化板滞为灵活，伏桀骛成驯良，使具有特性之药能俯就范围，关键是在控制了用量，可谓善学古人而不脱离实际者。

以上所举，不过略以示例。其实，古人的有效成方都有它在君臣佐使上用量多寡的原则性，在相度病势上加减进退的灵活性。我们在继承古人方药的同时，就要很好地继承它们方药的用量，细心体会，验诸实践，既不死抱教条主义，又不落于经验主义，那才是善学古人，能继承而又发扬之呢！

谈金匮肾气丸

金匮肾气丸方，原出后汉张仲景《金匮要略》中，后人于其方义多所论列，颇具精义。

肾气丸治肾气虚弱证，若使用得当，确有实效。本方在张仲景《金匮要略》中凡四见，异病同治。以后又有所补充。如严用和加牛膝、车前，为济生肾气丸；张介宾减茯苓、丹皮、泽泻，加入枸杞、杜仲、甘草，为右归饮。随病机施用，各有所宜，可望生效。

肾气丸中，六味滋阴，具"壮水之主，以制阳光"的作用，桂、附温阳，具"益火之源，以消阴翳"的作用。相反适所以相成。

清代汪昂指出："有肾虚火不归经，大热烦渴，目赤唇裂，舌上生刺，喉如烟火，足心如烙，脉洪大无伦，按之微弱者"之十全大补汤、八味丸证，是一种真寒假热之阴证。真寒是本质，假热是现象。但汪昂仅提出"脉洪大无伦，按之微弱"一项，殊嫌不够，因为脉象也不一定固定不变，应进行全面分析。真寒假热证，是寒在内而格阳于外，有的是寒在下而格阳于上，为无根之火。汪昂所举之证，很可能误认为是阳热证，所谓"至虚有盛候"。

"大热烦渴"虽是热象，但真寒在内，则索水至前而不欲饮，即或饮之亦不欲下咽，从而可知其"逼阳外越"的假象。"目赤唇裂"是热象，但目赤是粉红色，唇裂而齿多浮而润。"舌上生刺"可刮之使去，不似阳热证之生根难拔。"喉如烟火"多不红肿，即红，亦较浅淡。"足心如烙"，但重按之不热，或反而觉冷。"脉洪大无伦，按之微弱"，即脉浮大满指，按之无力。区别以上证候，可以分析出其不是真实阳热证，而是以虚热征象掩盖的真阴寒证。更有面赤颧红者，仔细看去，赤红是游移不定，且红色娇嫩带白。更有触诊患者手背腕处，其肌肤若凉，是热证的假象。用一分为二的辩证法诊察真寒假热证，就可以放胆采用桂附之剂以"导龙入海"、"引火归原"。

张景岳谓济生肾气丸"治虚水方，更无有出其右者。然当因此扩充，随证加减。若其人因大病之后，脾气大虚而病水胀者，服此虽无所碍，终不见效。"徐灵胎谓："此方专利小便，水去而阴不伤，扶阳而火不升。制方之义，固非一端。但近人以此一端治天下之病，则又大失此方之义矣。"
他当时是指责赵献可派滥用肾气丸的错误。因虚水一证，原因亦多端。小
儿虚水，更不能助阳，以肾气丸为治，须结合具体病情，辨证施治，以万
变应万变，不可以一方应万变。

对于仲景使用大枣的研究

大枣一药，在仲景方剂中应用的范围是很严格的，不像有的人使用大枣，信手拈来，俯拾即是。不知大枣虽系果品，而在方剂的配伍组合下，就不同于食物了。例如甘麦大枣汤之治脏躁（现代谓之癔病），小麦、大枣都是食品，即甘草一味，也是甘平无毒可饵之物，分之即是日常食饵之品，合之即可治疗脏躁病。其原因何在呢？是因药物一经组成方剂，内中即发生主、辅、佐、使的组合性，即所谓相互联系、相互促进、相互制约的作用。中医在临床上一向是采取复合剂的，能理解到复合剂不同于单味药的优越性，才会知道大枣在方剂中的重要性。现在依据仲景的《伤寒论》、《金匮要略》，归纳大枣在方剂中的应用及其用量与配伍。

一、凡外感病表虚的多用大枣

同样是外感风寒的疾患，在表实的人即无汗，在表虚的人即自汗，自汗即伤津。既属表病，就应当服解表的药，表虚自汗伤津，又再服解表的药，是犯"虚虚"之戒。处方时应当考虑到这点。那末，在这种情势下，就需要遴选一种补偏救弊的药物，则大枣一味，恰是胜任之品。《神农本草经》谓：大枣主"少津液，身中不足"。黄元御《长沙药解》云："大枣尤宜于外感发表之际。盖汗血一也，肺主卫气而司皮毛，肝主荣血而司经络，荣行脉中，为卫之根，卫行脉外，为荣之叶。非卫则荣不生，非荣则卫不化，蕴于卫而藏于荣则为血，酿于荣而泄于卫则为汗，虽异名而实同出。故曰夺汗者勿血，夺血者勿汗。太阳中风，卫气外敛，荣郁而生内热，桂枝汤开经络而泄营郁，不以大枣补其荣阴，则汗出血亡，外感去而内伤来矣。故仲景于中风桂枝诸方皆用之，补泄并行之法也。"近人有的指出："凡表虚自汗，胃气自和者，则发表剂中均用大枣，以摄持胃中津液。"观仲景桂枝汤等一系列的方剂中，均用大枣，可以知道其在外感性疾患使用大枣的规律。

二、凡逐水峻剂多用大枣

邹澍《本经疏证》说："十枣汤是用药过峻，恐不特泄去其饮，将尽人之津液胥泄之，故以枣约束营气而存津液也。"柯琴说："参、术所不能君，甘草又与之相反，故选十枣之大而肥者以君之，一以顾其脾胃，一以缓其峻毒。"有人证明，尝见服十枣汤者，减用大枣五枚，服后二时许，即觉胃中枯燥，声哑干呕。仲景在用峻药下水饮、痰饮的方药中伍以大枣，还不仅是十枣汤，如皂荚丸之治咳逆上气，时时吐浊，但坐不得卧。皂荚是涤痰的峻药，皂荚蜜丸如梧子大一丸，不过半钱重，而以枣膏和汤下之。尤怡谓："皂荚味辛入肺，除痰之力最猛，饮以枣膏，安其正也。"又葶苈大枣泻肺汤，治支饮不得息。葶苈是逐水饮的峻药，捣丸如鸡子大一枚，而以十二枚大枣煮水送之。尤怡谓："葶苈苦寒，入肺泄气完备，加大枣甘温以和药力。"所谓"安其正"，"不使伤正"，用来解说大枣的功能，虽属妥当，究嫌抽象，不若邹澍谓约束荣卫气而存津液，柯琴谓以顾其脾胃，黄元御谓保其脾精较为具体。

三、凡和剂多用大枣

仲景的小柴胡汤、大柴胡汤、柴胡加芒硝汤等和解少阳之剂，都用大枣；半夏泻心汤、甘草泻心汤、生姜泻心汤、旋覆代赭石汤等和胃之剂（仲景煮药通例，凡和剂均去滓再煎，所以谓此方都是和胃之剂），也都用大枣。和剂用大枣，也是仲景在方剂中标示出用大枣的一种规律。

四、凡挛引强急多用大枣

日人吉益东洞《药征》："大枣主治挛引强急也。考十枣汤证曰'引胁下痛'，葶苈大枣泻肺汤证曰'咳逆上气'，苓桂甘枣汤证曰'欲作奔豚'，甘麦大枣汤证曰'脏躁喜悲伤'，小柴胡汤证曰'颈项强'、'胁痛'，小建中汤证曰'急痛'，大青龙汤证曰'身疼痛'，黄连汤证曰'腹中痛'，葛根汤证曰'项背强'，桂枝加黄芪汤证曰'身疼痛'，吴茱萸汤证曰'烦躁'。历观此诸方，皆其所诸证而有挛引强急之状也，用大枣则有治矣。"吉益东洞归纳了仲景方剂中使用大枣于"挛引强急"的规律性。此外，脉结代、心动悸之炙甘草汤证，是心液缺少；手足厥寒、细欲绝之当归四逆汤证，是心液不足；火逆上气、咽喉不利之麦门冬汤证，是胃中的津液不够。以上或大枣之用量独多，或专用大枣而不伍以生姜。在炙甘草汤中，大枣是辅大量生地黄生血；在当归四逆汤中，大枣是佐当归补血；在麦门冬汤中，大枣是帮助麦门冬增津液。

五、用量

考仲景《伤寒论》、《金匮要略》用大枣常例，多为十二枚，如桂枝汤、小柴胡汤、大青龙汤、葛根汤、吴茱萸汤等。但古人一剂药多作三次服，今人一剂药只用一次服，那末，今剂量应当是古剂量的三分之一。大枣十二枚，今当折成四枚。炙甘草汤用大枣三十枚，应当折合十枚。越婢汤、生姜甘草汤均用十五枚，今当为五枚。余类推。十枣汤十枚，葶苈大枣汤十二枚，仲景皆为一次量，不在此例。从仲景用大枣上看，可以明了一个问题，就是使用药物虽极寻常像大枣，也严格掌握用量。其在炙甘草汤用大枣配生地黄、麦门冬以生血，即用三十枚；在甘麦大枣汤配甘草、小麦舒缓强急，即用十枚。在十枣汤、葶苈大枣汤用以摄持胃液，则用量多；在桂枝汤、柴胡汤用以调和营卫，则用量少。不应忽视。

六、配伍

这里只取仲景比较单纯用大枣的方剂，如容易显示大枣治疗的功能和容易见到方药组织的形式而言。

大枣、生姜。成无己曰："邪至营卫者，辛甘以解之，故用姜、枣以和营卫，生发脾胃升腾之气。"邹澍曰：《伤寒》《金匮》两书，"用枣者五十八方，其不与姜同用者，十一方而已。大率姜与枣联，为和营卫之主剂，姜以主卫，枣以主营，故用四十七方中，共受桂枝汤节制者二十四，受小柴胡汤节制者六。所以然者，桂枝、小柴胡俱调和营卫之剂也。"

大枣、茯苓。《伤寒正义》茯苓桂枝甘草大枣汤条云："病人有水气，故以茯苓、大枣治水气也。"成无己曰："张仲景治奔豚，用大枣滋脾土以平胃气也。"

大枣、葶苈。《金匮要略·肺痿肺痈咳嗽上气病脉证治》篇："肺痈喘不得卧，葶苈大枣泻肺汤主之。"邹澍《本经疏证》解此方云："水饮壅淤，势宜峻逐，得此则抑药性之太过，固元气之遗余。"大枣的药用是应当重视的。

仲景方中应用石膏附子及其配伍的探讨

方剂的组织，不应看作是彼此孤立、彼此不相依赖的各个药味毫无规律性的偶然堆积，而应把它看作是一个有联系的整体，其中各个药味都是相互依赖、相互制约，有机地紧密联系着的。

要从一些错综复杂的方剂组成中去深入掌握其组织规律，最好从古人卓有成效的典型方剂中进行细致分析。

方剂有"七方"的体制，"十剂"的范围，而它的中心组成环节，究竟是什么呢？我初步认为，应当是它的药味"配伍"的原则。

配伍是两味药以上的相辅相成、相反相抑的一种组织方法。作者拟从张仲景的几个方剂探讨药味配伍问题。如果我们能从中探索到古人用药配伍的规律性，则在处方用药时，权衡在手，进退从心，临床疗效将会有所提高。

一、麻黄、石膏相伍

麻黄为发汗药，但在复合方剂中，可因配伍而转移其作用。观仲景麻黄汤治无汗而喘，而麻杏甘石汤则治有汗而喘证。或谓柯琴注《伤寒论》，以为麻杏甘石汤条文当是"无汗而喘，大热者"，非用麻黄以治有汗，这可取前人之说以论列之。邹澍曾云："说者谓麻黄得石膏，则发汗不猛，此言虽不经见，然以麻杏甘石汤之汗出而喘、越婢汤之续自汗出证之，则不可谓无据矣。"邹氏此论甚是。因麻杏甘石汤条文尚可改"汗出"为"无汗"，若改越婢汤之"续自汗出"为"续无汗出"，则不成文理了。又周岩曰："仲景方石膏、麻黄并用……认定麻黄散寒发汗，石膏泄热止汗，相为制还相为用……大青龙汤咸以为发汗之猛剂矣。窃谓发汗之猛，当推麻黄汤，不应当大青龙。麻黄汤中桂枝、杏仁，皆堪为麻黄发汗效力，而无石膏以制麻黄。大青龙汤受石膏之制，六两犹之三两，杏仁又少三十枚，用于脉浮紧，身疼痛，则曰中风，用于伤寒，则曰脉浮缓，身不疼，但重。中风自较伤寒为轻。身不疼但重，自非但取解表……越婢汤之麻黄，亦制于石膏者，而故制之，而故多之，则越婢之证使然也。风水恶风，一身悉肿，脉浮不渴，种种皆麻黄证。唯里热之续自汗出，则不能无石膏。有石膏，故用麻黄至六两，石膏因有麻黄，故虽无大热而用之半斤。其不以石膏倍麻黄者，化阴尤要于退阳也……且石膏多则不能发汗，又有可证者，麻杏甘石之石膏倍麻黄是也。麻黄四两，虽不及大青龙之六两，而较麻黄汤之三两即多一两。即杏仁少于麻黄汤二十枚，而麻黄一两，则非杏仁二十枚可比。此汤何不用于无汗之证，而反用于汗出应止之证，则以石膏制麻黄，更甚于越婢耳。石膏止阳明热炽之汗，亦止肺经热壅之喘。既有麻黄，原不可加杏仁，因麻黄受制力微，故辅以杏仁解表间余邪。无大热而用石膏至半斤，其义与越婢正同。"又莫枚士曰："麻杏甘石汤以外无热，故用麻黄汤而去桂枝；以内无烦渴，故用白虎汤而去知母，各有精义。以此方视越婢主治大同，但此喘则加杏仁，彼不喘自无杏仁，经方用药之例，其严如此。"

上面诸家所说，对经方配伍问题，均分析入微，抉出制方的精蕴，使我们可以明了麻黄、石膏相伍，是取其相互制约作用，所以麻黄不妨用于有汗之证。这从中更说明了麻黄与桂枝、杏仁相伍，则蕴有相互促进作用，能辅助麻黄发汗。同时，附带说明了药味之配伍问题，不仅在药味的搭配上，而药量多寡的关系也很重要。如麻杏甘石汤之麻黄、石膏用量，是四两与半斤之比；越婢汤、大青龙汤之麻、石用量，是六两与半斤之比。内中精义，正如周氏所云。《伤寒论》、《金匮要略》中此类者正多，果能就周说一隅反之，于处方用量上，不患不权衡在手。

另外，在麻黄、石膏相伍里面，似乎还含有另一意义。石膏为监制辛温发散之麻黄而设，从作用上来说，是相反的；但石膏性辛寒，寒与温虽相敌对，而辛与辛却又一致，则是石膏对麻黄一面起到制约作用，一面又起到协同作用，所以才能止表汗而兼通肺中壅滞。假如将石膏易以苦寒之黄芩，恐怕在监制之外，其苦降性反而削弱了麻黄的辛通止喘作用。仲景之方，义蕴无穷，能细心研讨，自会有很多发现。

二、半夏、石膏相伍

麻黄、石膏相配伍治太阴肺，若半夏、石膏相配伍，则兼治阳明胃。莫枚士《经方例释》越婢加半夏汤条云："此方加半夏者，与小青龙汤加石膏同法。彼方治上气咳喘，烦躁，脉浮，与此主治相似，俱为胃热犯肺之疾。小青龙汤方中有半夏而无石膏，越婢汤方中有石膏而无半夏。观二方加法，则胃热犯肺者之治当半夏、石膏并用也。竹叶石膏汤证虚烦气逆，半夏、石膏并用，徐大椿说此方与小青龙加石膏汤为治喘之主方。泉谓肺受风寒而喘者，麻黄、杏仁并用，治在肺；肺受胃热而喘者，半夏、石膏并用，治在胃，又皆卫分之治法也。厚朴麻黄汤麻、杏、半、石合用，是肺既受风寒复受胃热者之治法也。"我们能如此了解古方剂中药味的配伍规律，于临证处方时，才会心中有数，加减合度。

三、石膏、知母相伍

石膏合知母，则名白虎，专主胃热证。柯琴论白虎汤证曰："虽有大热而未成实，终非苦寒之味所能治也。石膏辛寒，辛能解肌热，寒能胜胃火，寒能沉降，辛能走外，两擅内外之能，故以为君。知母苦润，苦以泻火，润以滋燥，故以为臣。"今人用白虎，有独以石膏入剂而不合知母者，则所治不专主阳明，而失掉白虎汤的意义了。另外，石膏、知母相配伍，治阳明胃热，与麻黄、石膏相配伍治太阴肺喘，在石膏用量上，是有所不同的。白虎汤中石膏之量，从不少于一斤，而麻杏甘石、越婢等汤中石膏之量，从不超过半斤。这是配伍中最重要的关键，不容忽视的。

以上举例概述了仲景用石膏和其他药物配伍的方例，以下再谈一谈仲景附子和其他药味配伍的方例。

四、附子和其他药味配伍

仲景用附子回阳救逆，则必用生者与干姜作伍，不多杂以他药，如干姜附子汤、四逆汤、茯苓四逆汤、通脉四逆汤、白通汤等是。挟纯阳之性，奋至大之威，回阳于垂绝，起危于顷刻，非此等三服都尽，其人如冒状，勿怪。章次公谓桂枝附子去桂加术汤内之附子系生用，其人如冒状，系因服大量三枚生附子之故，非是。考仲景在汤剂中用附子，其极量不超过大附子一枚（通脉四逆汤），若服三枚生附子，恐不仅其人如冒状；且桂枝附子去桂加术汤是治风湿病之正方，附子与白术和生姜相配，有其通例，何容用生附子自乱其例。于此辨正之，以供参考。

有人问："生附伍干姜以回阳救逆，生附祛外寒，干姜暖内寒，取其一走一守之通力合作，则诚非它药之力所能及。但考仲景书中干姜附子相伍，曾不是绝对用生附子，如乌梅丸、乌头赤石脂丸、九痛丸、理中丸加附子方中，虽都是姜、附相伍，而附子却都是取乎炮者，则所说恐有所不合。"我认为这一疑问的提出，殊有讨论之必要。附子在《神农本草经》中列入大热大毒之品，在古代有以生乌附粉作毒入药用者。可是其毒性虽剧，经过相当时间煎煮后，则可杀减。四逆汤辈均系煎剂，用生附子取其力宏效捷，而水煮又可制伏其毒，能奏回阳之功，却免中毒之弊。若丸剂用生附子与干姜相伍，附子不事煎煮，则毒性未经杀减，殊多危害性，故取用炮者。且丸者缓也，缓以奏功，固无取乎生附慓悍捷疾之性。

仲景用附子走表皮，祛寒湿，则取炮附子。须姜作伍时，则取生者，从不用干者，且多与白术作配。如桂枝附子去桂加术汤、白术附子汤、甘草附子汤、桂枝芍药知母汤等是。寒为阴邪，湿亦为阴邪，阳虚则寒凝湿滞，用白术、附子、生姜温阳以祛湿，化阳以开结，则阳得伸而湿以去，阳得布而表以解。又仲景之附子汤与真武汤有谓是四逆汤辈，顾是术、附相伍剂，并非姜、附相伍剂，看方中附子均用炮者可证；且真武汤中之姜亦用生者，与白术、附子、生姜相伍之例证合。观其主治身疼痛、骨节痛、背恶寒（附子汤），小便不利、四肢沉重疼痛、心下悸、头眩、身瞤动（真武汤），多是水邪侵袭之证。水湿重则阳被困，用术、附升阳祛湿，亦有同乎白术附子汤、甘草附子汤之处，并不是回阳救逆之四逆汤辈。邹澍《本经疏证》却谓附子汤中附子系生者，则殊不合姜附、术附相伍之通例，主治亦有所乖异。查赵开美刻本之附子汤，附子系炮者，颇合。又章次公《药物学》谓服大量生附子后，每有晕冒如醉之现象，此即瞑眩作用，不足虑，仲景亦曾告人注意及此。如桂枝附子去桂加白术汤条云："初服，其人身如痹，半日许，复服之。"虽属姜附剂，又自有不同于四逆辈者，因其主治亦有其差别之点。于此看出附子在各剂型中，或生用，或炮制，都有规律性。

或又有人问："附子与干姜相伍，在汤剂正方中，从无用炮附子者，如四逆汤辈是，但在小青龙与真武汤方后的加减法中，则有加入炮附子与干姜者，又当如何解释？"可以这样解释：考小青龙汤加炮附子系治噎，真武汤加干姜系治咳。噎与咳系杂病，不同于单纯大方治急性病，且似亦未破四逆辈用生附子与干姜相配伍之体例。

仲景对方剂的组合加减严谨，他所著《伤寒论》、《金匮要略》中的各个方例，在多方面都有其极为严格的规律性，尤其在配伍和用量上，更具有既原则又灵活的优越性。这里不过略举了些例子，且未必道破奥秘。望同志们共同努力，对于中医学的宝贵遗产，深入缜密地加以研究，不断地有所阐发，则必大有利于中医学的继承和发展。

论张仲景煎药法的特点

对张仲景著的《伤寒论》《金匮要略》，要全面地、仔细地学习，才能系统地掌握其宝贵经验。就是书中所列的各类煎药法，看去似乎简单，无关宏旨，但仔细研究，就会发现与提高疗效关系很大。学习者应持的态度就是，对人们容易忽视的细微之处，也要加以继承和发扬，因为这是我们祖先在临床上积累下来的宝贵经验。果能认真地付诸实践，则可以提高疗效，不然则会减低疗效。我在多年实践中对此有些体会，分别提出来向大家请教。

一、主要药宜先煎者

麻黄汤　"以水九升，先煮麻黄，减二升，去上沫，内（音纳）诸药，煮取二升半，去滓，温服八合。"

【按】麻黄宜先煮者，如麻黄汤、葛根汤、麻黄附子细辛汤等，都是以水九升或一斗，先煮麻黄减二升，去上沫。另有方剂中的麻黄不需要先煮，为"去上沫"。而先下者，如桂枝麻黄各半汤、桂枝二麻黄一汤等，是"以水五升，先煮麻黄一二沸，去上沫"。

茯苓桂枝甘草大枣汤　"以甘澜水一斗，先煮茯苓，减二升，内诸药，煮取三升，去滓，温服一升，日三服。"

【按】仲景书中，先煮茯苓者只此方。余如茯苓桂枝白术甘草汤、茯苓甘草汤等，均不先煮。徐大椿《伤寒论类方》云："凡方中专重之药，法必先煮。"

茵陈蒿汤　"以水一斗二升，先煮茵陈，减六升，内二味，煎取三升，去滓，分温，三服。"

【按】《伤寒论类方》云："先煮茵陈，则大黄从小便出，此秘法也。"《伤寒论》《金匮要略》中方剂先煮之例尚多，不悉举。

二、主要药不宜久煎者

大承气汤　"以水一斗，先煮二物，取五升，去滓，内大黄，更煮取二升，去滓，内芒硝，更上微火一二沸，分温再服。得下，余勿服。"

【按】此方大黄后煮，是取其急下；调胃承气汤中之大黄不后煮，是不取其速降之力，而合甘草则是取其调胃；小承气汤中之大黄不后煮，是合枳、朴，而取其缓下之意；《金匮要略》三物厚朴汤，药味同小承气汤，而大黄后煮，是取其峻利；厚朴大黄汤，药味亦同小承气，大黄不后煮，且主以厚朴，是取其行气而主胸满；桃核承气汤、抵当汤、大黄牡丹汤中之大黄均不后煮，是取其走血分。对于不同的具体问题，采取不同的具体措施，以解决实际问题，是合乎辩证法则的。我们不应当无视这些方剂不同煮药法的丰富经验。

栀子豉汤以及栀子甘草豉汤、栀子生姜豉汤中之"豉"均后煮，唯《金匮要略》栀子大黄汤中，虽有豉而不后煮，以实热之邪，豆豉不当重任之故。

桂枝人参汤 其桂枝后煮。因桂枝辛香，经火久煮，则气散而力有不及，故须迟入。凡用桂枝诸方，俱当依此为例。用肉桂，亦当临用去粗皮，切碎，俟群药煮好方入，煮二三沸即服。

【按】凡芳香之药，其主要成分为各种挥发油，故贮藏须密，煎煮不可过久，否则有效成分挥散殆尽。如薄荷，一般也知后下。对于桂枝、细辛等药，若一律久煎，是不对的，不过这也不能概括不同性质的复方。考仲景诸桂枝汤方，仅此方桂枝采取后煮。而桂枝汤、桂枝加厚朴杏子汤，则全药味用微火煮，而桂枝加桂汤、桂枝加芍药汤、桂枝加大黄汤等，桂枝既不后煮，全药味亦不用微火煮，只取普通煮法，是各有所宜，不必强同。仲景书中，这类的例子很多。如大黄久煎则力减，固应后煮，可是三承气汤中之大黄，则分别对待，是仲景煎药法，多本之于患者的病情与药味的主次，采取不同的措施，既原则，又灵活。读仲景书者，于各个立法示意的地方，要仔细地研读，绝不可死板地执一端以概其全面。

三、去滓再煎者

小柴胡汤 "以水一斗二升，煮取六升，去滓，再煎，取三升，温服一升，日三服。"

【按】我在初学医的时候，读张锡纯《医学衷中参西录》，见有小柴胡汤"去滓再煎"之解说云："按去滓再煎，此中犹有它义。盖柴胡有升提之功，兼有发表之力，'去滓再煎'，所以去其发表之力也。然恐煎久并升提之力亦减，故重用至八两。"我当时以为很对，后细读《伤寒论》，则对张氏之说产生了疑问。小柴胡汤、大柴胡汤、柴胡桂枝汤，固都可以如张氏所解释，因为都是"去滓再煎"，但还有一点与张说不相容处，即大、小柴胡汤，柴胡量均为半斤，而柴胡桂枝汤却为四两。再观柴胡加芒硝汤、柴胡加龙骨牡蛎汤，都不去滓再煎，难道也是因为这个发表的问题吗？最令人生疑的是：生姜泻心汤、半夏泻心汤、甘草泻心汤与旋覆代赭汤都无柴胡，却也"去滓再煎"，这是什么道理呢？从中可体会到一点，即张说并非仲景"去滓再煎"之原意，不过很长时期还不得其真解。

后来从《伤寒论》整体着想，仲景治疗伤寒，法取汗、吐、下、和，少阳病禁汗、吐、下，独取和法，柴胡是调和阴阳、疏解表里的专药，而"去滓再煎"，本身也具有调和之义，施于柴胡和解之剂，固具双重作用。唯对于无柴胡之生姜泻心汤等，又不适用此等解说，自知非通达之论。因再深加考虑，得两义：其一，生姜、半夏、甘草三泻心汤与旋覆代赭汤均属和胃之剂，和少阳，和阳明，均旨在和解，异病而同法，又怎么不可取"去滓再煎"之煮法呢？其二，和法在方剂上均寒热药并用，以调解其阴阳之错综、寒热之胜复。观柴胡汤中柴胡、黄芩与半夏、生姜并用，旋覆代赭汤中代赭石（味苦性寒）与半夏、人参并用，合而观之，立法之原则相同，方药配伍之取径相同，那么，煮法之"去滓再煎"，又怎么可以不相同呢？

四、以多量水久煎者

炙甘草汤 "以清酒七升，水八升，先煮八味，取三升，去滓，内胶烊消尽，温服一升，日三服。"

【按】《伤寒论》中，此为最久煎之方剂。酒、水合为十五升，煎取三升，是将药汁浓缩成稀膏，非用慢火久煎莫得。否则调补心脉的力量不够，对"心动悸、脉结代"之疗效不显。临床体验，可以知之。

五、特殊煎法者

大黄黄连泻心汤 "以麻沸汤二升渍之，须臾绞去滓，分温再服。"
【按】此方用大黄泻下，这一煎煮法可增加对肠管的作用。

附子泻心汤 "附子煮取汁"；大黄、黄连、黄芩三味，"以麻沸汤二升渍之，须臾，绞去滓，内附子汁，分温再服。"
【按】尤怡曰："此证邪热有余而正阳不足，设治邪而遗正，则恶寒益甚；或补阳而遗热，则痞满愈增。此方寒热补泻，并投互治，诚不得已之苦心……方以麻沸汤渍寒药，别煮附子取汁，合和与服，则寒热异其气，生熟异其性，药虽同行，而功则各奏。"此说可谓得仲景煎此方之要点。

乌头汤　"川乌五枚，㕮咀，以蜜二升，煎取一升，即出乌头。"麻黄、芍药、黄芪、甘草四味，"以水三升，煮取一升，去滓，内蜜煎中，更煎之，服七合，不知，尽服之。"

大乌头煎　"乌头大者五枚，熬，去皮，不㕮咀，以水三升，煮取一升，去滓，内蜜二升，煎令水气尽，取二升，强人服七合，弱人服五合，不差，明日更服，不可一日再服。"

乌头桂枝汤　"乌头一味，以蜜二升，煎减半，去滓，以桂枝汤五合解之，令得一升后，初服二合，不知，即服三合，又不知，复加至五合。其知者如醉状，得吐者为中病。"

【按】观《金匮要略》乌头汤等三方，乌头或以蜜煎，或先以水煎，更纳蜜中煎之。蜜煎时须令蜜减半，则须久煎方得。乌头为大毒之剂，乌头与蜜相合，因有其配伍上的治疗作用。久煎乌头，确能杀其毒而效能反不减，故以蜜久煎制毒之说，似未可厚非。

此外，仲景之各种煎法尚多，都应当加以研讨，以施之于临床。若更本着他的原则，加以剂型改进，使之便于服用，则亦"古为今用"之一端。

不过临床施治，在用药方面，于煎法外，还有许多应当注意的事项。当然，认证准确，选方得当，是首要的。但想要使药物发挥潜力，就必须注意药的炮制；想要取效及时，就必须注意药的服法（如份量、次数、时间距离及温度等）；想要疗效准确，就必须注意禁忌（如饮食及寒暖等）；想要巩固疗效，就必须注意患者的生活、情绪。总之，只要是治疗范围内应有的事项，都应当注意到。否则，稍有疏漏或配合不好，大则枝节横生，小则影响疗效。所以，富有经验的临床医生，都应注意到各个方面，以防微杜渐。这里面有护理人员的工作，也有医生的责任。

我院病房，在患者病情严重而值方药煎法复杂时，则医生、护士自行煎煮，或协助药剂人员煎煮，不敢潦草从事，力图提高疗效，这是值得发扬的。

《伤寒论》《金匮要略》药物配用情况统计[①]

编号	药名	《伤寒论》113 方中 87 味药的配用次数	《金匮要略》中 147 味药的配用次数	《伤寒》《金匮》270 方 166 味药累计使用次数
1	甘草	70	60	130
2	桂枝	40	40	80
3	大枣	40	30	70
4	生姜	40	34	74
5	芍药	30	25	55
6	人参	22	20	42
7	附子	20	10	30
8	干姜	22	21	43
9	半夏	18	25	43
10	黄芩	16	12	28
11	大黄	15	15	30
12	麻黄	14	18	32
13	黄连	12	1	13
14	茯苓	11	24	35
15	白术	10	20	30
16	杏仁	9	12	21
17	栀子	8	2	10
18	石膏	7	11	18
19	柴胡	7	3	10
20	枳实	7	11	18

① 这是岳美中 20 世纪 40 年代的医学笔记中关于《伤寒论》、《金匮要略》药物配用情况的一篇统计。收入本书时，对个别数字空缺的药物据原书作了核对、补充。

续表

编号	药名	《伤寒论》113 方中 87 味药的配用次数	《金匮要略》中 147 味药的配用次数	《伤寒》《金匮》270 方 166 味药累计使用次数
21	厚朴	6	8	14
22	芒硝	6	2	8
23	细辛	5	12	17
24	牡蛎	5	6	11
25	葛根	4	1	5
26	粳米	4	3	7
27	香豉	5	1	6
28	当归	4	14	18
29	知母	3	4	7
30	泽泻	3	5	8
31	桃仁	3	6	9
32	龙骨	3	4	7
33	甘遂	3	2	5
34	阿胶	3	7	10
35	蜂蜜	6	21	27
36	猪胆汁	3		3
37	黄柏	3	2	5
38	猪苓	2	1	3
39	蜀漆	2	2	4
40	水蛭	2	1	3
41	虻虫	2	1	3
42	葶苈	2	4	6
43	桔梗	2	5	7
44	栝楼根	2	4	6
45	赤石脂	2	2	4

编号	药名	《伤寒论》113 方中 87 味药的配用次数	《金匮要略》中 147 味药的配用次数	《伤寒》《金匮》270 方 166 味药累计使用次数
46	赤小豆	2	1	3
47	麦门冬	2	3	5
48	麻子仁	2	1	3
49	吴茱萸	2	2	4
50	鸡子黄	1	2	3
51	葱白	2	1	3
52	通草	2		2
53	五味子	1	8	9
54	饴糖	1	2	3
55	铅丹	1		1
56	栝楼实	1	3	4
57	文蛤	1		1
58	贝母	1	1	2
59	巴豆	1	2	3
60	芫花	1		1
61	大戟	1		1
62	禹余粮	1		1
63	旋覆花	1	1	2
64	代赭石	1	1	2
65	瓜蒂	1	1	2
66	干地黄	1	9	10
67	滑石	1	4	5
68	茵陈蒿	1	1	2
69	连翘	1		1
70	生梓白皮	1		1

续表

编号	药名	《伤寒论》113 方中 87 味药的配用次数	《金匮要略》中 147 味药的配用次数	《伤寒》《金匮》270 方 166 味药累计使用次数
71	猪肤	1	2	3
72	白粉	1	2	3
73	乌梅	1		1
74	蜀椒	1	5	6
75	升麻	1	2	3
76	葳蕤	1		1
77	天门冬	1		1
78	白头翁	1	1	2
79	秦皮	1	1	2
80	商陆根	1		1
81	海藻	1		1
82	竹叶	1	1	2
83	清酒	19		19
84	苦酒	4		4
85	鸡子白	1		1
86	人尿	1		1
87	裤裆	1		1
88	川芎		10	10
89	黄芪		8	8
90	防己		6	6
91	百合		6	6
92	牡丹皮		5	5
93	防风		5	5
94	柏叶		1	1
95	乌头		5	5

编号	药名	《伤寒论》113 方中 87 味药的配用次数	《金匮要略》中 147 味药的配用次数	《伤寒》《金匮》270 方 166 味药累计使用次数
96	薏苡仁		4	4
97	皂荚		2	2
98	小麦		2	2
99	戎盐		3	3
100	竹茹		2	2
101	艾叶		2	2
102	苍术		2	2
103	硝石		2	2
104	乱发		2	2
105	紫参		2	2
106	紫葳		1	1
107	䗪虫		4	4
108	磐石		4	4
109	橘皮		4	4
110	雄黄		3	3
111	鳖甲		3	3
112	薯蓣		3	3
113	薤白		3	3
114	苦参		3	3
115	射干		2	2
116	紫菀		1	1
117	紫苏叶		1	1
118	紫石英		1	1
119	赤硝		1	1
120	白石脂		1	1

续表

编号	药名	《伤寒论》113 方中 87 味药的配用次数	《金匮要略》中 147 味药的配用次数	《伤寒》《金匮》270 方 166 味药累计使用次数
121	白蔹		1	1
122	白前		1	1
123	白薇		1	1
124	大豆黄卷		1	1
125	马通汁		1	1
126	生狼牙		2	2
127	红蓝花		1	1
128	鼠妇		1	1
129	石韦		1	1
130	葶苈		1	1
131	瞿麦		1	1
132	蜂巢		1	1
133	蛴螂		1	1
134	蛴螬		1	1
135	蜘蛛		1	1
136	蛇床子		1	1
137	土瓜根		1	1
138	冬葵子		1	1
139	冬瓜仁		1	1
140	云母		1	1
141	寒水石		1	1
142	菊花		1	1
143	独活		1	1
144	败酱草		1	1
145	山萸肉		1	1

编号	药名	《伤寒论》113 方中 87 味药的配用次数	《金匮要略》中 147 味药的配用次数	《伤寒》《金匮》270 方 166 味药累计使用次数
146	天雄		1	1
147	大麦粥		1	1
148	神曲		1	1
149	酸枣仁		1	1
150	干漆		1	1
151	款冬花		1	1
152	蒲灰		1	1
153	椒目		1	1
154	新绛		1	1
155	生葛		1	1
156	泽漆		1	1
157	羊肉		1	1
158	甘李根白皮		1	1
159	桑东南皮		1	1
160	蒴藋细叶		1	1
161	王不留行		1	1
162	鸡屎白		1	1
163	灶心土		1	1
164	诃黎勒		1	1
165	瓜瓣		1	1
166	朱砂		1	1

经方方解辑录

经方方解辑录①

桂枝汤

成氏《伤寒明理论》云：仲景以解肌为轻，以发汗为重，是以发汗、吐下后身疼不休者，津液内耗也。虽有表邪而止可解肌，故须桂枝汤少和之也。桂枝辛热，用之为君。桂犹圭也，宣导诸药，为之先聘，是辛甘发散为阳之义……姜、枣之味辛甘，固能发散，而此又不特专于发散。以脾主为胃行其津液，姜、枣之用，专行脾之津液而和营卫者也。麻黄汤不用姜、枣者，谓专于发汗，则不待行化而津液得通矣。

汪琥《伤寒论辨证广注》云：上成论如此明畅，则仲景立桂枝汤方，似乎一味不可增损，宜乎后人，用之无不效矣！予每见今医执此方而准投于冬月太阳病一二日有汗之伤风，及服之，非徒无益，反有害者，何也？予以太阳伤风证未必尽人皆真正营弱者。《内台方议》云：使其人禀质素壮，气血有余，壮热不止，脉却阳浮而盛，其外证仍自汗恶风，本方中当用赤芍药，以泻营中之邪实也。世传仲景桂枝汤方内用白芍药者，乃补营兼实卫之剂，在病人必体虚不任风寒，其脉浮缓微弱，其热翕翕然不甚，其汗时出，无有止时，方可竟投桂枝。否则风邪始盛表，而用白芍药酸以收之，大枣、炙甘草之甘温以补之，吾恐虽有桂枝之辛热，生姜之辛温，其风寒之邪何能尽由此二味而发散邪！当日仲景设立此方，必为正气虚而表邪微者用耳。今之治伤寒者，必欲祖而行之，其误多矣！

尤在泾曰：风之为气，能动阳气而泄津液，所以发热、汗自出，与伤寒之发热、无汗不同。此用桂枝外发邪气，即以芍药而安津液，炙甘草合桂枝之辛足以攘外，合芍药之酸足以安内，生姜、大枣甘辛相合，亦助正气去邪之用。盖以肌解而邪不去，故不用麻黄发表，而以桂枝助阳以为表。以其汗出营自和，故不用石膏之清里，而用芍药敛阴以为里。此桂枝汤所以大异于麻黄、大青龙也。（《医学读书记》）

---

① 这部分内容系岳美中先生形成于 20 世纪 40 年代的《医学笔记》中辑录的前人和日本医家关于经方的部分论述。

莫文泉曰：桂枝汤，桂姜并用以发太阳。太阳主表主上焦，故桂治表之热，姜治上焦之呕。葛洪葱豉汤，葱豉并用以发少阴。少阴脉行于胸中而主下焦，故葱以通下焦之阳，豉以治胸中之窒。伤寒之新寒袭于太阳，则宜桂枝汤；温病之宿热藏于少阴，则宜葱豉汤。引申之，栀子豉汤治胸中窒，白通汤治少阴下利，犹桂枝甘草汤治一切表热，小半夏汤治一切呕也。故学者习桂枝汤，不习葱豉汤，恐妄作解人，误以桂枝汤治温病之发热，致生口烂舌干、咽疮、目赤诸症，往往不救。

桂枝去芍药加蜀漆龙骨牡蛎救逆汤

尤在泾《医学读书记》云：伤寒脉浮，医以火迫劫之，亡阳必惊狂，起卧不安者，桂枝去芍药加蜀漆龙骨牡蛎救逆汤主之。按：此所谓阳者，乃心之阳，盖即神也。火气通于心，神被迫而不收，与发汗亡阳者不同。发汗者，动其肾则厥逆，筋惕肉𥆧，故当用四逆；被火者，伤其心则惊狂，起卧不安，故当用龙牡。其去芍药加蜀漆者，盖欲甘辛急复心阳，而不须酸味更益营气也。与发汗后，其人叉手自冒心，心下悸，欲得按者，用桂枝甘草汤同。蜀漆，即常山苗，味辛，能去胸中邪结气。此证火气内逼心包，故须以逐邪而安正耳！

莫文泉曰：此方唯火逆者宜，余逆不可用。何言之？凡误皆各有见症，各有法度。其误于吐及下者，伤在肠胃；误于温、清者，伤在气分，并不涉于心；误于汗者，始伤及心、肺。但汗之伤心，未及包络，且其弊在去其津液，而非鼓其津液不能成涎，故复其津液即无妨。独火之为用，与心同气，故由火逆者，火气必伤包络。包络先受火邪，津液必至黏腻而为涎，故发惊狂，非通剂不足以提之，方用蜀漆，正与夏伤于暑之疟同理疟法。包络受暑蒸而为涎以发，所谓无痰不成疟也。火邪与暑邪同气，其入于包络亦同义，则制方亦同意。经方之妙，非深思参互不足以知之。

日人谓：本方用于火伤，能缓解局部疼痛，并治发热、上冲烦躁等。不仅用于火伤，如因灸之反应、热暖炉、入浴过度等之精神不爽、头痛、恶心呕吐时，用之有著效。又，本方能使血行旺盛，身体温暖，增强各脏器机能，故广泛用于各种疾患。首先，适用于感冒，适应证为恶寒、发热、头痛、脉浮、自汗等证候之复合。此脉弱与自汗，乃表示桂枝汤与葛根汤、麻黄汤不同，乃用于体质虚弱者。表虚则为桂枝汤证，表实则为葛根汤、麻黄汤证。桂枝汤之腹证虽不一定，然与脉弱相适应，绝不能强壮充实。本方主药为桂枝，桂枝、生姜为兴奋药，能使血行旺盛，身体温暖，除去恶寒发热，增强各脏器机能。芍药能调整桂枝作用，并与甘草配伍，能缓解极度紧张，治拘紧，缓和疼痛。甘草、大枣、生姜为矫味兼滋养剂。此方应用于感冒，神经痛，风湿病，头痛，因寒冷之腹痛，神经衰弱，体质虚弱，阴痿，遗精等。下述之加减方可以参考。

桂枝加芍药汤

此方治桂枝汤证之腹肌拘挛，有腹痛胀满感者。此方加大黄，名为桂枝加芍药大黄汤，有桂枝加芍药汤之证、并有便秘者用之。又结肠炎在左腹部触得硬结压痛，腹痛里急后重者，用之有著效。

桂枝加葛根汤

此方治桂枝汤证而项背部强急者。葛根能治项背部强急。此方用于感冒。平素肩胛发酸者亦用之。

桂枝加黄芪汤

此方治桂枝汤证并盗汗者。黄芪有制止盗汗之效，在虚弱小儿感冒、湿润性皮肤病，用之亦有效。

桂枝加厚朴杏子汤

此方治桂枝汤证并喘咳者。喘息患者具有桂枝汤证时，用之有著效。厚朴、杏仁能治喘咳。

桂枝加附子汤

此方治桂枝汤证因发汗过度，自汗，恶寒，小便不利，四肢屈伸稍强者。此方加白术，名为桂枝加术附汤，用于脑出血后半身不遂、关节风病、神经痛等。

桂枝加龙骨牡蛎汤

此方用于性的过劳、阴痿、遗精等，有恢复元气之效。腹症往往腹直肌拘挛，腹部跳动亢进。在神经衰弱症、抽搐病，应注意脉证、腹证用之。此方用于小儿夜尿症亦有时有效。龙骨、牡蛎能镇静心悸亢进、神经异常兴奋，并有固精之力。

桂枝茯苓丸

日人谓：本方与桃仁承气汤同为祛瘀血剂，即桃仁承气汤去甘草、大黄、芒硝，而代之以牡丹皮、芍药、茯苓，故其适应证亦略如桃仁承气汤，但无便秘倾向，一般症状亦缓和。在下腹部虽触得有抵抗压痛之肿块，而不能证明桃仁承气汤证之急结。方中牡丹皮、桃仁能消散瘀血，溶解血块，桂枝与以上各药协力而强化其作用；芍药能消散郁血，并与以上各药共同发挥镇痛之效；茯苓为缓和剂，有利尿作用。本方应用于妇科疾患，尤其在子宫炎及其所属器，如子宫内膜炎、子宫实质炎、子宫周围炎、卵巢炎、输卵管炎、月经不调之各种障碍、月经困难、流产后出血不止、子宫肌瘤、腹膜炎、痔核、睾丸炎等。

桂枝芍药知母汤

此方为桂枝汤去大枣，合麻黄附子甘草汤，加防风、白术以治眩，知母以治酒热也，为防、术并用者之祖。《局方》取此法，加黄芪，名玉屏风散。本论侯氏黑散、薯蓣丸二方，皆防风、白术同用，亦皆治眩。薯蓣丸治眩见《千金方》、徐嗣伯十方说。黑散治眩，详本方下。其分量，防、术各十分，丸，防、术各六分，无如此汤方之重也。（《经方例释》）

日人谓：本方可认为是葛根汤中以葛根换防风，大枣换知母，再加白术、附子之方药。知母有滋润镇静之效，防风有发汗解热、镇静之能，白术能镇痛健胃利尿，附子能使新陈代谢旺盛，调整血行及镇痛。故本方与葛根加术附汤证相似，但以更虚及身体枯燥等为目标，用于关节风湿痛、神经痛等身体有枯燥症状者。

桂枝甘草龙骨牡蛎汤

龙骨、牡蛎主精神不守，故此方为诸虚惊之祖。仲景书中，柴胡加龙骨牡蛎汤治烦惊，桂枝去芍药加蜀漆龙骨牡蛎救逆汤治惊狂卧起不安，桂枝加龙骨牡蛎汤治失精梦交，故主治亦相近。要之，龙骨善入，牡蛎善软，欲其搜剔半里之邪故也。《外台秘要》以此去龙骨，加李根白皮一斤，桂用八两，名牡蛎奔豚汤，治奔豚气从少腹起撞胸，手足逆冷。盖奔豚之状，本云如事所惊，如人所恐，则亦治惊之引申义也。（《经方例释》）

桂枝加桂汤

此即桂枝汤而以加桂二两另立一方，于此见经方分量之例之严。桂枝

加芍药汤仿此。奔豚在肾,其道远,桂枝三两不足以发之,故用五两,以示在表易发,在里难发之例。(《经方例释》)

桂枝加芍药生姜人参新加汤

莫文泉曰:任分则权分,任专则权专,权分则功分,权专则功专。分者,我与人均;专者,人由我使。桂枝汤桂、芍俱三两,则桂自驱风,芍自敛汗,各不相假,所谓任分、权分而功分也。此方桂三两,芍四两,则芍能使桂,桂虽有驱风之能,亦不过以辛温善达之气,助芍药宣已痹之血,而不得独炫其长,所谓任专、权专而功专也。加生姜之义,可以类推。此论身疼痛在发汗后,显属汗后亡津、血气痹着之象。津血同类,故从血痹治。芍药、生姜皆治血痹,故独重其分。亡津,故加人参,与白虎加人参汤证义同。何以知此身疼痛为血痹也?以脉沉细知之。瓜蒌桂枝汤证亦云脉沉细,而其病由于亡津,以彼例此,昭然已。(《研经言》)

小建中汤

《内台方议》或问曰:建中汤方与桂枝汤同,只多胶饴,所主之病,全然不同,何也?答曰:桂枝汤中,桂枝、芍药等分,以芍药佐桂枝而治冲气也。建中汤中,芍药多半而桂枝减少,以桂枝佐芍药而益其营气也。是以大有不同。汪琥以上言犹为未尽。其义盖桂枝汤中以芍药佐桂枝,则辛甘相合,散而助表;建中汤中以桂枝佐芍药,则酸甘相合,敛而补中。能达此意,斯仲景制方之义无余蕴矣。

日人谓:本方一般用于太阴病或脾虚之证,患者多身体虚弱,容易疲劳,腹壁菲薄,腹直筋现于腹表并拘挛,脉或弦或芤。症状常有腹痛、心悸亢进、盗汗、衄血、梦遗、手足烦热、四肢倦怠疼痛感、口内干燥等,尿频数且多量。在急性热性病经过中,有时用此方,此时不必拘泥以上腹证。此方由桂枝、生姜、大枣、芍药、甘草、胶饴六味组成,即桂枝汤中芍药增量,更加胶饴,为一种滋养强壮剂。胶饴、大枣不仅有滋养强壮之效,与甘草配伍,可缓解急迫症状,与芍药配合,有治肌肉拘挛之效。桂枝与甘草配伍,可止上冲,镇心悸亢进。更加生姜健胃,可使药在胃中容易受纳,并有促进吸收之效。小建中汤在呕吐及急性炎症剧烈时不可使用。此方应用范围很广,尤多用于小儿虚弱、儿童夜尿症、夜啼轻症、慢性腹膜炎、小儿感冒、麻疹、肺炎等经过中或急性腹痛时。又于慢性腹膜炎之轻症、肺结核经过缓慢者、骨疽、关节炎、神经衰弱症等,亦可应用。在水泡性结膜炎、小儿肠疝、动脉硬化症、眼底有出血征象时用之，亦有时有效。

黄芪建中汤

此方与芪芍桂酒汤、黄芪桂枝五物汤、桂枝加黄芪汤并为芪、芍、桂三味同用，皆是风虚治法，而轻重不同。芪芍桂酒汤，芪五两，重于桂、芍五分之二，虚多风少也。以黄汗汗多，汗多则津亡，故虚多。汗多则邪泄，故风少。黄芪桂枝五物汤，芪三两，同于桂、芍，风虚相半也，以骨弱汗出逢风，故相半。桂枝加黄芪汤，芪二两，轻于桂、芍三分之一，风多虚少也。以黄家脉浮，当以汗解，故用芪之补托以助桂枝，宜少少用。此方芪一两半，轻于桂枝之半，芍药四分之三，非虚少风多之谓。盖佐胶饴以缓急，《内经》所谓脾欲缓，急食甘以缓之是也。然有风则血燥。血燥则急，少用芪者，亦未始非助桂去风之意。(《经方例释》)

日人谓：黄芪建中汤，即小建中汤加黄芪。如小建中汤证而虚损更甚时用之，或盗汗不止，或腹痛剧烈，或在痔瘘、痈疽、慢性淋疾、慢性中耳炎、流注脓疡、慢性溃疡等时用之。

当归建中汤

日人谓：当归建中汤，即小建中汤加当归，在女人下腹痛、子宫出血、月经痛、产后虚弱、自下腹至腰背有疼痛时用之。或不论男女，在神经痛、腰痛、慢性腹膜炎等时亦用之。当归有增血滋养、强壮镇痛之效。此方即小建中汤去胶饴，加当归。如衰弱甚时，仍可用胶饴。

有时运用黄芪建中汤与当归建中汤合方。即名芪归建中汤，可依证运用之。

当归四逆汤

莫文泉曰：《论》曰，手足厥寒，脉细欲绝者，当归四逆汤主之。此症比诸四逆略轻，所以改用当归者，在一细字上勘出。诸四逆皆脉微，无言细者，微、细虽皆亡阳脉，而微为无气，细为无血，其指不同。本论云：下之后复发汗，脉微细，以微自汗来亡阳，细自下来亡阴，以彼例此，细为血虚显然。《金匮》云：血虚而厥，厥而必冒，是厥固有生于血虚者。故必以当归温经，芍药治痹，而后血利。细辛开之，通草穿之，而后血流。其用桂枝者，取其散表寒也，方意如是。《论》又曰：下利，强下之，脉浮革，因而肠鸣者，属当归四逆汤。浮革亦血虚之脉，肠鸣亦血虚之因，又在利后，与此正足相参。此四逆症自属半表半里，《千金》谓：为阳邪内陷之治者得之。夫强下脉大，亦兼表耳。(《研经言》)

日人谓：本方可认为是当归建中汤之加减方，以手足冷、脉细小为目标用之。腹部呈虚满状，腹表虽有抵抗而腹底无力，腹直肌多拘急，手足厥冷，腹中有气体而疼痛，即古人所谓疝气痛者，用之有效。亦有时用于腹满腹鸣兼腹泻者，即属于太阴病之腹满。如平时慢性经过，里有寒时，可加吴茱萸、生姜，为当归四逆加吴茱萸生姜汤。

本方亦可认为当归建中汤中以木通、细辛换生姜之方剂，故利水效力显著，并有温里之作用。用于冻伤、坐骨神经痛、肠疝痛、慢性腹膜炎、子宫脱出、子宫及其附属器引起之腹痛等。

麻黄汤

汪琥曰：无汗不得服桂枝汤，以其中有芍药、姜、枣也。夫伤寒无汗为表实，表实者津液内固而不外泄，故禁用芍药以收敛津液，且使寒邪不得外散。津液既不得泄，更用姜、枣以升生脾胃中之津液，尤为无为。其用生姜固无害，若大枣则过于温补，恐非表实之证所宜。今麻黄汤内用桂枝者，以寒伤营。桂枝亦营中药，能通血脉而发散寒邪，兼佐麻黄而泻营卫中之邪实。盖风寒在表，营卫俱实，肌肤燎热，头痛项强，腰脊痛，骨节不利，恶寒无汗者，必须用之。其汤中用杏仁者，以利喘也；用甘草者，和营卫也。

又曰：不须啜粥，成注无解。《条辨》云：麻黄发汗，有专功之能，故不须啜粥之助。愚以寒伤于外，热郁于内，邪热气逆而发喘，其人本不能食，若强以稀粥与之，《缵论》所云，反增其剧也。斯仲景不须啜粥之意欤！

尤在泾曰：寒邪伤人阳气，郁而成热，皮肤闭而成实。麻黄轻以去实，辛以发阳气，温以散寒气。杏仁佐麻黄通肺气，使腠理开泄。王好古谓其为治卫实之药者，是也。然泄而不收，升而不降，桂枝、甘草虽以佐之，实监制之耳。东垣云：麻黄汤是阳经卫药也。开腠理使阳气伸泄，此药为卫实也。

莫文泉按：夫麻黄汤所以能发汗者，以有桂枝故。试以麻杏甘石汤例之。麻杏甘石汤治有汗而喘，麻黄汤治无汗而喘，二方治喘则同，而所异在石、桂二味。有石膏则宜于有汗，有桂枝则宜于无汗。足见麻黄之专主疏滞，不专主发汗，而桂枝有汗止汗、无汗发汗之说，不攻自破矣。

日人谓：本方用于太阳病之表热实证而里无变化者，目标为恶寒、发热、脉浮紧、发热兼关节痛、腰痛、喘咳等复合症状，首先应用于感冒、流行性感冒等。如服用本方适当时，身体觉有温感，恶寒去，发大汗，腰痛、诸关节痛、喘咳等均即消散。有时不发汗，尿量增而热退。但感冒而不恶寒，或脉弱而沉，或自然出汗时，均不可用。

此方能治诸关节痛，故用于关节风湿病之急性期。又因能治喘咳，故用于喘息，或用于乳儿鼻塞、哺乳困难，亦有效。但用于虚弱体质者，必须注意。

本方由麻黄、桂枝、杏仁、甘草四味组成。麻黄与桂枝协力，能扩张血管，旺盛血行，并有促进发汗作用。杏仁与麻黄协力，能治喘息。甘草协助治喘息，又能调和诸药。

大小青龙汤

尤在泾云：大青龙治风寒外壅而闭热于经者，小青龙治风寒外壅而伏饮于内者。夫热郁于经而不用石膏，汗为热隔，宁有能发之者乎！饮伏于内而不用姜、夏，邪与饮搏，宁有能散之者乎！其芍药、五味，不特靖逆气而安肺气，抑且制麻黄、姜、桂之势，使不相骛而相就，以成内外协济之功也。（《医学读书记》）

小青龙汤

凡外有风寒，内有痰饮，动而喘嗽者，此方主之。若内有痰饮、外无风寒者，麻、桂不得妄用。风寒在表而连肺，桂、芍、麻主之；痰饮在里而连肾，干、半、辛、味主之。后人内饮治肾、外饮治肺之说祖此。《经》于大青龙云：无少阴证者宜用。则小青龙汤为有少阴证矣，或为之证是也。故大青龙无干、半、辛、味，而小青龙有之，则干、半、辛、味，少阴治法也。溢饮并宜两方者，以渴暴多饮之水，或由上焦而半溢于肌表，于大方宜；或由上焦而半溢于中下焦，于小者宜。其必由上焦，则同上焦肺之部。故麻、桂从同而余药则异。夫表里俱病，必经于中，方中甘、半，未始不兼之。（《经方例释》）

日人谓：本方用于邪在表，心下有水毒者。由感冒引起宿疾的喘息性咳嗽，用此方有著效。其目标即有喘及呼吸迫促之咳嗽，泡沫水样之咯痰，不论有无发热，心下部当有抵抗，腹部较柔软，尿量多减少。本方亦用于急性浮肿，尤其心下部有痞塞感，兼喘咳时更为适宜。故在喘息性支气管炎、支气管喘息、百日咳、肺炎、湿性胸膜炎、肾病、急性肾炎、关节炎、结膜炎等时用之。有水分停滞的素质者，偶因感冒即诱发喘咳，或浮肿，或发生胸膜炎、肺炎、关节炎等时，用此方可治。方中桂枝、麻黄、细辛、干姜能使血行旺盛，除去瘀血，故能治喘息及浮肿。芍药能鼓动停滞之水毒，半夏利尿，五味子能治咳嗽。如症状剧烈而现烦躁时，可加石膏用之。

大青龙汤

日人谓：本方用于表实证而里有热，宜大发汗之病证，目标为恶寒发热、脉浮紧、筋骨痛。烦躁与麻黄汤证相比，病势更剧，至有烦躁状态，如此症状常见于流行性感冒初期，亦见于肺炎或其他急性热性病。本方由麻黄汤加石膏、生姜、大枣组成。麻黄汤已有发汗解毒之效，再加石膏，其效力更能增强。此乃古方药物配伍之妙，屡为临床所证实。生姜与大枣无特殊意义，与桂枝汤及小柴胡汤相同。本方不仅应用于热性病，在眼之急性炎症，自觉症状剧烈时用之，亦有减轻病势之效。此外，用于脑膜炎、急性关节炎、丹毒等。对于急性剧烈浮肿，用本方有时亦有效，但均以症状剧烈、甚觉痛苦为目标。其禁忌证为脉微弱及容易发汗之体质。

麻杏甘石汤

汗出而喘，无大热者，其邪不在经膂而在肺中，故非桂枝所能发。麻杏辛甘入肺，散邪气；肺被邪郁而生热，石膏辛寒，入肺除热气；甘草甘温安中气，且以助其散邪清热之用，乃肺藏邪气发喘之的剂也。（《医学读书记》）

莫文泉曰：此还魂汤加石膏也。法自麻黄、白虎二方合用来。以外无热，故用麻黄汤而去桂枝，以内无烦渴，故用白虎汤而去知母，各有精义。以此方视越婢，主治大同，但此喘则加杏仁，彼不喘自无杏仁。经方用药之例，其严如此。（《经方例释》）

日人谓：本方用于喘咳、发热、自汗、口渴等。与麻黄汤相比较，麻黄汤的热状有恶寒、发热而无自汗，此方发热一般不兼有恶寒，亦无剧烈高热，但常有自汗、口渴。喘咳为两者共同症状，而热状则不同，故此方于麻黄汤去桂枝而加石膏。石膏为清热剂，与麻黄、杏仁协力，能解热，治咳嗽、自汗；麻黄、杏仁能使血行旺盛，疏通水分停滞，并治喘咳；甘草能调和诸药，助其药效。此方应用于喘息性支气管炎、百日咳等，尤其在小儿为适宜，可用为小儿之感冒药。

麻黄附子细辛汤

按：此麻黄附子甘草汤去甘草加细辛也，为温散寒湿之方，但较重于彼。以其卫气为湿所困，不得发越，故加细辛以透之。细辛善透阻遏之气，故仲景于陈寒、二饮皆用之。气之阻遏者，则恶甘味之壅补，故去甘草。二方本自一法，但一则仅为寒湿在表，故无发热症，而不妨用甘草；一则重为寒湿所郁，故有发热症，而必用细辛之辛以透之。（《经方例释》）

日人谓：本方用于少阴病有表证者。虚弱者及老人之感冒、支气管炎用之。适应证为恶寒、微热、脉沉细、全身倦怠无力气、好横卧等。有以上症状如用此方，可去恶寒而恢复气力，诸症状即快愈。又虚弱者咳嗽，时时背部恶寒，有稀薄水样咯痰、尿稀薄且多量、脉沉细、贫血性无气力者，用之有著效。方中附子、细辛为温药，能使血行旺盛，身体生温感；麻黄能治恶寒发热，如麻黄汤、葛根汤中麻黄都是治疗实证；虚弱者脉沉细，无气力，故配以附子、细辛治之。脉浮紧者，病状发扬者，不可用。本方应用于虚弱者感冒、支气管炎。头部冷痛者，加防风、川芎用之有效。本方与桂枝云芍药汤合方，名为桂姜枣黄辛附汤。加配桂枝，能增强温剂作用；加配甘草、生姜、大枣，能调和药性。与麻黄附子细辛汤在同样情形下用之，又应用于肺结核末期之消耗热、半身不遂、浮肿、乳癌、班替氏病、慢性蓄脓症、皮肤恶性肿瘤等。

越婢加半夏汤

此方加半夏者，与小青龙汤加石膏同法。彼方治咳，上气、喘烦躁、脉浮，与此主治相似，俱为胃热犯肺之病。小青龙方中有半夏而无石膏，越婢方中有石膏而无半夏。观二方加法，则胃热犯肺者之治，当半夏、石膏并用也。竹叶石膏汤证虚烦气逆，半夏、石膏并用。徐大椿说：此方与小青龙加石膏汤为治喘之主方。泉谓：肺受风寒而喘者，麻黄、杏仁并用，治在肺；受胃热而喘者，半夏、石膏并用，治在胃。又皆卫分之治法也。厚朴麻黄汤麻、杏、半、石合用，是肺分既受风寒，复受胃热者之治法。凡欲穷经方，必合数方以治一方，始了然于圣人用意之精矣。又《局方》玉真丸以石、半合硫、硝，治肾厥之头痛，亦平胃之意，故亦用石、半，其硫、硝特因肾有大寒故也。（《经方例释》）

麻杏苡甘汤

日人谓：此方能治风湿性疼痛，故应用于肌肉风湿症、关节风湿病、发热诸肌痛、关节痛者，用之为宜，适合于症状稍缓慢者。方中麻黄、杏仁能使血行旺盛，驱逐风湿性病毒；薏苡仁有疏通停滞之效，与麻黄、杏仁协力，能驱除肌肉及关节中之病毒；甘草能调和诸药，并缓解疼痛。本方应用于肌肉风湿症、关节风湿病，此外亦用于疣赘、手掌角化症等，因薏苡仁能除疣赘，改善皮肤营养。

越婢汤

日人谓：麻黄剂中，有时麻黄与桂枝配合一起，有时不用桂枝。两者配一起之麻黄汤、葛根汤、大青龙汤等，有发汗作用，用于汗不出者，自汗者不可用。但越婢汤、麻杏甘石汤有麻黄，无桂枝，而配以石膏，故用于不恶寒发热，而有口渴、多汗之表邪证。

本方即麻杏甘石汤中去杏仁，加配大枣、生姜之方剂，治喘鸣效果虽不如麻杏甘石汤，但消浮肿、通尿利之效果却占优势。故本方用于肾炎初期浮肿、脚气浮肿等有效。

越婢加术汤

按：术、石并用者，为《本事方》苍术、白虎之祖。古人用术不分苍、白也。术、麻并用者，与麻黄加术汤同意；术、姜并用者，与茯苓泽泻汤同意。(《经方例释》)

日人谓：越婢加术汤乃越婢汤加苍术之方剂，消浮肿去疼痛之力强，故用于有越婢汤证而水毒现象严重者。

葛根汤

日人谓：本方善治感冒，但它治疗感冒有一定时期与一定的适应证。

用于感冒，应以太阳病而具下述复合症状为主，即恶寒发热，脉浮而紧张，容易触知项部、肩背部强急等。此所谓恶寒，指身体经常感觉寒冷，与一定时才感恶寒者必须区别。本方虽为感冒方剂，如不出现以上复合症状，亦不应用。反之，即非感冒，如出现前述复合症状时，亦为本方之适应。因此本方应用于以下诸证：

(一) 结肠炎、赤痢之初期，恶寒发热，脉浮紧。此时用本方能解恶寒，同时下痢及里急后重亦可缓解。

（二）本方能治项背部强急，与此关联，能使上部炎症轻快，故用于眼耳鼻之炎症，即结膜炎、角膜炎、中耳炎、蓄脓症、鼻炎等。此时恶寒发热不一定重要，必须参照脉状。

（三）此外，肩部发酸、肩胛部神经痛、化脓性炎（症）初期、荨麻疹等，亦可用之。

本方如用于胃肠虚弱者，有时发生恶心、食欲不振等。本方配合，即桂枝汤加麻黄、葛根，因加配麻黄，故较桂枝汤能扩张血管，旺盛血行，发汗力亦较强。葛根有缓解项背部强急之效。

厚朴麻黄汤

此以麻杏石甘汤去甘草，加朴、麦、半三味，治上气喉鸣。其用小麦者，与甘麦大枣汤同，为润燥之法；而与朴并用者，盖此咳是肺气燥逆所致，与喘家朴、杏同用例合。若不咳者，只须如此，为心肺同治之法也。若咳者，则入五味、姜、辛，仲景小柴胡汤之旧例也。以《外台》法参看，故知之。石、半同用，竹叶石膏汤之法也，与小青龙加石膏、越婢汤加半夏之治咳逆意同。六味中朴、麦一类，麻、杏一类，石、半一类，而后半方三味又一类也。或当朴、杏一类，如喘家作桂枝之例；麻、半一类，如心下悸之例；石、麦一类，如千金竹叶汤治烦之例。其法又以大青龙合小青龙。麻、杏、石自大青龙来，治太阳也。干、半、辛、味自小青龙来，治少阴也。其朴、麦则新加以治水饮之上泛，脉之浮，其以此欤！《外台》引必咳小麦汤，用小麦一升，朴四两，参、姜、甘、苓、茹七味治呕吐，亦取其平逆也。（《经方例释》）

续命汤（《金匮要略》附方）

以有不收持症，故加参、姜。不仁属血，不收属气也。大建中汤以参、姜治气逆不收，姜连苓参汤以参、姜治气泻不收，皆与此可参。所以以大青龙合理中者，风病至不收不仁，是邪乘太过而急，正气不足以摄之，而反见缓象。故既以大青龙治其外，复以此理中固其中，然芎、归犹是行动之剂，病势至此而欲补犹行，于此可悟处诊之诀矣！（《经方例释》）

日人谓：本方与大青龙汤相似，用于血虚证者，亦用于表证而里热且血液失去滋润有枯燥状者，故以脉浮大、头疼、喘鸣、体痛、麻痹、拘急、口渴等为目标。本方乃大青龙汤中以干姜代替生姜，以当归、人参、川芎强壮补血滋润药物代替大枣之方剂，故其应用可参照大青龙汤。如由于脑溢血所发生之半身不遂、言语障碍等可用。此方多用于发病初期，经过年久者使用之机会较少。亦用于神经痛、关节炎、喘息、支气管炎、肾炎及肾病有浮肿者。

麻黄升麻汤

　　此肺痿、厥、利合治之专方。麻黄发汗为君，升麻、当归并用，为化脓行血之法。阳毒升麻汤证亦咽喉痛，唾脓血，亦升麻、当归并用。彼升麻二两，当归一两，以阳毒毒盛，故升重于归也。赤豆当归散证亦有脓，故亦用当归；无咽喉症，故不用升麻。黄芩、葳蕤、知母三味相合，为清热生津除烦之法，《千金》《外台》诸治消渴方皆祖此。石膏、麦冬并用，为生津之法。《千金》《外台》诸治虚烦方皆祖此，本论竹叶石膏汤同法。甘草、干姜并用，为治厥逆之法，亦因大下故也，本论有专方。茯苓、白术并用，为治泄利之法。真武汤证亦下利，亦用苓、术、桂枝、芍药并用，为和表之法。论为厥逆泄利，是厥利也；咽喉不利，唾脓血，是肺痿也。二症并见，故作此法。若但肺痿、无厥利者，当去甘、姜、苓、术，乃为肺痿之专方。又此方以肾着汤为本者，以此泄利由误治来，乃最要也。合而言之，一方备诸方之用。麻、桂发表，升、归排脓，苓、芍和血，葳、麦润燥，知、膏除热，苓、术治湿，姜、甘治利，分七类以比之，病杂而药亦杂，真神技也。为六经合治之法。(《经方例释》)

麻黄附子甘草汤

　　此温散寒邪之专方，凡附子，炮补、生散，通例如此。(《经方例释》)

小柴胡汤

　　日人谓：此方为治疗少阳病之代表方剂。其适应证如下：首先，发热状态为弛张热、间歇热、日晡潮热，多在发热以先兼有恶寒。次在胸胁部有充塞压迫感出现，所谓胸胁苦满现象。他觉症状，心下部顺沿左右肋骨弓抵抗增加。此外，有口苦、咽干、舌苔、食欲不振、心烦、恶心呕吐等。此方亦以某种体质为目标用之。适应小柴胡汤之体质，大抵为筋骨体质，容易患结核，脉有力，腹部相当紧张，胸胁苦满，上腹角一般多狭窄。但脉微弱，腹部菲薄、丝毫无力者，用此方不适宜。小柴胡汤对于适应体质，几为万病之良药。由于用本方能将痊愈机能发挥至最高度，故应用范围极广。例如感冒、咽喉炎、腮腺炎、各种急性热性病、肺炎、支气管炎、胸膜炎、肺结核、淋巴腺结核、胃肠炎、腹膜炎等。方中柴胡、黄芩特别对胸胁部有消炎解热疏通之效。半夏、生姜可抑止恶心呕吐，增进食欲，并对柴胡、黄芩有协力作用。人参与甘草、大枣可增进胃机能，缓解胸胁部充塞感。本方禁忌证已如前述，即脉、腹均软弱而无力者。如用此方不适当，服药后可能体温上升，全身倦怠，有不快感，食欲不振等。

大柴胡汤

莫文泉按：此小柴胡去人参、甘草，合枳实芍药散方也。以人参、甘草味甘，甘者令人中满，非除满实者所宜，故经方以用甘草为定例，独至攻下之剂罕有用甘草者，况人参为尤补乎。《外台》卷一集验方有加知母、葽蕤二味用之者。（《经方例释》）

日人谓：本方用于少阳病将转阳明病，而偏于实证者，一切症状均较小柴胡汤证为剧。尤其恶心呕吐严重，胸胁心下之郁窒感亦剧烈，舌多干燥、有黄苔等。体质较小柴胡汤证更充实肥满，脉、腹均更有力，上腹角宽广，腹肌紧张，并易便秘。在处方上与小柴胡汤比较，生姜量较多，乃因恶心呕吐剧烈之故。枳实为苦味健胃药，与芍药能驱除心下部紧张及郁塞感。大黄能将热诱导至肠管，并有泻下之力。大柴胡汤中无人参、甘草，此则用大黄、芍药、枳实之苦味以强力击破心下郁塞，故减轻缓和剂之配合。本方之应用，与小柴胡汤相同。此外，在神经衰弱、喘息、脚气、痢疾、胆石、黄疸、癫痫、高血压症、脑溢血等时，亦可用之。

柴胡加龙骨牡蛎汤

日人谓：本方如大小柴胡汤证，心下部有膨满感，在腹部尤其脐上部有动悸上冲，心悸亢进，失眠，烦闷易惊，甚者有狂乱痉挛症状时用之，多便秘及尿量减少。方中柴胡、黄芩主要作用于胸胁部，有解热疏通镇静之效；龙骨、牡蛎有镇静作用，能治胸腹跳动、心悸亢进、失眠惊狂等神经症状；桂枝治上冲，茯苓能利尿，与半夏协同，能去胃内停水；伏苓又与龙骨牡蛎协同，能治心悸亢进；大枣、生姜能调和诸药，加强药效；大黄能疏通肠管，且有消炎镇静作用。此方应用于神经衰弱症、癔病、神经性心悸亢进症、阴痿症、癫痫、动脉硬化症、脑溢血、慢性肾炎、心脏瓣膜病、小儿夜啼症、老人慢性关节风湿病、火伤后发热等。

【锄云按】《伤寒论》本方有人参、铅丹。

柴胡桂枝干姜汤

日人谓：此方亦如柴胡加龙骨牡蛎汤，用于体力衰弱，脉、腹均无力者。患者一般有贫血症，心悸亢进，呼吸迫促，口干，或如疟疾寒热交作，或干咳，头汗，盗汗，便软，尿利有减少倾向者用此方。本方证之舌症状不定，有白苔或乳头消失，如脱皮发红，亦有舌无变化者。方中柴胡、黄芩主要作用于胸胁部，有解热疏通镇静之效；栝楼根能滋润止渴镇咳；牡蛎有镇静作用，与桂枝协同，能治胸腹跳动，并制止盗汗；干姜为温药，能鼓舞增进组织机能；甘草能调和诸药，且有健胃作用。故本方应用于各种热性病、肺炎、肺结核、胸膜炎、腹膜炎、疟疾或疟疾样疾患、神经衰弱、经血病、失眠症、神经性心悸亢进症、脚气等。方中之栝楼根必须用栝楼之根，不可用土瓜根。

三物黄芩汤

日人谓：本方乃治血热之方剂，手足烦热与头痛为其目标，多伴有口渴或口干。此方有时与小柴胡汤证相似，但小柴胡汤证之手足温暖者有时与烦热难以区别，尤与胸胁苦满不显著者区别更难，所以三物黄芩汤证有时以小柴胡汤加地黄当之。

本方由地黄、黄芩、苦参三味组成。地黄能滋润补血，和解血热，黄芩能消炎健胃，苦参有解热、利尿、杀虫之效。

根据以上目标，本方可用于产褥热、肺结核、失眠、皮肤病、口内炎等。

四逆散

四逆散治寒湿痹于胸中，上焦不开，致成四逆者。故多用荡涤破积之药，四味皆苦寒者。经曰：攻里不远寒，是也。成氏谓热邪传入少阴，果尔则加减法中何以反用姜、附、桂、薤等热物耶？其误明矣！此方之制，截取大柴胡之半，加甘草为之。以腹痛，故去黄芩；以不呕，故去半夏、生姜；以泄利，故去大黄。是此方乃大柴胡之减法也。《局方》以此去枳，加归、芩、术，为逍遥散，治抑郁不乐。又《局方》黑地黄丸以五味子、干姜二味同术、地用。《外台》以此合栀豉汤，名薤白汤，治伤寒下痢如烂肉汁，赤白带下（《经方例释》）。

日人谓：本方是较大柴胡汤证稍虚，较小柴胡汤证稍实，位于二者中间之方剂。腹证有胸胁苦满，腹直肌在季胁下有拘急，或在柴胡证手足厥冷，或所谓之亢进者，均能治之。

本方由柴胡、芍药、枳实、甘草四味组成。乃大柴胡汤中去黄芩、半夏、大黄、生姜、大枣，而加入甘草，故在无呕吐、便秘症状，而有急迫性心下痛时用之。

本方使用应参照大柴胡汤与小柴胡汤，有时用于胆囊炎、胆石症、胃炎、胃溃疡、鼻炎等。

柴胡加芒硝大黄桑螵蛸汤

此柴胡加芒硝汤，复加大黄、桑螵蛸也。方中诸药各具分量，既不同小柴胡汤原方，又不同柴胡加芒硝汤。本方于诸加法方中别是一法。盖古人用方，皆无一定分量，当是临证酌夺耳！仲景三书，虽俱注定分量，当亦是专取其症之宜用是分量者也。若症减，则分量亦当减，理固如是。观仲景之用桂枝汤或加桂为五两，或倍芍为六两，或加芍、姜为各四两，或去其一味为四味，或加一味为六味。其大方如小柴胡、小青龙、真武、理中、通脉诸方，俱有加减。是药味且可多之少之，况分量乎！观于此方，盖益信矣！此症胸胁满而呕，微利则小便不利可知。利不可止，而小便不利则当通。桑螵蛸温养肾水，于小便利者能止之，如《千金翼》以桑螵蛸一味治妇人遗尿是也。于小便不利者能利之，如《圣惠》以此味合黄芩，治小便不通，《产书》以一味治妇人转胞，小便不通，及此经是也。《圣惠》螵、芩同用，取此。《本经》桑螵蛸咸甘平，主伤中疝瘕，阴痿，益精生子，女子血闭腰痛，通五淋，利小便水道。此经所本也，而利小便者宗之。《别录》治遗尿，甄权止小便利，此《千金翼》所本也，而止小便者宗之。要之不利为涩，利者为虚，唯温养肾气者能使涩者润而利，利者暖而节也。(《经方例释》)

四逆汤

日人谓：此方用于新陈代谢机能极衰弱时，有振兴机能之效。故本方证患者之脉为微脉或迟脉，四肢厥冷，往往有下利、呕吐等症状。但有里寒外热时，脉浮沉迟。本方由甘草、干姜、附子三味组成，可认为甘草干姜汤加附子。因附子对于新陈代谢机能衰弱有显著兴奋之效，故在有甘草干姜汤之证而新陈代谢机能甚衰弱时用之。因本方能增进新陈代谢机能，是以在发扬性各病症，均禁忌使用。如有以上证候，不论何病皆用此，尤其在因误治而出现变症时，多应用本方。

四逆加人参汤

日人谓：即四逆汤加人参之处方。如四逆汤之证，疲劳异常，有体液缺乏症状者用之。

茯苓四逆汤

日人谓：即四逆加人参汤再加茯苓之处方。如四逆加人参汤再有烦躁、心悸亢进、浮肿等症状时用之。

通脉四逆汤

莫文泉按：此与四逆汤药味同，而干姜特倍之，故主治异。四逆证里寒而外亦恶寒，阳气虽虚而不大甚，故制轻。通脉证里寒而外有热，为阴盛格阳于外，阳气将脱，危亡立见，故制重。且干姜主里寒，附子生者主外寒，四逆证外内皆寒，故姜重于附，而甘又重于姜；通脉证里寒而外热，故姜重于附，而甘转轻于姜。且据干姜下云，强人可四两，是四逆以甘草为君，而通脉以干姜为君，二方之别以此。(《经方例释》)

天雄散

莫文泉曰：《金匮》天雄散有方无论，近人不得其说，或疑为后人所附。《外台》于失精候引《要略》：夫失精家，少腹弦急，阴头寒，目眩发落为证，又复引范汪天雄散隶之。检《范汪方》，较此只少龙骨一味，而注中引张文仲有龙骨，是天雄散实失精之专方也，但必寒湿致痿者宜之。湿令人痿，故以天雄之长于治湿治之。三建之别，附子主寒为多，乌头主风为多，天雄主经为多，细绎《本经》自知。(《经方例释》)

白通四逆

尤在泾曰：白通、四逆，俱用姜附，俱为扶阳抑阴之剂。而白通意在通阳，故用葱白，凡厥而下利脉微者用之。四逆意在救里，故用甘草，凡厥而清谷不止者用之。若通脉四逆则进而从阳，以收外散之热，白通加人尿猪胆汁则退而就阴，以去格拒之寒也。(《医学读书记》)

干姜附子汤

莫文泉按：此方姜倍于附而附用生，乃表里俱虚寒之治法也。干姜温胃，附子散寒。仲景于误下后亡其胃阳者，多用干姜；于误汗后亡其卫阳者，多用附子。特补卫之附炮，而泄卫之附生，以此为别。此症昼剧夜差，是里虚甚于表虚，而表分犹带寒邪，故制方如此。其烦躁者，正以卫虚，被寒所抑，而不能自振也，生附所以托之。（《经方例释》）

白通加人尿猪胆汁汤

莫文泉按：用尿、胆者，取咸入肾，善走骨之义。凡引火归原，无过人尿；直透骨髓，无过胆汁。白通、葱白与生附同为发散少阴之用，犹恐寒邪已深入里，葱、附不足以达，故取咸苦相济以泄而渗之，所以搜剔少阴部中邪藏之处者至矣。此方义奥如此，注家仅以为热药为寒病所拒，以同气相求之法诱之，非也。不然《纲目》五十录《拾遗方》有治瘦病咳嗽者，用猪胆和人尿、姜汁、橘皮、诃子皮同煮饮，彼症无厥逆，并无格拒之足虑，何用尿、胆相和乎！（《经方例释》）

黄土汤

土、胶并用，为近世土炒阿胶成珠之所本。盖以血分有湿，脾土虚弱，故于温补法中兼清滋也。《经》但云灶中黄土，不言灶心黄土，是凡在灶中者皆是。后世用伏龙肝，义实祖此。胶、地并用者，取之复脉汤；胶、苓并用者，取之黄连阿胶汤。术、地并用，为《局方》黑地黄丸之祖。《御药院方》土蒸地黄法取此。（《经方例释》）

附子汤

莫文泉按：此真武去姜，加参。以不吐，故去姜；以津虚，故用参。此外，附、芍一类，苓、术一类。以恶寒体痛，故用附、芍，以脉沉肢寒，故用苓、术，为后世四君子汤之祖。术附汤证身体疼痛，与此亦合。况此方附重于芍，术重于苓，合之正是术附合用法。其不言小便不利而用苓者，以口中和、脉沉，皆是湿象故也。于此可悟，此方为寒湿搏于津液之治法。

日人谓：本方即真武汤去生姜，加人参。以恶寒、手足寒冷为适应证，与真武汤相同。但此方少用于腹泻，却用于身体疼痛、关节痛等，脉多沉。方中之人参与白术、附子配合，有治疼痛之效。在神经痛、风湿病、急性热性病经过中，有时用此方。

附子粳米汤

此与麦门冬汤、竹叶石膏汤三方皆主气逆，故并以半夏为主。麦门冬汤治虚气逆，竹叶石膏汤治热气逆，此方治寒气逆，三方分际如此。(《经方例释》)

日人谓：此方适应证与大建中汤同，腹部觉寒冷、疼痛剧烈时用之。但大建中汤治蠕动不安之疼痛，此方治腹中雷鸣之疼痛。呕吐与大建中汤相同，或有或无。

此方由附子、半夏、甘草、大枣、粳米五味组成。附子较干姜为更高度之温性刺激药，具有镇痛效力；半夏、粳米可抑止呕吐；甘草、大枣可治急迫症状，与附子配伍，有缓解疼痛之效。此方应用于肠疝痛、胃痉挛、腹膜炎等。半夏、附子同用是非常性的配伍，故其力特大。

乌头汤

此治寒入骨节之主方，不独治历节脚气也。凡疼痛不可屈伸者，皆宜之。麻黄、黄芪并用实始于此。(《经方例释》)

真武汤

谭道藩曰：《金鉴》注云，大汗出仍热不解者，阳亡于外也；心下悸，筑筑然动，阳虚不能内守也；头眩者，头眩眼黑，阳微气不能升也；身瞤动者，蠕蠕然瞤动，阳微液涸，失养于经也；振，耸动也，振振欲僻地者，耸动不已，不能兴起，欲堕于地，阳虚气力不能支也。此释唯以阳亡、阳虚、阳微液涸等一类义理言之，不知正虚之中，必有邪实。学者遵守此训，辄用补药蛮补正虚邪实之病，致成终身痼疾，常害人而不自知其误者，不可胜计。论谓太阳病脉浮，头项强痛而恶寒，此为轻微风寒所伤，不宜重剂发汗。发汗不解，其人仍兼发热者，汗虚表阳，则表虚邪恋，表阳力微，仅能抗邪发热，不能驱邪外出也。心下悸者，汗虚胸阳，寒饮聚于心下，胸阳欲降，阻于寒饮，不能遂降，而冲动于心下也。头眩者，心阳阻于寒饮，逆升于上，而乱窜于头目间，则头晕目眩也。身动瞤者，汗虚胃阳，寒湿滞于肌肉间，郁遏胃阳，欲通不通，则肌肉自动也。振振欲擗地者，汗亡胃阳，寒饮凝聚于骨节间，郁遏肾阳，欲通不通，振振战动，欲擗入地内以求静也。(《中医学原理》)

莫文泉曰：此桂枝去桂加苓术汤，去甘、枣加附子也。以其症属寒湿，故加附子，又以其腹痛，故附、芍并用。四逆汤加减曰，腹中痛加附子，柴胡汤加减曰，腹中痛加芍药是也。以小便不利，故加茯苓，柴胡汤加减曰，小便不利者加茯苓是也。以吐利，故加生姜，理中汤加减曰，吐多者加生姜是也。以沉重疼痛，故用术。《经云》：湿家身烦痛，可与麻黄汤加术四两是也。苓、术一类，芍、附一类，附、姜一类，井然有条。然苓、芍、附皆在可去之列，独术、姜不去，姜又重于术。凡水气津液因寒所郁而成者，以姜辛散寒、术甘胜水，故姜为君而术为臣，为诸治寒湿者之祖方。姜、苓并用，与茯苓甘草汤治水同。又姜、术既为此方不去之品，则以治沉重疼痛为要。当从《外台》，术亦三两，是成氏君苓误也。（《经方例释》）

日人谓：本方有少阴病葛根汤之称，应用甚广，原名玄武汤，治新陈代谢衰弱而水气滞留于胃肠，或腹痛下利，目眩，心悸亢进等。以腹部软弱之故，常因气体而膨胀，脉沉微或浮弱，异常倦怠，手足易冷，恶寒，一般缺乏生气等为适应证。此时下利多为水样便，无里急后重。舌苔薄白或淡黑，或如脱皮而呈红色。此方由茯苓、芍药、白术、附子、生姜五味组成。附子与生姜能促进新陈代谢，温暖身体，赋予元气；茯苓、白术调整体液分泌，消散胃肠停水，治下利，目眩，心悸亢进；芍药能调整胃肠机能。故此方有时用于胃肠虚弱症、慢性肠炎、肠结核、慢性肾炎、脑溢血、脊髓疾患之运动或知觉麻痹及急性热性病经过中。

泻心诸汤

伤寒下后，心下满而不痛者为痞，半夏泻心汤主之。盖客邪内陷，既不可从汗泄，而痞不实，又不可从下夺，故唯半夏、干姜之辛能散其结，苓、连之苦能泄其满。然其所以泄散者，虽药之能，而实胃气之使也。此用人参、甘草者，非以下后中伤，故以益气而助其能耶！

甘草泻心、生姜泻心，虽同为治痞之剂，而生姜泻心意在胃中不和，故加辛温以和胃，甘草泻心意在下利不止与客气上逆，故不欲人参之增气，而须甘草之安中也。

大黄黄连泻心汤，治伤寒汗下后，心下痞，按之濡，其脉关上浮者。成氏云：此虚热也，与大黄、黄连以导其虚热。

【按】成氏所谓虚热者，对燥屎而言也。盖邪热入里，与糟粕相结则为实热，不与糟粕相结则为虚热，非阴虚、阳虚之谓。本方以大黄、黄连为剂，而不用枳、朴等药者，盖以泄热，非所以荡实热也。（《中医原理

学》)

半夏泻心汤

成注：凡陷胸汤，攻结也；泻心汤，攻痞也。气结而不散，壅而不通，为结胸，陷胸汤为直达之剂。塞而不通，否而不分，为痞，泻心汤为分解之剂，所以谓之泻心者，谓泻心下之邪也。痞与结胸有高下焉。结胸者，邪结在胸中，故治结胸，曰陷胸汤。痞者，留邪在心下，故治痞，曰泻心汤。黄连味苦寒，黄芩味苦寒。《内经》曰：苦先入心，以苦泻之。泻心者，必以苦为主，是以黄连为君，黄芩为臣，以降阳而升阴也。半夏味辛温，干姜味辛热。《内经》曰：辛走气，辛以散之。散痞者必以辛为助，故以半夏、干姜为佐，以分阴而行阳也。甘草味甘平，大枣味甘温，人参味甘温，阴阳不交曰痞，上下不通为满，欲通上下、交阴阳，必和其中。所谓中者，脾胃是也。脾不足者，以甘补之，故用人参、甘草、大枣为使，以补脾而和中。中气得和，上下得通，阴阳得位，水升火降，则痞消热已而大汗解矣。

泉按：方既以半夏主名，则当君半夏，以生姜泻心、甘草泻心二方例之可见。成君黄连，盖误。（《经方例释》）

日人谓：此方适应证为心下痞塞、恶心呕吐、食欲不振等。他觉的为心下部增加抵抗，常兼有胃内停水、腹中雷鸣下利、白苔等。方中半夏能去胃内停水，制止呕吐；黄连、黄芩能消散胃肠之炎症，并为苦味剂，有消炎健胃之效；人参、干姜能使胃肠血行良好，促进机能恢复；甘草、大枣能调和各药，强化其协同作用。本方虽与黄连汤相似，但有不同之点，即黄连汤以腹痛为主证之一，或有腹部压痛；本方之证虽亦有腹痛及腹部压痛，但不如黄连汤证痛时之经常性，且其程度轻微。在黄连汤证，舌苔明显，而本方证则多无舌苔。本方在胃炎、肠炎时用之，加减方有生姜泻心汤、甘草泻心汤。

甘草泻心汤

成注：前以汗后胃虚，是外伤阳气，故加生姜；此以下后胃虚，是内损阴气，故加甘草。

莫文泉按：生姜泻心汤证，《经》云胃中不和，不和是夹实，故加生姜以散之。甘草泻心证，《经》云胃中虚，虚则急而逆，故加甘草以缓之。人参补虚，有者是也。（《经方例释》）

日人谓：嗳、喘息、百日咳、妊娠剧吐及浮肿等，如前所述，以某种病的全身状态（此即半夏厚朴汤证）为基本出现时，应用之。

此方为半夏泻心汤中增甘草剂量之方剂。半夏泻心汤证有腹中雷鸣，不消化，下利而心烦及精神不安者用之。增加甘草，因其能缓和急迫症状，解除心烦及精神不安。本方应用于胃肠炎、产后下利、口内糜烂、神经衰弱、失眠症等。

生姜泻心汤

此半夏泻心汤减干姜，加生姜为君也。以加生姜，故减干姜。（《经方例释》）

日人谓：方剂应用目标：为半夏泻心汤证，有噫气食臭、腹中雷鸣、下利等。此等症状乃因胃肠内发酵旺盛，故加生姜以制之。本方应用于胃肠炎、发酵性下利、过酸症、胃扩张等。

三黄泻心汤

日人谓：此方在所谓有上冲倾向、颜面潮红、精神不安、脉有力而容易便秘等时用之。腹诊时表面柔软而有底力，并有时觉心下痞硬。此方由大黄、黄芩、黄连三味组成。大黄不仅有泻下之效，与黄芩、黄连配合时，亦有消散炎症充血之功。单与黄芩或黄连配合时，能解除心下部痞塞感。在脑充血、脑溢血发作之后，或发作后经过相当日数，亦多宜用之。又亦有时在刀伤或其他出血、惊恐不安时，顿服之，有安神止血之效。又咯血、吐血、衄血，并有时于子宫出血、痔出血等亦用之。但如出血过久，已有贫血状态及脉微弱者，不可使用。已诊断为动脉硬化症、血压亢进症等，继续不安，因此有失眠症者，有时宜用之。此外，在皮肤病、眼病、癫痫、精神病、因经血不调之上冲、更年期症状、火伤等时，亦广泛应用之。

附子泻心汤

日人谓：为三黄泻心汤加附子之方剂。有三黄泻心汤之证，以恶寒为主证者用之。古人曰：泻心汤证之思眠甚者，在饮食或用药中能睡，手尖微冷，宜用附子泻心汤。此可作参考。

黄连汤

此风寒在半表里间而将又下陷者。以在半表里，故不分风寒，而混称邪气，古人称谓之例如此。胸中热，半表也；腹中痛，是邪气下陷；欲呕吐，是胃尚能拒邪。故既以桂枝治表，黄连、干姜和胃，而复以人参、甘草填中，以助其拒，而不使陷。方义之精如此。而黄连、半夏并用，合小陷胸法，又借以荡涤胸胃；干姜、人参并用，合大半夏及半夏人参汤法，往复回环，妙难言尽。（《经方例释》）日人谓：本方适应证为胃部停滞，压重感，食欲不振，恶心呕吐，腹痛，口臭，舌苔等。即在急性胃炎时常有之复合症状，便秘或下痢，心下部有抵抗，上腹部或脐旁常证明有压痛，舌苔黄色湿润，前部菲薄，后部较厚。方中黄连、人参能消炎健胃，半夏能制止恶心呕吐，桂枝、干姜为温药，能缓解腹痛，甘草、大枣能促进胃肠机能之恢复。故本方应用于感冒或热病之胃炎，伤食之胃炎，过酸症腹痛强烈等。有本方之证而便秘者，加大黄，兼水泻性下利者，加茯苓用之。

炙甘草汤

地黄为君，《本经》地黄主络脉绝伤。此方君地黄，故名复脉。《本经》麦冬、麻仁亦皆主续绝伤，是以三味并能复脉，故以麦、麻佐地黄为用也。此方人参、阿胶同用，后世人参阿胶汤取此，为正虚而风寒未净之专方。徐氏《轨范》谓治血脉空竭，方义未周匝。成本名炙甘草汤，以甘草主方名，非全书通例。凡方药多而专取一药名方者，皆其主药。此方甘草四两，止得地黄四分之一，不应反得主名也。或仲景另有炙甘草汤而逸，后人误以此方当之耳。

《证类》引《伤寒类要》云：治伤寒脉结代、心动悸方。甘草二两，水三升，煮取升半，服七合，日二。然则程本之误可知矣！据《类要》，即用少阴篇甘草汤方也。彼所据是古本，可从。且《玉函》次方以论文先后为次，而甘草汤即次炙甘草汤之后，疑经文本当云：伤寒脉结代，心动悸，炙甘草汤主之，复脉汤亦主之，且二方恒可并治。《外台》卷十录仲景《伤寒论》云：肺痿涎唾多，心中温温液液者，炙甘草汤主之（即复脉汤），录《千金》云：肺痿，涎唾多，心中温温液液者，甘草汤主之（即甘草一味者）。以彼同病异方，与此《类要》相符，正二方同用之证。温温液液，即《说文》煴煴郁郁之声，借将作心悸之兆，虚逆上炎也。（《经方例释》）

日人谓：此方以心悸亢进（或有脉结代者），营养衰退，皮肤枯燥，容易疲劳，手足烦热，口干，大便秘结等为适应证。但胃肠虚弱，食欲衰退有下利倾向者，不可用。方中地黄、麦门冬、阿胶有滋润清凉之效，滋润枯燥，提高营养，并能解除烦热，间接地有强心作用；麻子仁滋润肠壁，有缓下作用；人参、桂枝、甘草有强心健胃效能；大枣、生姜能调和诸药，促进吸收。故本方应用于心脏病、产褥热、肺结核、喉头结核等。

甘麦大枣汤

此为清心方之祖，不独脏燥宜之。凡盗汗、自汗皆可用。《素问》：麦为心谷；《千金》曰：麦养心气。(《经方例释》)

日人谓：此方能镇静神经过度兴奋，并有缓解各种痉挛症状之效。对妇人多效，对男子偶效。最常用于癔病、神经衰弱症。患者无故悲痛、哭涕，不能安眠，甚者昏迷，或发生惊狂症状，或在癫、神经病等猛烈发作，几无间断之剧症，用之有奇效。两腹直肌多拘挛如板状，但亦有软弱者。方中甘草、大枣为缓和剂，能缓解异常紧迫之肌痉挛、神经兴奋疼痛等；小麦亦有缓和镇静之效，尤可缓和脑神经之异常兴奋。根据上述适应证，此方应用于癔病、神经衰弱、小儿夜啼症、失眠、癫痫、舞蹈症、精神病、胃痉挛、子宫痉挛、痉挛性咳嗽、因蛔虫之腹痛呕吐等。

甘草汤

日人谓：本方仅甘草一味，以缓解各种急迫症状为目的。在炎症肿胀等症状轻而咽痛甚，频发咳嗽时用之，有时收意外之效。例如在急性咽喉炎，胃痉挛，反射性咳嗽等时可用，或在痔核、脱肛等疼痛剧烈时，用本方煎汁，施行温敷，有镇痛之效。

甘草干姜汤

《经方通例》凡经误下者，皆用干姜，不独治烦吐也。

日人谓：手足有厥冷倾向，唾液、尿等分泌物量多且稀薄者用此方，有时有烦躁症状。本方由甘草、干姜二味组成，能治急迫症状。干姜为一种刺激兴奋剂，有使血行旺盛之效，故能增加组织紧张，赋予活力。在不应用发汗剂时，如误用之，因发汗过多而手足厥冷、烦躁、吐逆、口内干燥等时，可用以顿服。或在老人虚弱者，有小便频数、唾液稀薄、眩晕症状时，宜用此方。亦有时用于弛缓性出血、产后子宫收缩等。

甘草附子汤

日人谓：本方能治风湿相搏疼痛。风指外邪，湿指水毒，故本方用于平素有水毒体质者，由外邪引起风湿痛，或有类似症状之疾患。急性风湿痛等疼痛剧烈、关节肿胀、恶风、尿利减少等症状，即此方之证。

本方由甘草、白术、附子、桂枝四味组成。甘草能缓和急迫，医治疼痒；白术不但能去水毒、增尿利，且有镇痛之效，并与桂枝同有健胃作用；附子能提高新陈代谢，使血行良好，且有止痛作用；桂枝能去外邪，调血行，协助诸药，使发挥所期之效力。故本方用于风湿痛、神经痛、感冒等。

甘草粉蜜汤

此诸和胃方之祖。白粉，白粱粉也。古者九谷贵粱，故直称粱米为米，犹直称甘瓜为瓜之比。其云粳米者，乃稻米也。《外台》卷三十一治一切药毒方：甘草三两，炙，以水五升，煮取二升，内粉一合，更煮二三沸，内蜜半两，分服以定止。又《千金方》及《千金翼方》治一切药毒不止，解烦闷方：甘草一两，炙切，白粱米一升，蜜四两（《千金》甘、蜜各四分），右三味，以水五升，煮甘草，取二升，去滓，内粉，汤中搅，令调下蜜，煎令熟，如薄粥，适寒温饮一升。据此二文，粉为米粉明矣。近世因经文治蛔蛊，误以铅粉为铅白粉，然考仲景书中，云粉者，俱是米粉。此汤与猪肤汤法同。而《伤寒》少阴篇猪肤汤方：猪肤一斤，以水一斗，煮取五升，去滓，加白蜜一升，白粉五合，熬香，和令相得，与此皆系粉、蜜同用。皆先煎主药，后调粉、蜜而成。彼注白粉益气断利，彼方为米粉，以彼例此，亦当如是。即如大青龙方下云：汗出多者，温粉扑之。《论》无粉扑方，《明理论》载之白术、藁本、川芎、白芷各等分，入米粉和匀扑之，无藁本亦得，是温粉亦米粉也。铅粉之说，其谬显然。盖此方服于已服毒药之后，胃气必伤，是以蛔益不安，故仲景易以安胃和中为治。若铅粉即是毒药，何庸以毒继毒乎！必不然矣！或曰：毒药不止，当作药毒不止。毒谓百药毒，百药毒能伤胃，故蛔虫不安。甘草粉蜜，解百药毒方也。此说与《外台》、《千金》并合，甚精。若作毒药杀虫而虫痛不止，是甘草、粉蜜等甘和之药，功反烈于毒药，而毒药所不能杀者，杀之以平药乎？必无此理也。仲景书文义简奥，卒不易知，求之之法，有当即方定症者，有当即症定方者，此条则兼之也。（《经方例释》）

桔梗汤

刘守真有诃子汤，治失音不能言语，即此方加诃子以敛肺气。诃子合桔梗，为一敛一散，犹干姜、五味合用之义也。然不独喉症宜之，且为诸排脓之要方，故《外台》引《集验》桔梗汤治肺痈，《录验》治肺痈经时不瘥，桔梗汤方皆取此。此方后人以治凡咽喉病，或于他方加入此二味者，以咽痛为少阴标病。少阴之本在肾，其标在肺，此治标方，故不论肺肾，凡在咽喉皆得通用。咽痛何以别之？大抵脉沉者少阴病，脉浮者太阴病。（《经方例释》）

竹叶石膏汤

此以热伤气而少气，热上气而呕吐，故用竹、石治热，参、麦治少气，半、米治呕吐。《外台》引《范汪》茱萸煎方，加法曰：少气加麦冬，取此。此方引申之，亦治伤暑发渴，脉虚。《千金》加小麦、知母、栝楼、茯苓、黄芩，名竹叶汤。嬴用石膏者，独孙真人知其义，故于无比山药丸方下云：欲肥者，加敦煌石膏。《外台》治脾热口干方，亦竹、石同用。弘景曰：张仲景竹叶汤所用淡竹。（《经方例释》）

日人谓：此方即麦门冬汤去大枣，加石膏、竹叶，或白虎加人参汤去知母，加竹叶、半夏、麦门冬，故此方用于麦门冬汤证而口舌干燥者、肺炎、流行性感冒、麻疹等，余热不退，有咳嗽、口渴、多汗、身体枯燥等症状时。肺结核、糖尿病等有时亦用，对咳嗽、呼吸困难者，有时加杏仁用之。

白虎汤

日人谓：此方用于所谓身热、恶热、烦热等症状，有解热之效。此时脉浮滑数或洪大，口干，口渴。所谓身热、恶热、烦热等症状，即自觉身体有灼热感而苦痛，但常不兼恶寒。他觉的，如用手掌按触病人皮肤，则有一种灼热感。此种热状见于感冒、肺炎、麻疹或其他各种热性传染病时。此病状而有便秘，形成燥屎，并发谵语时，应用大承气汤。本方即在尚未达到应用大承气汤时用之。方中知母、石膏主要作用为清热；粳米为滋养剂，可补充因高热之消耗；甘草为调和剂，可加强知母与石膏之协力。故本方应用于感冒、肺炎、麻疹及其他热性传染病，或在皮肤病瘙痒甚时，用之亦有效。其加减方有白虎加人参汤。

白虎加人参汤

日人谓：此方可治白虎汤证而体液高度减少、口甚渴而脉洪大者。因白虎汤加人参能增强补充体液，并治口渴。本方除应用于各种热病以外，在日射病、糖尿病初期尚不甚衰弱时，或狂证大叫妄语、狂走、眼球充血、大渴引饮等时亦用之。

理中汤

莫文泉按：此方自甘草干姜汤来，虽参、术并重，而经方例，凡主药皆不去。加减法中，云去术者三则，术非主药可知。独人参不言去，是人参为主药，故得专方名也。理中主治之症，皆系因虚生寒，虚胜于寒，故以人参补虚为主。或曰：经方主药必重于他药，今此方等分，何以知人参为主？曰：小青龙汤方亦等分，诸药皆在减例，独干姜、五味子、细辛不去。小青龙能治饮，恃此三味，即为主药。以彼例此，自明。

成注于方下加减，云去术者，皆以甘补壅气释之；云加术者，皆以甘补释之。然揆之方义，殊不然也。参、甘之甘补且不去，何独去术？参、甘之甘补未尝加，何独加术？窃谓古方本但云术，无白字，《脉经》术附子汤可证也。此方当是苍术。《本经》于术云：苍者尤良。知古人并不分苍、白，犹芍药、茯苓之不分赤、白，临用以意消息耳。苍术性升散，脐上筑则肾气逆，吐多则胃气逆，皆不宜于升，故去之。其加桂加生姜者，正以平散也。若腹满，则里寒已结，不可复升散。升散则实实虚虚，必益其满，故去术也。其加附子，正以温中也。下多者，脾为寒湿所陷，正须苍术以升散之。云还用术者，承上吐多去术言也。渴欲得水者，精液为寒湿所搏，聚而不布，故口燥欲得水。云欲得者，非果能饮也，但须升散之则肺气畅而水道调，即不渴，故加术以为此方之主药。若是白术生津，则与经文寒多不用水者用理中汤意相背矣。以不用水合欲得水观之，则非果能饮也明甚。推之五苓散方，术亦当是苍术。苍术升脾散湿，此方用之者，上以助桂枝之解表，下以助四苓之渗里，为中权转运之枢，实胜于白术之仅仅培脾也。术附子汤方，术亦当是苍术，与桂枝去桂加茯苓术汤同意。《千金》于"脉虚浮"上有"下已"二字，仿宋本"大便坚，小便自利"作"脐下、心下坚"，知术附子证因下后风湿与寒并陷于心腹间，与桂枝去桂加苓术证，因下后风寒陷于心下为满者一例，故二方相似也。然则彼方亦当是苍术。而凡苓、术并用诸方，皆仿此矣。麻黄加术汤、越婢加术汤两方，术亦当是苍术。麻黄加术与术附子汤同法，皆逐湿也；越婢加术与五苓散同法，皆胜湿以布津液也。经文"亡津液，故令渴"一语，极宜细玩。

人参汤

日人谓：别名理中汤，有调整胃肠机能作用。一般应用此方之患者，常有胃肠虚弱、血色不佳、面无生气、舌面湿润无苔、尿多且稀薄、手足易冷等症状，又往往口中积聚稀薄唾液，大便软或有下利倾向，或常呕吐、目眩、头重、胃痛等，脉多迟弱或弦细。腹诊时，全腹膨满软弱，并能证明胃内有停水或腹壁菲薄，腹直筋坚硬如板状。

此方由人参、白术、干姜、甘草四味组成，能增进胃机能，除去胃内停水，并使血行良好。故本方用于急性、慢性胃肠炎，胃无力症，胃扩张、恶阻等。亦有时用于萎缩肾、颜面苍白浮肿、小便稀薄、尿量多、有下利倾向等，或用于预防或治疗小儿之自家中毒，常有著效。亦有时用于贫血倾向之弛缓性出血。参照前法适应证用之。此方甘草增量、加桂枝，名为桂枝人参汤，如人参汤之证而发热者用之；加附子，名为附子理中汤，如人参证之手足厥冷恶寒、脉微弱者用之。

人参半夏汤

此方姜、蜜同用，为辛甘发散阳剂。甄权云：或以姜汁同蜜各一合，水和，顿服。常服面如花红。孟诜云：白蜜与姜汁熬炼，治癫甚效。（《经方例释》）

麦门冬汤

日人谓：方中麦门冬、人参、粳米有强壮滋润效果，加配半夏能祛痰利尿，再加配大枣、甘草，能缓解急迫症状。故此方应用于大病后或慢性诸病，老人虚弱者之身体枯燥、上冲咽喉不利等。盖半夏与麦门冬配伍，能制止上冲。本方主要用于支气管炎、肺炎等降热后，而有反复发作性咳嗽，咳痰难出，因咳嗽之声音嘶嗄，急性、慢性咽喉炎声嘶嗄。亦有时用于喉头结核、肺结核等。又在糖尿病未用八味丸以前，有时用之亦宜。如用此药后食欲减退，有下利倾向，或痰多易咳出时，应即中止服用。身体枯燥者，如用此方营养血色，可能润泽，尿量亦有一时增加。肺结核咯血时，用此方加黄连、阿胶、地黄，可以止血。脑溢血脉洪大、有上冲感者，有时宜用此方加石膏。

厚朴生姜甘草半夏人参汤

《内台方议》云：夫胀非苦不泄，故用厚朴；非辛不散，故用半夏、生姜。

干姜黄芩黄连人参汤

此以本自寒下，故加干姜；以医吐之，故加人参。乃救误之方。（《经方例释》）

文蛤汤

此大青龙去桂枝合文蛤散二方也。《本经》文蛤咸平，无毒，主烦满。盖吐后微渴者，液之虚，常也。吐后大渴者，痰之壅，热也。脉紧，头痛而体疼无汗者，伤寒也。脉紧，头痛而心下硬，有汗者，伤食也。今俱无，故知为痰热之壅。文蛤善治热痰，故主之。痰热之聚必因于风，故石膏与蛤同。麻黄得石膏则止为宣热之助，生姜得石膏则止为平逆之助，皆不嫌以热济热也，况又有文蛤咸降以领之乎！（《经方例释》）

小陷胸汤

莫文泉按：此栝楼薤白半夏汤去薤白、加黄连也，结胸是热实。薤白辛温，故去之。徐大椿说：承气下燥屎，大陷胸下蓄水，小陷胸下黄涎。涎者，轻于蓄水而未成水者也。审病之精，用药之切如此。又小柴胡加减法：胸中烦而不呕者，去半夏、人参，加栝楼实一枚。胸中烦者，热结在胸也，故亦用栝楼实。此小结胸介乎痞与结胸之间，故仍用半夏。正结胸不按亦痛，心下痞并不痛，故云介乎二者之间也。

日人谓：心下部有痞塞感，压迫时坚硬而疼痛，或胸中苦闷，呼吸迫促，或咳嗽时胸痛，咯痰难出，脉浮滑等时用之。方中之黄连消炎力强，可治炎症充血之精神不安；半夏有祛痰镇咳之效；栝楼有解热镇咳镇痛作用。本方应用于各种热性病、肺炎、支气管炎、胃酸过多症、痃癖、肋间神经痛等。

生姜半夏汤

此诸用半夏者之祖方。其用生姜倍于半夏者，一则制半夏毒，一则治病，与小半夏汤用生姜不同。煮法先煮半夏，后纳姜汁，明是两用也。《千金方》曰：呕家多服生姜，此是呕家圣药，是散其逆气也。《金匮要略》曰：呕者用半夏以去其水，水去则呕止，是下其痰饮也。合彼二文观之，此方之义了然矣。（《经方例释》）

小半夏汤

此为治呕之专方，亦主方也，为诸半夏、生姜同用之祖。其用生姜者，以为呕家之圣药，非是制半夏毒使然，与生姜半夏汤不同。凡心下痞、肠鸣呕吐等症，并皆宜之。仲景之例，以里虚而气逆者，半夏、人参并用，人参补虚故也；邪陷而气逆者，半夏、生姜并用，生姜散寒故也。此半夏汤所以有大小也。仲景于邪在卫而气逆者，生姜与半夏同用；若邪在营而气逆者，生姜与紫苏同用，半夏厚朴汤是也。盖以生姜散邪，半夏主卫逆，紫苏主营逆，皆于散中寓降。（《经方例释》）

小半夏加茯苓汤

日人谓：此方可治胃内停水及呕吐，多兼有小便不利、口渴、心悸亢进、眩晕等症。在身体尚不甚衰弱，亦无贫血、厥冷等症状时，可用此方。方中之半夏、生姜为治呕吐之主药，茯苓与半夏协力，能诱导胃内停水，并利尿以排出。本方应用于妊娠呕吐、诸病呕吐、急性胃肠炎、水肿性脚气兼有呕吐、小儿呕吐等。又用于无热性湿性肋膜炎，有促进渗出液吸收之功。

苓甘五味姜辛夏仁汤

日人谓：此方与小青龙汤相同，用于喘咳水肿。但因本方系由小青龙汤中去麻黄、桂枝、芍药，加配茯苓、杏仁，故用于无发热恶寒、头痛、全身疼痛症状，而有贫血倾向、脉弱、手足易冷等其他症状，与小青龙汤证大同小异。本方由茯苓、甘草、干姜、五味子、细辛、半夏、杏仁七味组成。五味子、半夏、杏仁均治喘咳；干姜、细辛为热药，能使血行良好，与前述各药协同，可治喘咳；茯苓利尿，能消散浮肿；甘草能调和各药。本方用于慢性支气管炎、支气管喘息、肺气肿、心脏瓣膜病、慢性肾炎等。

苓桂术甘汤

日人谓：此方以眩晕、身体动摇感、心悸亢进为适应证。应用于各病患者颜色稍有贫血性，脉沉紧或不沉紧亦相当有力，腹部常有停水音，或触之有跳动亢进，尿利减少。方中茯苓、白术能使水分循流，桂枝能使血行旺盛，故二者协同，能治眩晕，镇抑心悸亢进；甘草为各药调和剂。本方不仅限于眩晕、心悸亢进，凡因水分不循流、血行不调之眼疾、脚弱症及其他诸病，亦应用之。故此方应用于心脏瓣膜病、慢性肾炎、高血压症、喘息、神经衰弱、结膜炎、角膜炎、视网膜炎等。

苓姜术甘汤

日人谓：此方以身体有倦怠感、如坐水中之腰冷为目标。小便稀薄且量多，脉沉而弱。此病亦由水分不调及血行不顺而起，故以茯苓、白术为主药。干姜为温药，能使血行旺盛，除去寒冷，并协助茯苓之药效。此方与苓桂术甘汤相比较，其差异即干姜与桂枝之加减，同样能治水分不调及血分不顺，但其病症各有不同。配伍桂枝能治眩晕、心悸亢进，配伍干姜专去寒冷，此乃药物配伍之妙。故本方应用于腰痛腰冷、坐骨神经痛、带下、遗尿、小儿夜啼症等。

抵当汤及丸

日人谓：此方有去陈旧瘀血之力，可驱除小骨盆腔内滞血、血肿、血块、血塞、血栓等。患者在下腹部有膨满感，按之有抵抗及压痛，小便通畅，大便色黑，有健忘及其他种种神经症状等时用之。脉多沉。方中水蛭、虻虫有溶解凝血及血块之效能，能除去血塞及排出陈久性非生理的血液。大黄为利通凝结老废物之泻药，并有消炎健胃之效。本方应用于月经闭止、神经病轻症、子宫肌瘤、脱疽等症。

五苓散

日人谓：此治邪在表而里有水停滞之方，以口渴及尿利减少为目标。用于各种疾患，脉多浮弱，或烦渴欲饮，饮后即吐者，亦用此方，不论有无发热。本方应用于感冒或各种热性病，有微热，口渴，尿利减少；或胃无力症、胃下垂、胃扩张等，胃肠内有拍水音；或苦于眩晕、呕吐时，及肾病浮肿，心脏瓣膜病浮肿，急性胃肠炎后之口渴，尿量减少，浮肿，水泻性下痢，中暑，阴囊水肿等症。

方中之泽泻、猪苓、茯苓、白术均为体液调整剂，可去胃肠内停水，改善尿利，消退浮肿。又，本方之呕吐、眩晕、口渴等，均因体液偏在局部，故由以上药物协同作用，能使体液循流归于正常，症状即自然消失。桂枝有去微热之效能，助其他各药利水之功。加减有茵陈五苓散，即五苓散加茵陈之方剂。在单纯性黄疸口渴、尿利减少时用之。对于嗜酒者之黄疸及浮肿，用之亦佳。茵陈为黄疸之特效药。平胃散与五苓散合方，名为胃苓汤，用于水泻性下痢或浮肿。小柴胡汤与五苓散合方，名为柴苓汤，有小柴胡汤证而口渴、尿利减少者用之。阴囊水肿，用五苓散加车前、木通更效。

猪苓汤

成注：甘甚而反淡，淡味渗泄为阳。猪苓、茯苓之甘以利小便，咸味涌泄为阴。泽泻之咸以泄伏水，滑利窍。阿胶、滑石之滑以利水道。

日人谓：本方有利尿之效能，消退尿路炎症，故用于肾炎、肾石症、膀胱尿道炎、淋病等，能增加尿量，制止血尿，治尿意窘迫，排尿时疼痛。对于腰以下浮肿，亦常有效。方中猪苓、茯苓、泽泻、滑石均有利尿作用，并能治疗尿道炎。阿胶有止血及缓解窘迫作用。

五苓散与猪苓汤

尤在泾《医学读书记》云：五苓、猪苓并治脉浮发热，渴而小便不利之症。然五苓则加桂枝、白术，而治太阳；猪苓则加滑石、阿胶，而治阳明。盖太阳为开，阳明为合。太阳为表之表，其受邪也，可以热发，可以辛散；阳明为表之里，其气难泄，其热易蓄，其发散攻取，自与太阳不同。是以五苓散加甘辛温药，假阳气以行水；猪苓汤加甘咸寒药，假阴气以行水也。

五苓散与茯苓甘草汤

忻鼎晃曰：五苓散证与茯苓甘草汤证的主要区别，在证候表现上是口渴与不渴。这是由其病机的属虚属实所决定，并非取决于水饮停聚的部位，主要取决于邪（水饮）正（人身阳气）双方的互相斗争。若以矛盾性质来分析，这两证都是阳气和水饮对立斗争的表现。但五苓散证是以水饮为矛盾的主要方面。水饮停聚，阳气才被遏而成病，属实证范畴，非因阳气本身之虚。茯苓甘草汤证是以阳气不足为矛盾的主要方面。阳气不足，水饮才内停，属虚证范畴，非关气化被阻。故治疗一以五苓散利水为主，一以茯苓甘草汤温阳为主。利水即所以通阳，温阳即所以行水。总是以解决矛盾的主要方面为原则，此即治病必求其本之谓。

茯苓桂枝甘草大枣汤

此桂枝甘草汤加茯苓也，为诸苓、桂并用方之祖。苓、桂并用者，即

《内经》开鬼门、洁净府之意。苓洁府，桂开魄门。魄门即汗空，一名玄府。《经》鬼字，魄之剥文。此方治发汗后脐下悸者，以肾气动也。苓伐肾邪，故重倍于桂。理中加减法、小柴胡加减法并曰：悸者加茯苓，即此方所由立。（《经方例释》）

桂苓五味甘草汤

仲景之例，凡治咳，皆五味、干姜并用，此专取五味者，以服青龙发泄之后而气冲，故专于敛收也，为肺肾同治之法。肺夹风以陷肾则尺微，肾散水以冲肺则寸沉，故少腹胸咽皆被抑逆而面为之赤。桂以宣肺，而苓以抑肾，味以纳肾，则治肾重而治肺轻也，为苓、味同用之法。《尔雅》五味为莖藸蕘，从猪猪之言。藸，犹蓄也。（《经方例释》）

防己黄芪汤

日人谓：本方能治表虚，体表有水毒者，故用于色白肉软，俗称水胖体质，容易疲劳，有多汗倾向者为宜。脉多浮弱，下肢多浮肿或膝关节疼痛，亦可用之。肥胖妇女常有此症。

本方由防己、黄芪、甘草、白术、生姜、大枣六味组成。防己、白术能利尿镇痛；黄芪能去体表之水，使皮肤营养良好；大枣、甘草乃矫味药，兼有滋养之效。

根据以上目标，应用于肥胖症、关节炎、下腿溃疡等。诊断为卵巢机能不全，月经常停滞者，用之有时可以通经。

当归芍药散

日人谓：此方原用于女子腹痛，但不仅女子，亦可用于男子。其适应证不分男女老幼，有贫血倾向，腹腿易冷，头痛头重，小便频数，有时目眩肩凝，耳鸣心悸，肌肉一般软弱，容易疲劳，腹痛起自下腹部，有时波及腰部或心下，无腹痛者亦可用之，但恶心呕吐者不可用。

本方由当归、川芎、茯苓、白术、芍药、泽泻六味组成。当归、川芎与芍药配伍能治贫血，使血行良好；茯苓、白术与泽泻配伍能治目眩头痛、头重心悸等，并调整尿利。

此方运用范围颇广，常用于女子妊娠中诸种障碍，如浮肿、习惯性流产、痔疾、腹痛、咳嗽。如在妊娠中持续服此，能防止此等现象发生，并使产妇早日恢复体力。此外，多应用于月经痛及其他妇科诸疾患，亦用于慢性肾炎、半身不遂轻症、心脏瓣膜病、脚气等。

十枣汤

三书中有青龙、白虎、真武三汤，而无朱雀汤，此即是也。《外台》癖饮方引深师朱雀汤，疗久病僻饮，停痰不消，在胸膈上液液，时头眩痛，苦挛，眼睛、身体、手足、十指甲尽黄。亦疗胁下支满，饮辄引胁下痛。其方即十枣汤，然则唐以前固有名十枣为朱雀者，适与青龙等方同法。四宿，盖古义也。(《经方例释》)

大承气汤

年希尧曰：大承气汤痞、满、燥、实四症全治。大黄主实，芒硝主燥，枳实主痞，厚朴主满。小承气汤治痞、满、实而不燥者，调胃承气治燥、实而不痞、满者。年说极精。

日人谓：本方为阳明病之代表方剂，有腹部膨满充实、潮热、便秘、谵语等症状，脉沉实有力者，可用此方。无发热、谵语等症状，仅腹部充满、便秘者，亦可用之。舌干燥有黑苔，口渴，亦有时无舌苔而干燥。本方由厚朴、大黄、芒硝、枳实四味组成。厚朴、枳实能治腹满，大黄、芒硝有消炎泻下之效。故腹部虽膨满而脉弱、脉细而频数者忌用。例如，由于腹水腹膜炎者不可使用。在急性肺炎、肠伤寒经过中，有时顿服此方，亦有时用于肥胖性体质、高血压症、精神病、破伤风、脚气冲心、伤食等。大承气汤中去芒硝，曰小承气汤，有大承气汤之证，而症状稍轻者用之。

调胃承气汤

日人谓：本方为一种缓下剂，有调整胃机能之效。一般尚未达到用大小承气汤之程度，而腹部充实、有便秘倾向者用之。本方由大黄、芒硝、甘草三味组成，可认为大承气汤中去枳实、厚朴，加甘草之方剂。方中甘草与枳实、厚朴不同，不能治腹部膨满，仅能调和大黄、芒硝，使之徐徐发挥能力。在急性热病经过中，无恶寒，仅发热、口苦干燥、大便秘结者，有时用之。并适用于便秘，尤其是老人便秘、小儿伤食、龋齿疼痛等。

桃仁承气汤

莫文泉按：经方用硝者，独此最重。以其血结下焦，血结为有形，下焦为最远，不比胃家实之燥屎在中焦也。

日人谓：此方乃调胃承气汤加桂枝、桃仁，用于调胃承气汤证兼血证者，即比较新鲜之瘀血而症状剧烈，有秘结倾向，下腹部呈急结状，下血、吐血、衄血等时使用。下腹部急结，即此部可以证明有索状物，用指头轻微擦过触按时，觉有疼痛。如证明有此症状，即无吐血、下血等，亦可用此方。方中桂枝、桃仁能去局部败血，疏通血行障碍；大黄、芒硝能泻下，同时有溶解坚块之效；甘草能调和诸药。此方用于月经时神经异常兴奋，月经困难，胎盘残留，出血不止，胎儿死于母体内不能娩出，产后发狂，因月经不调之各种疾患，及齿痛、齿龈出血、眼疾、痔核、前列腺炎、尿道狭窄、骨盆腹膜炎、会阴部打扑等症。

厚朴三物汤

三物，即大承气之去芒硝者，分两悉与彼方同，乃腹满痛、便闭之主方。小承气与此同品，而不主腹满痛者，以小承气大黄为君，朴为臣，枳为佐；厚朴大黄汤黄为君，枳、朴为臣；三物朴为君，大黄为臣，枳为佐，不同其法。《纲目》三十五：腹胀，脉数，厚朴三物汤。转动更服，不动勿服。张仲景《金匮要略》考，今《金匮》无腹胀，脉数，厚朴三物主之之文，而李言之凿凿，可见今《金匮》脱略不少。所云勿服、更服者，与《千金》反。《千金》云：一方加芒硝，即大承气汤。《千金》列厚朴大黄汤方于痰饮，云治支饮胸满。(《经方例释》)

麻仁丸

成注：约者，结约之约。又，约束之约也。《内经》曰：饮入于胃，游溢精气，上输于脾，脾气散精，上归于肺，通调水道，下输膀胱，水精四布，五经并行，是脾主为胃行其津液者也。今胃强脾弱，约束津液不得四布，但输膀胱，致小便数而大便硬，故曰：其脾为约。麻仁味甘平，杏仁味甘温。《内经》曰：脾欲缓，急食甘以缓之。麻仁、杏仁，润物也。本草曰：润可去枯。脾胃干燥，必以甘润之物为之主，是以麻仁为君，杏仁为臣。枳实味苦寒，厚朴味苦温。润燥者必以甘，甘以润之；破结者必以苦，苦以泄之。枳实、厚朴为佐，以散脾之结约。芍药味酸微寒，大黄味苦寒，酸苦涌泄为阴，芍药、大黄为使，以下脾之燥结。肠润结化，津液还入胃中，则大便可、小便少而愈矣。

日人谓：此方乃缓和之泻剂，用于习惯性便秘者、老人体力衰弱者、病后便秘者。尿量多、大便硬亦为本方目标。

本方由麻子仁、芍药、枳实、厚朴、大黄、杏仁六味组成。麻子仁乃黏滑性泻剂，协助大黄之泻下作用；芍药、枳实、厚朴能缓和肠管紧张，调整蠕动；杏仁有黏滑剂作用。

根据以上目标，除用于习惯性便秘外，亦用于痔核、萎缩肾等。

大黄牡丹皮汤

大黄牡丹汤中瓜子，或作冬瓜子。然《本草》白瓜子主治，与肠痈大殊。唯苏恭引《别录》云：甘瓜子，主腹内结聚，破溃脓血，最为肠胃脾内壅要药（脾当为腹，腹内壅，即腹内痈也。壅，古痈字）。甘瓜，即甜瓜。苏恭所释主治与此方意合，是此方瓜子乃甘瓜子，非冬瓜子明矣。又《纲目》三十三录《圣惠方》云：肠痈已成，小腹肿痛，小便似淋，或大便难涩下脓，用甜瓜子一合，当归炒一两，蛇蜕皮一条，㕮咀，每服四钱，水一盏半，煎一盏，食前服，利下恶物为妙。是甘瓜子之治肠痈又章章矣。《圣惠》当即本之此方。以此推之，《千金》治多年损伤不瘥，熬瓜子末，温酒服之。《炮炙论序》曰：血泛经过，饮调瓜子。皆即甘瓜子，亦明矣。仲景立文，瓜子、瓜蒂同，直称瓜，则瓜子之瓜，自是瓜蒂之瓜，瓜蒂即是甜瓜蒂，则瓜子自当为甜瓜子。循文求义，亦可无疑。苇茎汤瓜瓣，亦当与此方同。（《经方例释》）

日人谓：本方由于泻下，有消退下半身各种炎症之效，应用甚广。应用目标为肿胀、疼痛、发热等实证，而有便秘倾向，自觉甚痛苦，而精神尚旺盛。例如本方常用于阑尾炎，如疼痛局限于盲肠部，发热、口渴、便秘、脉迟紧者，用此方泻下之，疼痛立即消失，肿块可急遽软化缩小，各症状亦同时减轻。又，本方亦用于淋毒性副睾丸炎、肛门周围炎，皆在肿胀痛甚，便秘时用之。方中大黄与芒硝为泻剂，下病毒于肠管，使炎症消退。牡丹皮、桃仁、瓜子皆有消散硬结肿疡之效，得大黄、芒硝泻下之力，乃全其功。本方应用范围，上举而外，有结肠炎、直肠炎、痔、子宫及附属器之炎症、骨盆腹膜炎、横痃、淋病、肾盂炎、肾结石等。如阑尾炎用本方，疼痛反而增剧、硬结肿胀增大时，可认为不适应证，须改用肠痈汤、薏苡附子败酱散等。

桔梗白散

日人谓：此方乃祛痰排脓有效之峻烈剂，泻下作用亦强，故羸瘦虚弱者不可用。在脉数而有力、心下充实者可用。此方由桔梗、巴豆、贝母三味组成。巴豆不仅有峻泻之效，与桔梗、贝母配伍，能加强祛痰排脓效果，故应用于肺坏疽初期、急性肺炎初期、白喉初期，有时甚奏奇效。但对于用法、用量必须慎重。

肾气丸

《本草》干地甘寒，主伤中，逐血痹，填骨髓，长肌肉，作汤除寒热积聚，除痹，所主皆血虚而痹之病。故《别录》谓其通血脉、溺血同类，溺之涩，血之虚也，故以为君。凡《本草》通溺之药，半利血脉可推也。山药甘温，主伤中，补虚羸，除寒热邪气，补中，益气力，长肌肉，强阴，所主皆气虚之病。故《别录》谓其下气，除烦热。阳气虚逆生烦热，则不下化，溺因不利。山茱萸肉酸平，主心下邪气寒热，温中，逐寒湿痹，所主皆风湿气。而《别录》云：通九窍，止小便利，是去邪水以敛正水也。山药、山萸并用，酸甘化阴，故以之为臣。丹皮辛寒，主寒热，中风、瘛疭、惊痫邪气，除癥坚，瘀血留舍肠胃。是丹皮主血热，血热则瘀，溺血同类，溺之涩，血之热也。凡利溺之药，半多去瘀可推矣！泽泻甘寒，主风寒湿痹、乳难，养五脏，益气力，肥健，消水。《别录》谓其主消渴淋沥，通膀胱、三焦停水，是治水之功大矣。茯苓甘平，主胸胁逆气，忧恚惊邪，恐悸，心下结痛，寒热，烦满，咳逆，口焦，舌干，利小便。《别录》主消渴，伐肾邪，是茯苓能治肾逆乘脾及肺之溺涩也。丹、泻、苓三物并用，辛甘发散，为行阳之法。阳化则溺出，故以之为佐。陶隐居说：茯苓白补、赤泻，故此方用白者，取其补正水以泻邪水也。桂、附并辛温除寒，附生发炮补，此方用炮者。桂逐寒，附补虚，合用为行阳之法，故以之为使。此方君一、臣二、佐使五，大制也。由是血脉利，肾气下，扶阳而火不升，壮水而阴不翳，所以小便多者能止之，少者能利之矣。制方之妙，固非一端。明赵养葵以此治大概之病，失之远矣。

《外台》引崔氏以此方治脚气，上入少腹不仁者，亦是肾虚所生之脚弱，古通名为脚气者，非风毒竹沥汤证之脚气也。少腹冲脉所过，云不仁，则血痹可知。干地黄正相主当，故崔氏用此方以治之。近人以为崔氏曾用，因谓为方出崔氏，大误。崔氏即崔文行，在仲景后。《济生》以此方加车前子、牛膝各一两，治肺肾虚，腰重，脚轻，小便不利，或肚腹肿胀，四肢浮肿，或喘急痰盛，已成蛊症。钱乙以此方去桂、附，为六味地黄丸，治肾阴不足，发热作渴，小便淋闭，气壅痰嗽，头目眩晕，眼花耳聋，咽干舌痛，齿牙不固，腰腿萎软，自汗盗汗，便血诸血，失音，水泛为痰，血虚发热等症。《千金》无比山药丸、杨氏还少丹，并以此方为本。此方四补四泻：地补少阴，苓泻之；薯补太阴，泽泻之；萸补厥阴，丹泻之；附补三阳，桂泻之。阴多阳少，故以治阴脉空竭，寒湿内着之病。又此方分两以此减半，泽、苓、丹各三两，三当为二，三味合为六两，并桂、附各一两，为八两，当地黄之分，萸、薯合八两，亦当其分，皆所以辅地黄也。干地黄用九蒸，即开宋后用熟地黄之先。近有驳地黄用熟之非者，不知其出自仲景也。（《经方例释》）

乌梅丸

梅、连并用，为酸苦泄热之法。《肘后》有黄连乌梅丸，治下利，《外台》治诸痢不欲食者，亦梅、连并用，祖此。附、辛并用，与少阴病方同。归、椒并用，为温经除痹之法。阳毒升麻汤证，赤斑是胃烂，与此胃寒同理，故彼方归、椒各一两，亦并用法也。（《经方例释》）

日人谓：本方原为治蛔厥之方剂。蛔厥者，因蛔虫所引起发作性腹痛、烦躁、手足厥冷。但此方并不限于蛔厥，即一般厥阴病寒热错杂，有腹痛、呕吐、腹泻者，亦用之。再有所谓上热下冷证候，心下刺痛等，亦为本方之症。

本方由乌梅、附子、细辛、桂枝、人参、黄柏、当归、蜀椒、干姜、黄连等十味组成。炼蜜为丸，亦可煎服。方中乌梅有杀虫解毒、清凉收敛之效；蜀椒亦能驱虫，与乌梅起协同作用；细辛、干姜、当归、附子能温里；细辛、桂枝能协助附子，使新陈代谢良好，血行旺盛；人参有强壮滋润之效能，止吐止泻，增加食欲；黄连、黄柏能健胃镇静，消炎清上热，并协助乌梅、蜀椒增强驱虫效力。

根据以上目标，用于蛔虫症、胃酸过多症、胃溃疡、肠绞痛、慢性腹泻等。此外，亦用于上热下冷之厥阴病证。

旋覆代赭汤

方以生姜、旋覆花为君。《本草》生姜温中下气。旋覆花治结气、胁下满，温中下气。然则此方乃治气虚寒结之证，与肝着同义，又以其夹食嗳气，故加代赭以治噫。《本草》代赭苦寒，主贼风、腹中毒邪气。《别录》谓其除五脏血脉中热。然则此方用之者，以伤寒余邪留胃，故合旋覆，为除散已结之邪也。邪结则得食不消，所以又关饮食软。其用人参

者，所以敌结邪也。《论》于凡邪从表入里之证，多用人参以托之，乃其定例，并不分寒热。（《经方例释》）

日人谓：本方与生姜泻心汤相似，但此方用于比生姜泻心汤证更虚时。症状为心下痞硬、吞酸嘈杂等，尤其好发嗳气，用生姜泻心汤无效时使用。与生姜泻心汤证相似，有便秘症状用大黄等泻剂，却觉腹痛、里急后重，不能再用泻剂者，有时为本方适应证。但用于腹泻者，却有时能止泻。本方之腹证，与大建中汤腹证相似，有时胃肠蠕动异常亢进。

本方由旋覆花、大枣、代赭石、甘草、人参、半夏、生姜七味组成。旋覆花能健胃去痰，代赭石能补血、止血、收敛，人参有强壮健胃、滋润、止血作用，半夏有止吐、利尿、祛痰作用，生姜有健胃、镇吐作用。以上药物再加配有强壮缓和药效之大枣、能调和各药之甘草，而成本方。根据上述目标，应用于胃炎胃酸过多症、胃无力症、胃癌、胃溃疡、胃扩张等。

吴茱萸汤

经云：辛甘发散为阳。此方辛甘相合，为治呕吐之专方，亦治久寒之专方。吐利，谓吐之利者。如下之利者，称下利也。《伤寒论》当归四逆汤加法：若其人内有久寒者，当归四逆加吴茱萸生姜汤主之。是茱萸、生姜专主久寒也。《金匮要略》温经汤亦吴茱萸、生姜并用，主妇人少腹寒，久不受胎，是亦久寒之症故也。《外台》引《小品》竹叶汤治霍乱，加减法曰：上气加吴茱萸。以吴茱萸主寒气上逆故尔。然仲景治久寒有二法，在上焦以此方为主，在下焦则又用乌头、细辛、赤石脂圆，治寒气厥逆是也。防己黄芪汤方下亦曰：下有陈寒者加细辛，此其明证。（《经方例释》）

日人谓：此方由吴茱萸、人参、大枣、生姜四味组成。主药之吴茱萸与生姜配伍，能使血行旺盛，更与人参、大枣配伍，能抑制上冲，并有消散胃内停水之效。故胃内停水，心下膨满，或此部觉寒冷，呕吐，头痛，脉沉迟，手足厥冷，烦躁等，为本方所主治。偏头痛、呃逆、呕吐、脚气冲心、子痫等，有时宜用此方。又有时用于急性吐泻病、呕气不止等。吴茱萸汤为难饮之剂，故在呕吐时，可每回少量频频服之。

木防己汤

色黑带黄，脉紧且沉，是肾家有蕴热矣。喘满者，肺气被水饮所抑而不宣也。桂枝、石膏以宣肺，防己以清肾中不结之热。故曰：虚者即愈，若结则用硝，故别之，言实。上寒下热则中壅，而用人参者，以经吐下故。其痞坚者，正如甘草泻心汤之心下痞，由于胃虚肾逆。此也喘以吐致，痞以下致。《本经》防己辛平，治风寒、温疟、热气诸痫，除邪，利大小便。《别录》谓其治水肿、风肿，去膀胱气。陶弘景云：防己是疗风水要药。又《十剂》云：通可去滞，通草、防己之属是也。泉谓：防己与木通性近，故《十剂》并称之。李杲谓：防己治湿热，宜于下焦，不宜于上焦者，当是也。

此方与防己茯苓汤，同为防己、桂枝并用法，为肺肾两治之用。彼证水气外著，则加黄芪；此证水气内郁，则加石膏，为异。(《经方例释》)

日人谓：此方以心下部痞塞、颜面苍黑、喘咳、呼吸迫促为主症，甚者不能横卧，有时出现水肿及尿利减少等症状，脉多沉紧，常有口渴。此方由木防己、石膏、桂枝、人参四味组成。木防己与桂枝配伍，能消浮肿，增尿利，与石膏、人参配伍，有治烦躁口渴、心下痞坚之效。主要在心肾疾患有以上症状时用之，亦有时用于脚气。但在脉微弱、脉结代、身体衰弱者，不可用。如用此方，一旦轻快后，症状又恶化时，可去石膏加茯苓、芒硝，名曰木防己去石膏加茯苓芒硝汤。此方加桑白皮、苏子、生姜，名曰增损木防己汤。

薏苡附子败酱散

此薏苡附子散加败酱也。《本草》败酱，一名苦菜，治暴热火疮，排脓破血药也，故以之为君。此为腹内痈之专方，不专主肠痈。《千金》苇茎汤治肺痈，苇茎、薏苡仁、桃仁、瓜瓣四味。有薏苡瓜瓣汤治肠痈，即苇茎汤去苇茎，加丹皮。二方例明，则苇茎为肺痈之主药，丹皮为肠痈之主药，而薏苡则肺、肠二痈皆用之，其为腹内痈总方无疑。(《经方例释》)

日人谓：本方应用于阑尾炎。在阑尾炎时，多适用于大黄牡丹皮汤，但腹壁弛缓软弱、脉弱数、颜面苍白、元气疲惫者，禁忌大黄牡丹皮汤，而适用本方。本方可除头痛，增加尿量，肿块亦迅速吸收而诸症轻快。方中薏苡仁用于各种脓肿，能促进脓之吸收及排泄；败酱草亦同样对于解消脓肿有效；附子用于元气衰沉者，能使元气恢复旺盛，并有发扬诸脏器机能之效，在各种疾患元气疲惫时，为必需之药物。本方不仅用于阑尾炎，在肺脓肿元气衰惫时，亦用之。或在白带下，亦有时宜用之。

本方适用于脉弱，热不甚高，元气衰沉等。如误用于脉紧、热高、元气未衰、痛苦异常时，不但病不能好转，反而加重，故用时必须注意。

瓜蒂散

瓜蒂为凡吐之方。此方之所以治伤寒膈实者，以有豉也。栀子豉汤证，一曰烦热，胸中窒；二曰身热不去，心中结痛；三曰反复颠倒，心中懊憹。其余栀子干姜汤证、栀子厚朴汤证，皆无心胸结窒，即无豉，是豉专主心胸结窒。心胸结窒乃膈实虚烦之所同，故皆有豉。(《经方例释》)

日人谓：本方乃吐剂之代表者。不易消化物或中毒性食物在胃停滞为害时用，可将停滞食物吐出。此外，慢性头痛、神经痛、眼疾等用本方使之呕吐，有时可减轻病势。本方主药为瓜蒂，内服时能刺激胃黏膜分泌旺盛，至生呕吐；赤小豆能补助瓜蒂之催吐作用。此方以香豉煎汤服之，香豉煎汤有浓厚气味，能滞留胃内，使瓜蒂作用时间延长。禁忌证为虚弱者、老衰者、孕妇、胃癌、结核症等。

走马汤

载《外台秘要》

《千金》以此方加赤石脂、代赭石，名紫丸。钱乙改为紫霜丸。今都中雅观斋薛氏保赤万应散即此，每服五厘，即《千今》每服五丸也，一丸重一厘。(《经方例释》)

日人谓：本方为峻烈泻药，应用于暴发急卒之疾患。例如卒中风，脚气攻心，尿毒症，破伤风，痉挛发作，打扑坠下等。胸内苦闷或陷于人事不省时，用此方能救急。此方由巴豆、杏仁二味组成。巴豆为峻泻剂，大黄虽亦为泻剂，但大黄既用于炎症疾患，巴豆乃比大黄更为峻烈之药物，用于非炎症性急卒疾患。此即大黄与巴豆之区别，但亦有时并用之（备急丸）。杏仁能辅佐巴豆，使病毒下降。在前述危急时不应踌躇，用以收起死回生之效。但本方为剧烈剂，应慎重使用，自不待论。用巴豆后之下利，如食冷物即可缓解。

栝楼薤白汤

莫文泉曰：栝楼善解痰结，此方用之为君者，与小陷胸同法。小陷胸证所以心下痛者，以中有黄涎；胸痹证所以胸背痛者，以外有咳唾。证虽小异，其为痰结则无异，故二方俱以此为君。薤白滑利，善通阳气，此方用之为臣者，与四逆散加减法"泄利下重者加薤白"同义。四逆证因邪结胸中，而气滞于下，为泄利下重；胸痹证因邪结胸中，而气滞于上，为咳唾短气。咳与泄同类，《素问》云：肺感于寒，微则为咳，甚则为泄利，是也。唾与泄同类，瘀津上出为唾，下注为利也。短气与下重同类，滞气上甚则短气，下甚则下重也。部虽不同，其为卫实则大同，故二方俱用之为臣。此方以白酒载之上行，故治胸痹。《千金》白酒作白戴浆，《说文》：戴，酢浆也。《周礼》四饮有浆，注：今之酢浆也。此正酢浆称酒之证。酢浆即酸浆水，非今之白酒。俗医用此方者皆误。（《经方例释》）

栝楼薤白加半夏汤

莫文泉曰：此栝楼薤白汤加半夏也。以不得卧，故用半夏，取《灵枢》半夏秫米汤之意。此方与小陷胸汤同体，彼用黄连，此用薤白者，以结胸脉浮滑，为阳证，故用苦寒，胸痹脉沉迟紧数，为阴证，故用辛温。经方一味不苟如此。（《经方例释》）

茯苓杏仁甘草汤

此治肾逆犯肺之主方。所以然者，以足少阴之脉，支者从肺出络心故也。此方以治短气为主，虽以茯苓、杏仁并主方名，然苓止三两，当今二钱三分，杏用五十枚，当今三钱强，是以杏为主也。杏仁主短气，茯苓、杏仁合用，亦仲景之一例。苓抑肾，杏开心，心肾利则短气息矣。（《经方例释》）

黄连黄芩汤

此方《伤寒》《玉函》《金匮》无，以经验方补

治暴赤白痢如鹅鸭肝者，痛不可忍，黄连、黄芩各一两。上二味，以水二升，煮取一升，分三服，热吃，冷即凝矣。

此为心腹痛因热者之专方。若但痛在腹者，去芩。观仲景于胃中有邪气，腹中痛、欲呕吐者，用黄连汤及柴胡汤，方下加减云腹中痛者去黄芩云云可见也。古者于寒痛用附子，热痛用黄连，若寒热互受之痛则附子泻心去芩，可推而知也。于寒痛属气者用木香，热痛属血者用黄连。若气血不和、寒热错出者，则木香、黄连并用，《局方》黄连丸之所以为良方也。此证既云痛不可忍，则当去黄芩，而不去者，以下血如鹅鸭肝，则血因热瘀矣，芩正治此瘀血耳。（《经方例释》）

胶姜汤

《金匮》缺方

治妇人陷经漏下，黑不解。干姜三两，阿胶。上二味，以水五升，取马通汁一合，煮取一升，分温再服。

此为血出不止之主方，下血尤宜。后人以炮姜止血，取此。柏叶汤即此方加柏叶，故以命方名。又《千金》治妊妇欲痢，辄先心痛腹胀，日夜五六十行，方中胶、姜各三两。（《经方例释》）

肾着汤

仲景于苓、术并用者，俱系脾虚肾侮之小便不利。今肾着小便自利，而亦用此法者，以水之着于外与着于内，症虽不同，其为水着则一。正如太阳病有汗，太阴病无汗，皆得用桂之例。又以肾病多，故苓倍于术。（《经方例释》）

温经汤

此为调经、崩中、漏下、带下之总方。《本经》麦冬主心腹结气，徐大椿说：此结气为燥结之气。泉谓：唇口者，胃之部，唇口干燥，则燥结之气在胃。麦冬主胃络绝伤，是润胃之药，合半夏散结平逆，为润降之法，故二味为君。吴萸、生姜能散久寒而味辛，辛亦润也，故以二味为臣。参、桂、芍、丹、芎、归、胶、甘八味等分者，参、桂治气，一补一泻，芍、丹、芎、归治血，芍、丹去瘀，芎、归生新，胶、甘为和药趋下之用，故八味为佐使。又桂、胶、芎息风，血畏风也；芎、归辛润，血恶燥也；参、甘而补脾，脾统血也；丹又除热，血畏热也；芍除痹，血恶滞也。诸法无所不备，而治血之药已尽之矣。（《经方例释》）

猪肚黄连丸

《玉函经》附遗

治消渴饮水。黄连末五两，栝楼根、白粱米各四两，知母（《心镜》三两），麦门冬三两（《心镜》二两，河间四两）。用雄猪肚一枚，入诸药缝定，蒸熟，捣丸如梧子大，每服三十丸，米饮下。

《千金》名猪肚丸，有茯神。云七味捣为散，内肚中线缝，安置甑中，蒸极烂，捣为丸。若硬，加少蜜合丸，如梧子大，饮汁下三十丸，日再渐加至四五十丸。《外台》同。又凡《千金》、《外台》所录诸治消方，无不自此脱胎，则此乃消渴之专方也。《证类》引《图经》云：张仲景有猪肚黄连丸，名与此方同，而不详其法。《纲目》卷五十引《食医心镜》云：张仲景猪肚黄连丸治消渴，其方药悉与此合。《儒门事亲》刘河间三消方有此方，不言仲景方，无粱米，治同，栝楼无根字，是合用小陷胸之半也。《肘后》治霍乱吐下后大渴多饮，以黄粱米五斗，水一斗，煮得三升，澄清饮之，勿饮余饮，是粱米治渴也。

橘皮竹茹汤

此为哕逆之主方。《外台》以此方去甘、枣，加朴、术，治妇人妊娠呕吐不下食。一则脾虚，故倍甘、枣；一则脾不虚，故去甘、枣。不下食，朴、术主之。（《经方例释》）

栀子干姜汤

此栀子豉汤去豉、加干姜也。加干姜者，以下后故。全书通例，汗吐后用人参，下后用干姜。（《经方例释》）

旋覆花汤

葱薤同类，不云去白，是青白全用。近吴医用此方去白，非。葱善通阳去寒，旋覆散结温中，新绛行血去瘀，合用为血分有寒气结积之主方。唯寒气结积，故于脉牢为宜也。《要略》谓妇人三十六病千变万端，无不因虚、积冷、结气三者而成。故用旋覆花散结气，葱开积冷，新绛补虚。唯近年新绛多杂洋红染成，不可用，当以茜草代之。徐大椿《金匮评注》（未刊本）云：欲蹈，形容得重物槌撞之象，最妙。血微气滞，外欲按而内喜热，病情确系如是。此等症颇多，最宜留意。又云：此方通血中阳气。（《经方例释》）

枳术汤

此枳实芍药散去芍加术，变法为汤也。枳实治一切痞坚，故加芍药则治血痞，加白术即治水痞。（《经方例释》）

薯蓣丸

此风虚劳之主方。风虚劳病原有论。此方从柴胡桂枝汤来，而差其分量。方中参、术、苓、草为《局方》四君子丸之祖，芎、归、地、芍为《局方》四物汤之祖，合之又为八珍汤之祖。薯、甘、枣为补脾之主药，三味为君。此方重薯蓣，故以名方。《本草》薯蓣治风眩，徐嗣伯治眩十方中有此方。凡《千金》、《外台》用山药，如大小三五七诸方皆取此。胶取其下达。参、地、桂、归、曲、卷六味等分者，参、桂以去风，归、地治血，一补一行，曲、卷助运，一消食，一除湿，六味为臣。芎、芍、术、防、麦、杏六味等分者，以气不下则逆而不生血，得风则燥而不润，湿食相搏则困而不健，故以芎、芍佐地、归以和血，视归之行血加甚矣；术、防佐桂以和气，视桂之行气加甚矣；麦、杏佐曲、卷以化食湿，视曲、卷加甚矣，为逐血痹、驱风气、续绝伤、利滞气之法，六味为佐。柴、桔、苓三味等分者，柴、桔开泄肺气，肺为脾之子，实则泻其子也；苓抑肾邪，肾为脾之妻，防其侮以伸己权也。或曰，桔梗开心，心为脾之母，用桔者，虚则补其母也。心为阳，以升发为补，亦通。姜善温中，敛散结气，合柴、桔、苓，五味为使。此一方，补脾之法尽之矣，即补脾之药亦尽之矣！（《经方例释》）

当归生姜羊肉汤

《经》曰：精不足者，补之以味；形不足者，温之以气。此方兼用之。丹溪虎潜丸以此方为本。凡寒气在经之腹痛，归、姜并用。《外台》引《广济》当归汤，治卒心腹痛、气胀满、不下食、欲得泻三四行，方用当归、生姜。又引《广济》紫苏汤，治气发心腹胀满、两胁气急，方用当归、生姜，皆取此。《千金》加芍药二两，名当归汤。《外台》以此方加黄芪四两，名羊肉当归汤。补加减法：《外台》卷三十四许仁则云：产后虚弱腹痛，羊肉当归汤。若觉恶露不尽，加桂心三两；恶露下多，觉有风，加芎䓖三两；觉有热，加细辛二两；觉有冷，加吴茱萸二两；觉有热，加生地黄汁二合。《千金》羊肉汤即此方加地、芍、芎、桂、甘草五味，治同。亦可与许说互参详。许说虚弱之弱字，可为寒疝虚劳，当从《纲目》，作虚羸之一证。《孟子·梁惠王下》：老弱转乎沟壑，《滕文公上》作老羸，是羸、弱一也。（《经方例释》）

食绘多不消，结为癥瘕治之方

《本事方》云：肉积宜硇砂，而硇砂难用，不若马鞭草之稳。若浓茶，但能助消肉之不停者，不能去已结之肉积。（《经方例释》）

食苦瓜中毒治之方

此中苦瓜毒之专方。《风俗通》云：烧穰可以杀瓠。或曰：蓄瓠之家不烧穰，种瓜之家不焚漆，物性相畏也。皆但言穰，不言黍穰。(《经方例释》)

牡蛎泽泻汤

此治痰水之方。大病差后，早食油腻，致生黏痰，因而胃热，关门不利，溺涩蓄水者最宜。何以言之？牡蛎、栝楼根，《金匮》百合病渴不止症专用此二味，取其除邪留胃热、生腻致渴之力，则知其能治黏痰也。蜀漆功专破痰，与蛎、栝相济，去痰尤速。葶苈泻胸中水，商陆泻腹中水，泽泻、海藻皆味咸，即泻肾中之水结。由是三焦之水不能停矣！而牡蛎又能消宿水，故方以牡蛎、泽泻名。

蜀漆善吐疟痰，腰以下水气恐非所宜。蜀字当为泽字之误。泽漆即大戟苗，正下水之品。(医者费涵说)

葱豉汤

《肘后》云：伤寒有数种，庸人卒不能分别。今取一药兼疗者，用葱白一虎口，豉一升，水煮顿服，汗出即愈。按：《本草》淡豉治伤寒时疾，热病发汗。元素曰：葱茎自通上下阳气，合而用之，故能通治数种伤寒。然其方亦有数变：一加葛根三两，一加升麻三两，若不汗，更加麻黄三两，助之散也。一加米三合，益气以出汗也。一加童便三升，汗出于阳而生于阴，火多者宜之也。深师又加乌梅十四枚，葛根半斤，兼治烦满也。《圣济总录》加人参、萎蕤、羚羊角，治劳风，项强急痛，四肢烦热。《千金》加栀子、黄连、黄柏、大黄各半两；一加生地、石膏各八两，生葛四两，为表里证治之别。以意斟酌，投之辄验，诚良方也。

枳实栀子豉汤

仲景治大病差后劳复者，枳实栀子豉汤主之。《广济》加葱白、粟米、雄鼠粪。《范汪》加桂枝、大黄、麻黄。又方去栀、豉，加甘草、桂心、大黄、芒硝。《千金》加石膏、鼠粪。崔氏单加鼠粪一味。《古今录验》加麻黄、大黄。一加鼠粪、大黄；一去栀、豉，加鼠粪；一加鼠粪、麻黄；一去栀子，加甘草、大黄、芒硝。许仁则又加葱白、生姜、干葛、麦冬、

生地。或主表，或主里，或兼主表里，或兼养，或兼滋，或表里与滋养并施，凡十余变，而栀、豉之法尽矣。（莫文泉）

大建中汤

日人谓：本方以里虚寒为应用目标。腹部全般软弱无力且弛缓，容易停滞水分及气体，由外部可以望见肠蠕动，蠕动亢进时腹痛难忍，皆是目标。有发作性呕吐或腹中觉寒冷，脉多迟弱，手足亦易冷等，亦可用。本方由蜀椒、干姜、人参、胶饴四味组成。蜀椒、干姜为一种温性刺激药，能使弛缓组织紧缩；人参能促进胃肠之消化吸收；胶饴为缓和急迫症状有效之滋养剂。由于以上药物协力，能镇静蠕动不安，缓解腹痛。故本方用于肠管蠕动不稳症、肠狭窄、肠弛缓症、因蛔虫之腹痛等。但因直肠炎、癌引起之肠狭窄，用之虽一时有效，而不能痊愈。此方如用量过多，有时发生干咳、浮肿等副作用。

茵陈蒿汤

日人谓：本方主要用于单纯性黄疸之初期而有实证者，但亦不必定有黄疸。适应证为腹部尤其上腹部稍膨满，心下胸中不爽，有胸塞感，口渴，大小便不利，头汗发黄等。脉多沉实，时有黄舌苔构成。本方之茵陈蒿除消炎利尿外，尚有治黄疸之特效；栀子除消炎利尿外，亦能治黄疸；大黄有缓下消炎作用。但虽同为黄疸，如发于肝硬变症、肝癌等时，用之无效。本方不仅用于单纯性黄疸，在脚气、肾脏炎、口内炎等任何疾患，如确有上述目标时，用之亦宜。

半夏厚朴汤

此小半夏加茯苓汤加厚朴、苏叶也，为下气降痰之主方，痰随气升者宜之。《千金》以此方治妇人胸满，心下坚，咽中帖帖如有炙肉，吐之不出，咽之不下，主治较详。《三因》减生姜，名四七汤，亦名七气汤。凡半夏、苏叶用同诸方，如《外台》引《广济》柴胡厚朴汤、紫苏汤是也。《易简方》参苏饮，从《广济》紫苏汤来。《局方》苏子降气汤即此方去茯苓，加前胡、陈皮、当归、沉香、甘草五味为之。（《经方例释》）

日人谓：此方具有疏散精神郁闷之效，适于胃肠虚弱、皮肤肌肉薄弱弛缓、轻度鼓胀、腹部膨满感、胃内停水等，脉常浮弱或沉弱。如此体质者既多胆怯，容易郁闷。本方可治女子咽中如物堵塞之症，此症可认为神经症状（气疾），又可能由胃肠所影响，故本方所治之精神郁闷，非与胃肠症状彼此独立者，乃互有密切关系。更进一步可想象，不仅胃肠症状，即其背景之全身状态，亦为本方所适应。此不独本方是这样，凡有药方都是这样。本方应用于胃肠虚弱、胃无力症等平素腹部有膨满感，他觉的腹部充满气体，食后胃部有停滞感、恶心等，用之有效。如用于气疾，则上述体质者有精神郁闷、各种恐怖症、神经症等亦适宜。

方中半夏、茯苓能去胃内停水，治呕吐恶心，有调整体液之效；厚朴能治腹满鼓胀，疏通精神郁滞；苏叶为轻兴奋剂，能舒畅精神，兴旺胃肠机能；生姜与茯苓、半夏协力，助其效果并增进胃肠机能，去停水，止呕吐。本方应用于各种疾患，如支气管炎、感冒后声音嘶嗄、喘息、百日咳、妊娠剧吐及浮肿等。如前所述，以某种病的全身状态（此即半夏厚朴汤证）为基本出现时应用之。

大防风汤

日人谓：本方以补气血两虚为目的，治气血虚损，因而下肢麻痹痿弱之方剂。下肢气血不循者，如慢性关节风湿痛或膝关节炎等。膝关节肿痛、下肢枯痿、关节强直不能屈伸者，称为鹤膝风，常用此方。或产后虚弱，或并发栓塞，引起下肢麻痹者，或脊髓炎之发生下半身麻痹者，皆常用此。脑溢血之下肢麻痹，脚气之麻痹，慢性经过脊髓炎之下半身麻痹等，均属于虚证，用之可使血行良好，并有强壮筋骨、解毒去寒湿之效。但属于实证者不可用。

方中当归、芍药、川芎、熟地黄能补血，使血行良好；白术、人参、甘草能补脾，使肌肉有力；防风、羌活能除诸风，去湿气，使骨节肌肉疼痛减轻；牛膝、杜仲能强壮筋骨，治腰腿疼痛；黄芪能使肌肉有力；附子能缓和疼痛，除去寒湿，增强活动力。

根据以上目标，本方应用于慢性关节风湿痛、膝关节炎强直、半身不遂、脊髓痨、脊髓炎、产后脚气、产后痿躄等。

芍药甘草汤

日人谓：本方为以治急迫性肌肉拘挛为目的，用以顿服之方剂。不但用于四肢肌肉拘挛，亦用于腹直肌或其他肌肉拘挛。

本方由芍药、甘草二味组成，能治急迫性肌肉拘挛。根据以上目标，应用于四肢肌痛，由于肾石或胆石等的急性腹痛等。亦有时用于排尿痛剧烈者，能使症状一时减轻。

酸枣仁汤

日人谓：虚劳、虚烦不能安眠为用此方之目标，即体力衰弱、有虚证者，不能安眠时用之。虚烦不能安眠，即指脉、腹均有虚状，烦闷不能睡眠之意，故腹部软弱无力、脉虚为其目标，但必须与三黄泻心汤之失眠加以区别。

此方由酸枣仁、知母、川芎、茯苓、甘草五味组成。酸枣仁为一种神经强壮药。知母能镇静、滋润、强壮。川芎能开气郁，爽精神，使血行良好，并医治头痛。茯苓有强壮、利尿、镇静之效。甘草能调和各药。由于以上各药之协力，本方不但能治失眠，亦能治由于虚劳之嗜眠。又，因神经衰弱之失眠、盗汗，用之亦有效。但腹泻或有腹泻倾向者，不用为宜，乃因酸枣仁有轻度缓下作用之故。

排脓散及汤

日人谓：排脓散用于有疼痛之化脓性肿块，患部呈紧张坚硬状态者，故用于疔、痈、淋巴腺炎、瘰、疽等机会较多，但对冷性脓肿或其他慢性肿块多不适宜。

本方由枳实、芍药、桔梗三味组成。枳实能缓和患部紧张，柔和坚硬；芍药能协助枳实除去紧张，减轻疼痛；桔梗能防止化脓，并有排脓之效。

排脓汤，在用排脓散以前，即肿块尚在初期，或用排脓散已将病势减轻后用之。为以大枣、甘草、生姜代替排脓散中枳实、芍药之方剂。大枣、甘草能缓解急迫，加配生姜，能使各药更好地吸收，充分发挥药效。

栀子豉汤

日人汤：此方以心中懊恼及身热为适应证。心中懊恼，即心胸中有不可形容之忧闷感，常失眠。身热，即无恶寒而身体觉有热感之意。此时亦有体温不上升者。身热有时限于身体某一局部，例如有时仅在颜面或肛门周围。腹诊时，心下部虽无坚硬膨满等症状，但亦不软弱无力。

本方由栀子、香豉二味组成。栀子有消炎镇静作用，香豉亦有镇静之效，故二味配合能去心中苦闷，解消身热。此方用于单纯性黄疸，心下无痞满症状者。或用于如食道癌症状者，有时颇奏奇效。此外，亦有时用于失眠、口内炎、痔核有灼热感等。

栀子甘草豉汤

日人谓：即栀子豉汤加甘草。有栀子豉汤证，兼有急迫症状，如呼吸浅表者，可用之。

栀子生姜豉汤

日人谓：即栀子豉汤加生姜。有栀子豉汤证，并有呕吐症状者用之。

经方应用验案

猪苓汤、石韦散治疗输尿管结石

砂淋、石淋病，为"尿中之砂"。《医宗必读》谓"如汤瓶久在火中，底结白碱也"。此虽取类比象之说，但从临床观察，认为其内有湿热留滞，固不可移，所以多数患者有小便短赤、尿道炽热症状。若湿热灼伤脉络，则尿血；蒸于肾之外府，则腰痛。因而可用清热利湿法治疗砂淋、石淋病，亦即现代医学中之泌尿系统结石，结石可望排出，而获得痊愈。

案1 施某，男性，53岁，印尼华侨。

1962年4月16日初诊：两个月前开始右侧腰痛，尿血，经某医院X线摄片检查发现，右侧输尿管相当于第3腰椎之下缘处有约0.8厘米×0.5厘米之结石阴影。同年3月，又进行泌尿系统静脉造影，结石下移至骨盆腔，估计距离输尿管口约5cm，因来求诊。疏以猪苓汤治之。

处方：猪苓9克，茯苓9克，泽泻12克，滑石18克，阿胶9克。水煎服。

5月2日二诊：前方服14剂，小便血止，尿转短赤，仍腰痛。一周前腹部平片检查，结石位置未动。因改服下方：

金钱草60克，滑石15克，石韦12克，冬葵子9克，海金沙12克，车前子12克，泽泻12克，茯苓9克。水煎服。

上方服近20剂，结石排出，诸症消失而痊愈。

案2 阿某，男性，40岁，印尼人。

1962年4月初诊：腰痛，尿常规检查经常有多数红白细胞，经泌尿系统静脉造影及腹部平片等多次检查证实，右侧输尿管第二、三狭窄部之间有结石一块。据此处方：

金钱草60克，木通9克，车前子12克，瞿麦9克，滑石15克，冬葵子9克，茯苓12克，海金沙9克，甘草梢9克，石韦9克。水煎服。

上方服10余剂，结石排出，诸症霍然，X线摄片检查，结石阴影消失。自此后，未再有不适感。

案3 余某，男性，50岁，干部，

1962年6月初诊：曾因腰痛入住某医院，该院摄片检查，左侧输尿管有约0.3厘米×0.4厘米之结石阴影数个。疏方：石韦9克，木通6克，

车前子 12 克，瞿麦 9 克，滑石 12 克，茯苓 12 克，甘草梢 9 克，冬葵子 9 克，金钱草 30 克，泽泻 12 克。水煎服。

服药至 28 剂，小便时排出结石 5 块，大者如黄豆，小者如粳米。后检查，结石阴影消失，诸症亦未再现。

【按】对于泌尿系统结石属于下焦湿热者，常用石韦散、八正散、猪苓汤等方剂，虽均主清利，但其用法各不相同。如湿热蕴蓄膀胱不甚，出现小便短赤、尿道灼热者，以石韦散为宜；若湿热较甚，不仅小便短赤或不通，大便亦秘者，当用八正散兼泻二阴；若湿热踞于下焦，灼伤阴络，尿血者，苦寒清利之品非所宜，若勉为其用，必更损阴液，此时应以猪苓汤治之。猪苓、茯苓甘平，泽泻、滑石甘寒，清利湿热而不伤阴；阿胶养血止血，而不碍清利。因此，案 2、案 3 湿热不盛，均以石韦散加减取效。而案 1 始用猪苓汤，迨血止阴复后，再用石韦散加减收功。方剂必须辨证选用，恰如其分，方能奏效。

猪苓汤、内托生肌汤治疗慢性肾盂肾炎

慢性肾盂肾炎是慢性泌尿系感染中常见的一种疾病。我们在临床上初步观察了中药治疗本病的效果，感到有意义的是，有些病人在没有应用抗生素的情况下，单纯内服中药，一般症状有不同程度的减轻或好转。尿频、蛋白尿及脓尿方面，也收到一定效果。其中有些患者可以不再出现细菌尿，有进一步探讨和观察的价值。

慢性肾盂肾炎在中医学中大部分属于"劳淋"范畴，一部分则属于"血淋"或"膏淋"，这些病人多表现为易疲倦、面色不华、肌肤不润、腰酸腰痛、夜尿频繁等虚弱症状，呈慢性疾患，多属气血不足之证。有些患者有不同程度的蛋白尿或间歇脓尿，甚至合并慢性膀胱炎而有尿血。排尿不适、脉滑数、舌淡，则为水道有瘀血或湿热之证。我们对本病的治疗原则是清浊、利湿、泻热、行滞、活血与补虚。常用的方剂为：猪苓汤、八正散、地黄汤、左归饮加减（药略）及内托生肌汤（黄芪、乳香、没药、杭芍、丹参、甘草）。

这些方剂，根据临床见症的不同，单独使用或合方应用，但皆以清补兼施为主，初起多用清热利湿药，后期病情稳定则偏于调补。

常用的加减法为：疲乏无力，重用人参、黄芪；溲频而浑，加茅根、通草、车前子；腰酸腰痛，加牛膝、续断、当归、首乌、巴戟肉、龟板胶或鹿角胶；面肿，腿肿，加薏苡仁、防己、冬瓜皮；蛋白尿、脓尿及血尿，加生地炭、茜草、黄柏、海螵蛸、阿胶，或重用天花粉；头痛，加枸杞、菊花；纳呆脘胀，加萸炒连、砂仁、菖蒲、陈皮、枳壳；并发尿毒症，用独参汤、外台茯苓饮、真武汤等。

病例举隅 郑某，女性，30岁，干部，1960年12月10日来中医研究院门诊治疗。患者于1957年3月间出现不明原因的尿频症状，每昼夜约13~14次，尿道灼痛，且尿后有数滴鲜血，当时诊断为急性膀胱炎。虽经治疗，但嗣后每年均有同样的急性发病两次。1960年2月间发作更重，除尿血、尿频、尿痛外，并有发热、脸肿及腰痛症状，尿培养大肠杆菌阳性，诊断为"肾盂肾炎"。经用中西药治疗后，虽有好转，但尿频、尿痛、腰痛及脸肿仍不时出现，有时更有头痛与失眠。此外，患者于1958年因子宫肌瘤做子宫部分切除术，术后月经尚调，但左下腹有时绵绵作痛。体检：脉滑数，舌淡无苔，面色略发晦，血压 108/68mmHg，心肺正常，肝脾未触及，双肾亦未触得，膀胱位无明显压痛，尿培养大肠杆菌阳性，尿常规有痕迹蛋白，白细胞偶见，诊断为慢性泌尿系感染（肾盂肾炎及膀胱炎）。中医诊为"劳淋"，用清补兼施法治疗。处方：干地黄 12 克，生黄芪 12 克，车前子 12 克，牛膝 9 克，菊花 9 克，茯苓 9 克，泽泻 9 克，猪苓 9 克，枸杞 12 克，陈皮 4.5 克，甘草 9 克。

上方进退服半年，尿频、尿痛相继基本消失，尿常规正常，尿培养亦无细菌生长。后以纳呆、体倦，用香砂养胃丸等缓调。迄今一年，除有时感冒腰痛外，未有急性再发，病情稳定。1962 年 9 月，尿培养仍无细菌生长，酚红排泄试验 1 小时 55%，血非蛋白氮 38.7mg/dl，现正在善后调理中。

此外，在我们所治疗的病例中，还观察到 1 例多次尿沉渣检查有满视野红、白细胞及脓细胞者，单纯用内托生肌汤与左归丸治疗后，尿常规转为正常，迄今 10 个月未见再发。另有 1 例慢性肾盂肾炎、尿毒症患者，用真武汤加减治疗后，尿毒症解除，尿内病理成分减少。这些事实说明，中药治疗慢性肾盂肾炎可以改善症状，改善肾功能，甚至可消除菌尿，趋向于治愈。至于中药治疗本病的机理如何，还有待今后探索。但是，我们体会到，既然疾病是由致病因素（病邪）和机体（正气）相互作用而产生的，虽然有应用所谓病因治疗的生抗生素等药物（实际上用抗生素的也有不少未能控制感染），但由于应用了清补兼施的治疗方法，既祛邪又扶正，注意病因的治疗，可能因此而逐步扶助了正气，加强了机体的抵抗力和防御功能，使得疾病表现为另一时相性的经过，如潜伏、好转，甚而复原。其次，清补兼施中的清法，包括清热利湿以及其他行滞消瘀药物的应用，是否有助于尿液及炎性渗出液从肾盂中清除，或消灭病菌而消除病理过程中的因果关系，是否对受损的泌尿系组织有修损的作用，这些都值得今后继续进行观察。

猪苓汤治疗慢性肾盂肾炎

高某，女性，干部，患慢性肾盂肾炎。因体质较弱，抗病能力减退，长期反复发作，久治不愈。发作时高热、头痛、腰酸、腰痛、食欲不振、尿意窘迫、排尿少、有不快与疼痛感。尿检查：混有脓细胞、上皮细胞、红白细胞等；尿培养：有大肠杆菌。

中医诊断：属淋病范畴。此为湿热侵及下焦，法宜清利下焦湿热，选张仲景《伤寒论》猪苓汤。因本方为治下焦蓄热之专剂。淡能渗湿，寒能胜热。茯苓甘淡，渗脾肾之湿；猪苓甘淡，泽泻咸寒，泄肾与膀胱之湿；滑石甘淡而寒，体重降火，气轻解肌，彻除上下表里之湿热；阿胶甘平滑润，既能通利水道，使热邪从小便下降，又能止血。即书原方予服：猪苓12克，茯苓12克，滑石12克，泽泻18克，阿胶（烊化兑服）9克。水煎服6剂后，诸症即消失。

【按】猪苓汤能疏泄湿浊之气，而不留其瘀滞，亦能滋润其真阴，而不虑其枯燥，虽与五苓散同为利水之剂，一则用白术、肉桂暖肾以行水，一则用滑石、阿胶滋阴以利水。日本医生更具体指出，治"淋病脓血"，加车前子、大黄，更治尿血之重症。从脏器分之，五苓散证病在肾脏，虽小便不利，而小腹不满，决不见脓血；猪苓汤证病在膀胱、尿道，其小腹必满，又多带脓血。

此病多属正气已伤，邪气仍实的虚实兼夹类型，故嘱其于不发作时服肾气丸类药物，以扶正而巩固疗效。另嘱患者多进水分，使尿量每日保持在1500毫升以上。

麻黄连轺赤小豆汤治湿疹内陷慢性肾炎

姬某，男性，45 岁，干部，患慢性肾炎。诊其脉，大而数，视其舌，黄而腻。问其起病原因，8 年前患皮肤湿疹，下肢多，鼠蹊部尤多，痒甚，时出时没，没时腰部有不适感，且微痛，久治不愈。作尿常规检查，蛋白（＋＋＋＋），红细胞 25～30 个/高倍视野，有管型，为慢性肾炎。中医辨证认为是湿疹之毒内陷所引起之肾脏病。中西医向以普通之肾炎法为治，历久无效。因根据病情，投予仲景麻黄连轺赤小豆汤以祛湿毒：麻黄 6 克，连轺 12 克，赤小豆 24 克，杏仁 9 克，甘草 6 克，生姜 9 克，桑白皮 9 克，大枣（擘）4 枚。服 4 剂，未有汗。加麻黄量至 9 克，得微汗。服至 10 剂后，湿疹渐减，虽仍出，但出即落屑，而鼠蹊部基本不出，小便见清，易出汗，唯舌中心仍黄，脉数象减而大象依然。改用人参败毒散，服数剂后，湿疹基本消失，虽膝外侧有时出一二颗，搔之即破而消。化验尿蛋白（＋＋），红细胞 1～15 个/高倍视野。

【按】仲景《伤寒论》麻黄连轺赤小豆汤中之连轺，系连翘根，今用连翘。梓白皮药店多不备，代以桑白皮。此方原治瘀热在里之发黄证，《类聚方广义》用治疥癣内陷，一身瘙痒，发热喘咳，肿满者。今用以移治湿疹内陷之慢性肾炎，亦初步取到效果。方中麻黄疏通经络肌表之瘀滞，连翘泻经络之积热，赤小豆、桑白皮均能利水消肿，杏仁利肺透表，甘草奠定中州，姜、枣调合营卫，以助祛湿排毒。

3 年前，曾用此方治疗一过敏性紫癜肾炎，治疗中兼用甘麦大枣汤加生地黄、紫草、女贞子、旱莲草，3 月余痊愈。

防己黄芪汤治慢性肾炎 "风水"

傅某，男性，40岁。患风水证，久而不愈，于1973年6月25日来就诊。患者主诉：下肢沉重，胫部浮肿，累则足跟痛，汗出恶风。切其脉，浮虚而数，视其舌，质淡白，有齿痕，认为是"风水"。尿蛋白（＋＋＋＋），红、白细胞（＋），诊断为慢性肾炎。

下肢沉重，是寒湿下注；浮肿，为水湿停滞；汗出恶风，是卫气虚，风伤肌腠；脉浮虚数，是患病日久，体虚表虚脉亦虚的现象。选用防己黄芪汤，处方：汉防己18克，生黄芪24克，生白术9克，炙甘草9克，生姜9克，大枣（擘）4枚。水煎服。嘱长期坚持服用之。

"去风先养血，治湿先健脾"，此为一定之法则。本证乃风与水相乘，不是血虚生风，所以但用治风逐水健脾之品，而不入和血药。方中防己通行十二经，走而不守，领诸药斡旋于周身，使上行下出、外宣内达，为治风肿水肿之主药；黄芪生用，能强壮肌理，逐肌表之水，兼治风注皮肤；白术燥湿健脾，与黄芪并用止汗，合姜、枣调和营卫，补脾胜湿。方中但温运脾阳，而不用温肾之药，因本病乃积湿下注，导致下肢重而浮肿。若肾虚寒重之素体，附子、杜仲亦可加入。

1974年7月3日复诊：患者坚持服前方10个月，检查尿蛋白（＋）。又持续服两个月，蛋白尿基本消失，一切症状痊愈。现唯体力未复，为疏补卫阳，兼利水湿，用黄芪30克，白芍12克，桂枝9克，茯苓24克，以巩固疗效，并恢复健康。

在治疗此病例以后，回忆在1958年曾治疗一例慢性肾炎，"有方有守"，坚持一个方剂服用5个多月，未予变动，终使患者得到痊愈。

患者张某，男，40余岁，东北吉林省人。患慢性肾炎二年余，经住沈阳、北京的医院治疗七八个月，未见好转，于4月间来中医研究院西苑医院住院。尿检：蛋白（＋＋），红、白细胞少许，偶见管型。面色㿠白，眼睑微肿，汗出恶风，身重体倦，尿量尚多，脉象浮虚，舌苔薄白，颇与张仲景《金匮要略》之皮水证相符，予防己黄芪汤：黄芪30克，防己、白术各12克，炙甘草、生姜各9克，大枣（擘）4枚。

服7剂，于5月初复诊：化验与症状均无大变化。仍投原方15剂。再诊：体倦身重稍好，续服原方10剂。

患者经常披阅中医书册，略具医药常知，自服上方以来已经月余，只汗出恶风稍好，体力渐佳，而尿检蛋白依然，为此要求改方或加药味。当时我对患者说：观察疾患虽无大的变化，但近来所出现的征兆，似有好转的趋向，如汗出、恶风均见愈，尿检亦间有（＋）出现，仍以坚持原方，再观察一个阶段为宜，再予原方10剂。至6月初，仍无大的改善。患者再次要求改方，仍予婉言拒绝：慢性疾患，来得缓慢，去得不会太快，须假以时日，坚持服药，使药力积蓄到一定阶段，则由量变达到质变，否则欲速不达，反致贻误。患者勉强接受，继续服用原方两个多月，尿蛋白逐渐由（＋）趋向微量、消失，体力健壮，精神好转，脉舌正常，症状消失，基本痊愈。为巩固疗效，再服原方20剂，出院返回原籍。次年来京，云已上班工作，精力充沛。

本治例由于仔细观察，在辨证明确、方药对证的前提下，坚持"有方有守"，更赖患者合作，才能收到最后满意的疗效。慢性疾患，病程的经过虽较缓慢，但也在发展变化着。医生要仔细观察，勤事总结，在病势趋向好转时，要谨慎抓住，牢固"守方"，不要轻易更替。倘若辨证有误，选方不精，病情有变化时，则应随证变化，否则又会促使疾病节外生枝，转向不利的方面。因此，我们在治疗慢性疾患的较长过程中，也要注意到时令、饮食等因素的影响，防止向其他方面转归和发展。

总之，医生是司命的职责，要随时随地用辩证唯物主义的观点观察病情，抓住病机，提高疗效，才能很好地解决人民的疾苦。

真武汤合六君子汤加减治疗尿毒症

中医虽无尿毒症的病名，但类似本证的记载，则散见于历代典籍中。《灵枢》云："肾气虚则厥。"又云："肾病，少腹腰脊痛，胻酸，三日背膂筋痛，小便闭。三日腹胀……三日不已死。"又云："肾足少阴之脉，是动则病饥不欲食，面如漆柴，咳唾则有血，喝喝而喘，坐而欲起，目肮肮而无所见，心如悬，若饥状……"华佗《中藏经》云："寒则阴中与腰脊俱痛，面黑耳干，哕而不食，或呕血者是也。"仲景《伤寒论》云："若不尿，腹满，哕者难治。"又云："心下悸，头眩，身瞤动，振振欲擗地者，真武汤主之。"《金匮要略》云："假令瘦人脐下有悸，吐涎沫而颠眩，此水也。"

以上记载说明，由肾病而引起之小便不利、身瞤动、颠眩、视物不清、呕、哕、不食等症状，很符合尿毒症。古籍对本病的认证则为"肾虚"、"肾寒"，对治疗和预后也有记载。可见我国古代医家对于本病早已有所认识。我们对于尿毒症，即根据这些古代文献的精神，施以治疗，虽然所接触的病例未能全部治愈，但也有幸获痊愈者。

案1 李某，已婚，女性，50岁，江苏籍，因上腹部疼痛4天，于1958年6月21日急诊入北京某医院。

病史：患者10余年来常有上腹疼痛，泛酸，服苏打后而缓解，疼痛多与饮食有关。近4日上腹部疼痛复作，以两肋缘为甚。入院前一日，疼痛加重，持续不解，大便两日未行，小便如常，既往史从略。

检查：急性病容，痛苦表情，皮肤无黄疸，头部器官阴性，颈软，心肺无征，腹壁普遍板硬，并有压痛，肝脾不易触及，膝反射存在。血压：100/20 mmHg，血象正常，临床诊断为胃穿孔，合并腹膜炎。

入院后，先由外科作穿孔修补及胃空肠吻合术。手术进行良好，但术后血压一直很低，尿量极少，甚至无尿，持续数日，渐呈半昏迷状态，肌肉抽动，并测得非蛋白氮150毫克%。西医治疗无效，乃要求中医会诊。

会诊时，见患者神志欠清，时而躁动，手抽肉瞤，尿闭，脉细肢凉，乃用仲景真武汤加减，回阳利尿。药用西洋参、杭芍、白术、云苓、炮附片、生苡仁。1剂之后能自排小便，四肢渐温，肉瞤筋惕亦止，但仍神疲，不愿讲话。二诊时改用红人参、白术、茯苓、车前子、牛膝、泽泻、生苡仁。2 剂后神志全清，排尿自如，精神略振，但感口干，改用党参、沙参、麦冬、花粉、苡仁、玉竹。经过三诊之后，诸症好转，血压恢复正常，非蛋白氮降至 37.5 毫克%，最后痊愈出院。

本例由于手术后尿闭而产生尿中毒现象，这种肾外性尿毒症预后虽然较好，但对本例来说，西医治疗无效，服中药后病情显著改善，可见中药是起到作用的。

中医认为肾为胃关，职司开阖，肾气从阳则开，从阴则阖。初诊时，患者脉细肢凉，显然阳气式微，不能温养四肢。肾关因阳微而不能开，遂成尿闭。病在少阴，故用真武汤鼓阳利尿，肾关得阳则开，尿毒之患可解。果然 1 剂之后，四肢既温，小便亦行，但仍疲乏无神，懒于言语，正气尚未恢复。二诊时采用健脾补气利尿之剂，病情逐日好转。本例从利尿着手，为直接治尿毒症之法。

案 2　黄某，男性，21 岁，未婚，广东籍，因全身浮肿、尿少凡 6 月，于 1955 年 12 月 6 日住入北京某医院。

病史：患者于 1955 年 4 月底感冒之后出现眼睑、颜面浮肿，检查尿中有蛋白，数天之后浮肿消退。同年 6 月初，面部及下肢浮肿复起，尿量减少，院外治疗无效，乃入院治疗。既往史：12 岁时曾有"肾炎"史。

检查：慢性病容，皮肤苍白，颜面浮肿，扁桃腺中度肿大，颈软，心尖区有收缩期吹风样杂音，右胸中下部叩浊音，呼吸音低，右肺基底部有湿性罗音，腹软，肝脾未触及，无明显腹水征，阴囊及下肢均呈凹陷性浮肿，膝反射存在。血压 122/90mmHg，血红蛋白 7.5 克，红细胞 236 万，尿蛋白（＋＋＋），有颗粒及透明管型，血沉 70 毫米/小时，酚红试验 15%，非蛋白氮 38.5 毫克%，胆固醇 571 毫克%。胸部 X 线片：右肺上野有结核病变，右胸腔少量积液。入院诊断为慢性肾炎、肺结核、胸腔积液。

入院后由中西医合作治疗，至 1956 年 1 月底，浮肿消退，但肾功能不见好转。至 4 月中旬，血压升至 190/140mmHg，非蛋白氮增至 92.5 毫克%，病人头晕，恶心，呕吐，粒米不下，渐至神志昏迷。西医救治无效，且病情日渐加重，濒于危笃，乃于 4 月 16 日邀请中医会诊。

初诊时，患者昏迷较深，不能进食，呼吸微弱，脉细微。乃与老人参 24 克煎汤，频频饲入。药后神志渐清，目能视人，脉亦略起，但仍嗜睡，改用六君子汤救治，药用移山参、白术、茯苓、炙草、陈皮、法半夏。二诊之后神志全清，胃能纳谷，血压降至 150/110mmHg，非蛋白氮回至 58.3 毫克%。脱险之后，仍由中西医合作，治其肾炎。至 1957 年 5 月出院时，一般情况良好。

【按】初诊时患者气息奄奄，汤饮不下，胃气已败，正气不支。此时之处理，先宜挽回胃气，抢救生命，是第一要着，一俟胃气来复，药饵可下之时，方可进行其他治疗。因而初用独参汤频频饲入，果能药后神志渐清，但仍嗜睡，属正气衰微，故专用六君子汤扶正和胃。正气既复，胃能纳食，症情得以缓解。此时若舍正气不顾，而从其他方面治疗，恐生命难以挽回，所谓"体实气壮，要治病留人；体衰气虚，须留人治病"。本例遵循着这个原则，先挽回了正气，间接治愈了尿毒症，收到满意的疗效。

厚朴生姜半夏甘草人参汤治腹胀

尹某，男性，患腹胀，自述心下胀满，日夜有不适感，是属虚胀证。投以厚朴生姜半夏甘草人参汤：厚朴 12 克，生姜 9 克，半夏 9 克，甘草（炙）6 克，党参 4.5 克。（《伤寒论》方）。经复诊 1 次，未易方而愈。

【按】腹胀一症，有实有虚。实者腹坚硬，拒按而痛，舌苔黄厚或滑腻，是食积或秽滞，宜小陷胸汤或消导、攻下剂。虚者腹虽胀，而按之柔软，且喜按压，按下去也不作痛，即痛也很轻微，舌无苔或稍有薄白苔，是胃机能衰弱，致使食物有所残留，分解产气，壅塞于胃中而作胀。这个病例，既主诉腹胀满，且按之不痛，是属虚胀，故投以此汤，即迅速收到效果。

"胀非苦不泄"，厚朴味苦性温，通泄脾胃之气分，用作主药；"满非辛不散"，半夏辛温和胃，生姜辛通滞气，用作辅药；人参鼓舞胃气，主治心下虚痞胀满；佐以甘草滋胃生津。通补兼施，法颇完密。

适应证：慢性胃炎等病腹胀满者，发汗后或下后腹胀者，均验。

生姜泻心汤治干噫食臭腹中雷鸣

胡某，男性。患慢性胃炎，自觉心下有膨闷感，经年累月当饱食后嗳生食气，所谓"干噫食臭"。腹中常有走注之雷鸣声。体形瘦削，面少光泽。认为是胃机能衰弱，食物停滞，腐败成气，增大容积，所谓"心下痞硬"；胃中停水不去，有时下走肠间，所谓"腹中雷鸣"。以上种种见证，都符合仲景生姜泻心汤证。因疏方予之：生姜12克，炙甘草9克，党参9克，干姜3克，黄芩9克，黄连3克（忌用大量），半夏9克，大枣（擘）4枚。以水8盅，煎至4盅，去渣再煎，取2盅，分两次温服（《伤寒论》方）。服一周后，所有症状基本消失，唯食欲不振，投以加味六君子汤，胃纳见佳。

又，俞某，患慢性胃炎，具有"心下痞硬，干噫食臭，腹中雷鸣"之证候，投以生姜泻心汤，不日而愈。

生姜泻心汤，仲景主治"胃中不和，心下痞硬，干噫食臭，胁下有水气，腹中雷鸣，下利者"。重点在散水气之痞结，并补益中气，故以生姜为主药，辅以半夏宣泄胁下之水气。唯痞坚之处，必有伏阳，故用苦寒性的黄芩、黄连以降之清之。但湿浊久积之邪，又非苦降直泄所能尽祛，故必佐干姜之大辛大热以开发之。一苦一辛，一降一开，相反正所以相成，在相互制约又相互促进的作用下，以成其和胃散痞之功。更用人参、大枣、甘草补益中州，振起胃机能的衰弱，以预防苦辛开泄药的过当。尤其具有特点的是，将此方药"去渣再煎"，以协调药味之手段，达到和解胃气之目的。这种煎服法，是仲景对和解剂独具匠心的创作。观大小柴胡汤等和少阳剂，三泻心汤、旋覆代赭汤之和胃剂，都用"去渣再煎"之法。

适应证：应用于慢性胃炎、消化不良性下利、胃酸过多症、胃扩张等具有此证候者。

甘草泻心汤治中焦气虚大便燥结证

宋某，男性，55岁，1960年12月31日初诊。

主诉便燥数月，每饥时胃脘胀痛，吐酸，得按则痛减，得矢气则快然，唯矢气不多，亦不渴。诊见面部虚浮，脉濡缓。投甘草泻心汤加云苓，3剂后大便稍畅，矢气转多。改投防己黄芪汤加附子4.5克，一剂后大便甚畅，痛胀均减，面浮亦消，唯偶觉烧心，原方加云苓，又服2剂。3月后随访，诸症皆消。

甘草泻心汤证本为误下太阳成痞，而兼呕、烦、下利，仲景已指出："此非结热，但以胃中虚，客气上逆。"本例诸症无一与甘草泻心汤相符者，且结硬与雷鸣下利则更属对立，而能断然施之者，是因为胃气虚馁，湿满于中，针对实质，异病同治。胃气虚馁，急于求食自安，则饥时痛胀并作；滞填中焦，枢机不利，传化迟缓，食物留于肠胃必久，而便为之燥。本方加云苓，缓中补虚，升清降浊，服后矢气转多，大便转畅，已收降浊之效，遂以防己黄芪汤补虚，更加附子通阳，祛邪兼顾扶正。中宫既健，传化为常，则诸症皆瘳。设为因燥而疏通，因胀而宽中，因痛而行气，必犯虚虚实实之戒，临证者慎之。

小陷胸汤、甘草泻心汤治胃窦炎胃脘痛

张某，男性，军人，1975 年 10 月 9 日来诊。

患者喜饮酒，两个月前开始感到每饮酒后胃脘胀痛不适，渐至食后亦胀痛，且有堵塞感。其后不时发作，夜眠常因痛而醒。饭量大减，不敢食辣味，不敢饮酒，无矢气、嗳气。曾服胃舒平等西药，效果不显。X 线钡餐透视确诊为胃窦炎。便结如羊屎，现已五六日未行。诊其心下拒按，脉浮缓而虚。用《伤寒论》小陷胸汤加枳实。处方：黄连 6 克，半夏 9 克，全瓜蒌 9 克，枳实 6 克。

10 月 27 日二诊：前方服 3 剂，饭后及夜间脘痛减轻，怕冷，右脉滑大而缓，便仍稍干。此脾胃正气仍虚，寒热夹杂，邪未能尽去。改与甘草泻心汤加吴萸、柴胡、白芍、龙骨、牡蛎，以辛苦开降。处方：甘草 30克，黄芩 6 克，干姜 6 克，半夏 9 克，大枣 4 枚，吴萸 3 克，柴胡 9 克，白芍 9 克，龙骨、牡蛎各 18 克。

10 月 30 日三诊：疼痛已止，大便仍干，右脉滑象已减。仍用上方，改吴萸为 6 克，干姜改为炮姜 6 克，再服数剂。

1976 年 2 月 1 日来信云：愈后两个半月，期间脘痛未发，食欲明显增加，辛辣亦不复畏。

桂枝加桂汤、理中汤加肉桂吴萸治奔豚气

　　故乡老友娄某的爱人，年70，患呕吐腹痛一年余，于1973年4月16日偕同远道来京就诊。询其病状，云腹痛呈发作性，先呕吐，即于小腹虬结成瘕块而作痛，块渐大，痛亦渐剧，同时气从小腹上冲至心下，苦闷"欲死"。既而冲气渐降，痛渐减，块亦渐小，终至痛止块消如常人。按主诉之病状，是所谓中医之奔豚气者，言其气如豕之奔突上冲。《金匮要略》谓得之惊发，惊发者，惊恐刺激之谓。患者因其女暴亡，悲哀过甚，情志经久不舒而得此证。予仲景桂枝加桂汤。处方：桂枝15克，白芍药9克，炙甘草6克，生姜9克，大枣（擘）4枚。水煎温服，每日1剂。

　　30日二诊：共服上方14剂，奔豚气大为减轻，腹中作响，仍有1次呕吐。依原方加半夏9克，茯苓9克，以和胃蠲饮。嘱服10剂。

　　5月13日三诊：有时心下微作冲痛，头亦痛，大便涩，左关脉弦，是肝胃气上冲。改予理中汤加肉桂、吴茱萸，以暖胃温肝。服后痊愈回乡。两月后函询，未复发。

　　有说此方应加肉桂，我则竟用桂枝，结果取得满意的疗效。首先，根据《伤寒论》条文："气从少腹上冲心……与桂枝加桂汤，更加桂二两也。"果加肉桂，应云"当加"，不可云"更加"。其次，根据《伤寒论》有"其气上冲者，可与桂枝汤"，桂枝原治气上冲证，若加重其量，自可治气上冲甚、欲作奔豚者无疑了。

　　方剂用量，至关重要，于此可见。某一种药味，用量增加，不仅增大方剂的力量，且有时改变方剂的作用。桂枝汤原本治太阳中风，汗出，发热，恶风证，而仅加桂枝量后，则治奔豚气。因此医生在处方用量上，岂可掉以轻心！

泻心汤治疗肝炎腹胀

徐某，男性，42 岁，军人，病历号 36479。

病程较久，1958 年 8 月起食欲不振，疲乏无力，大便日 2 ~ 4 次，呈稀糊状，腹胀，多矢气。曾在长春某医院诊断为慢性肝炎，治疗 10 个月出院。此后因病情反复发作，5 年中先后 4 次住院，每次均有明显之肠胃症状。1964 年元月住入本院，8 月 7 日会诊，经治医师谓：肝功能谷丙转氨酶略高（150 ~ 180 单位），其他项目均在正常范围内，唯消化道症状明显。8 个月来多次应用胃舒平、消胀灵、薄荷脑、次碳酸片、黄连素、酵母片、四环素等健胃、消胀、止泻与制菌剂治疗，终未收效。现仍食欲不振，口微苦，食已胃脘满闷腹胀，干噫食臭，午后脘部胀甚，矢气不畅，甚则烦闷懒言，大便溏，日 2 ~ 4 次，甚至 5 次，无腹痛及下坠感，精神疲惫，不欲出屋活动，睡眠不佳，每夜 3 ~ 4 小时，少则 2 小时，肝区时痛。望其体形矮胖，舌苔白润微黄，脉沉而有力，右关略虚，为寒热夹杂、阴阳失调、升降失常的慢性胃肠功能失调病症。取仲景半夏泻心汤以调和之：

党参 9 克，清半夏 9 克，干姜 4.5 克，炙甘草 4.5 克，黄芩 9 克，黄连 3 克，大枣（擘）4 枚。以水 500 毫升，煎至 300 毫升，去滓再煎，取 200 毫升，早晚分服，日 1 剂。

药后诸症逐渐减轻，服至 40 余剂时，患者自我总结云：月余在五个方面均有明显改善。食欲增进，食已脘中胀闷未作，腹胀有时只轻微发作，此其一；精力较前充沛，喜欢到院中散步或做些其他活动，时间略长也不感疲劳，此其二；大便基本上一日一次，成形，消化较好，大便时能随之排出多量气体，甚畅快，此其三；肝区疼痛基本消失，有时虽微微发作，但少时即逝，此其四；睡眠增加，夜间可睡 5 ~ 6 小时，中午亦可睡半小时许，此其五。多年久病，功效渐显。后因晚间入睡不快，转服养心安神之剂。

1965 年 2 月 5 日再次就诊时。前症复作，处半夏泻心汤。10 余剂后，效验不著，改服附子理中汤。7 剂后，诸症不唯不减，反心下胀闷加剧，大便次数增多。复用半夏泻心汤加茯苓 20 余剂，获得显效。后来大便不实、次数多及心下痞满，虽因饮食或其他原因时有反复，但在服用甘草泻

心汤、半夏泻心汤的情况下，疗效逐渐巩固，于 11 月份出院，

【按】 本病例为肝炎所致的肠胃功能失调，此次住院以来，虽曾反复，而且较长时间地应用西药治疗，均未获得满意效果。中药治疗后，短期内症状即基本消失，说明中药对调整肠胃机能有一定作用，唯诊断治疗必须丝丝入扣。前期措施可谓得当，后期之治，初服泻心 10 余剂不效，认为以往长期应用苦寒之芩、连，阳明邪热已清，唯余太阴虚寒，忽略了心下属胃与口苦胀闷为胃邪犹在之征，径用附子理中，适助其热，致病情加剧。后改泻心，方奏卓效。二方之治，一在脾，一在胃，一在温中补虚，一在和解寒热，应用时当注意。

真武汤治浮肿

康某，男性，患四肢浮肿，易冷，下肢尤甚，小便少，小腹作胀，脉沉微。投予真武汤：茯苓 12 克，白术 12 克，炒白芍 9 克，炮附子 9 克，生姜 9 克。4 剂后小便见多，再续予数剂，浮肿见消，唯夜间下利。改用实脾饮以止泻，兼防浮肿再现。

仲景《伤寒论》真武汤，又名玄武汤，为回阳去水之重剂，是少阴经之主方。其壮元阳以消阴翳，逐留垢以清水道。方中茯苓、白术补脾利水，能伐肾邪；附子回阳以壮真火，逐虚寒；生姜温散停水；尤妙在佐以芍药之酸收，亟敛阳气归根于阴，即所谓"补阳必须兼和阴"。

适应证：一般生机不足，代谢功能低下，水气停滞下腹部，目眩心悸，手足易冷，下泻水样便等。

曾用此方治慢性肾炎晚期之尿毒症，证见头晕心悸，肉𪘏动，呕逆，小便不利。头晕心悸是水气上凌，肉𪘏动是水袭肌肤，呕逆是胃受水毒之干扰，小便不利是膀胱尿潴留而不下。以上都合乎少阴病有水气之证。投以真武汤，能使小便通利，一系列症状减轻。

炙甘草汤治心动悸脉结代

王某，男性，患心动悸，脉小弱无力，两腿酸软，予以炙甘草汤。炙甘草 12 克，桂枝 9 克，生姜 9 克，麦门冬 18 克，酸枣仁 9 克，人参 6 克，阿胶 6 克，生地黄 48 克，大枣（擘）10 枚。以水 4 盅，酒 3 盅，先煮 8 味，取 2 盅，去渣，纳阿胶化开，分 2 次温服。4 剂而两腿觉有力，再 4 剂而心动悸基本消失。

忆及 1945 年时，曾治愈一心动悸、脉结代之患者。当时同学王继述在侧，曾讨论过用此方治此病之究竟，他有整理笔记，现节录在下面：

刘某，男性，患脉结代、心动悸症。初就诊于某医，服药 3 剂未效，来师处求治。师索观某医之方，乃是仲景炙甘草汤。诊其脉，结代，问其自觉症，心动悸，的确是炙甘草汤证，因何不效？见师凝视细审前方，递给我说："你来看，此方证既对，因何不效？"我看了许久，不知所对，请示于师。师曰："此所用方虽完全取于仲景，但还有一间未达，关键在于用量上。仲景方药不传之秘，在于用量，随处可以体会得到，而此方尤显。"

今先究其脉结代、心动悸之病机。炙甘草汤在仲景《伤寒论》中治"伤寒，脉结代，心动悸"。脉何以结代？血气衰微，血液不能充盈脉管，更有病邪续行阻滞，同时心脏无力激动血脉，则其搏动不能依次而前，所以现结代之脉。心何以动悸？悸则心动，即虚里部位跳动不安，营血既亏，心无所养，真气以馁则心惊，脏神不宁，所以现心动悸之证。结代为炙甘草汤之脉候，心动悸为炙甘草汤之腹候，所以谓前医投方无误。

兹再论炙甘草汤之方义及用量。仲景炙甘草汤以炙甘草为名，显然是以甘草为君，而后世各注家都不深究仲景制方之旨，竟退甘草于附庸地位，即明如柯韵伯、精如尤在泾，也只认甘草留中不使速下，或囫囵言之，漫不经意。不知甘草具"通经脉，利血气"之功，载在陶弘景《名医别录》，而各注家只依从甘草和中之说法，抛弃古说不讲，顾甘草命方，冠诸篇首，日人丹波元坚还知注意。若方中大枣，无论中外医家，则多忽而不谈。不知此方用大枣至 30 枚之多，绝非偶然，在《伤寒论》、《金匮要略》诸方中，大枣用量居多者，唯此方为最。而本方中药味用量堪与比肩者，唯生地黄，为 500 克。考《神农本草经》，大枣主"补少气、少津液"，可互证此义者。仲景十枣汤用 10 枚，煎送甘遂等峻药，皂荚散、葶苈大枣泻肺汤也用枣膏，大枣量很重，都是恐怕峻药伤津，为保摄津液而设。《神农本草经》谓生地黄主"伤中，逐血痹"，《名医别录》谓主"通血脉，利气力"，则大枣、地黄为辅助甘草"通经脉、利血气"之辅药无疑。柯氏只认大枣与生姜相配，佐甘草以和营，直看作如卒徒之侣，不知仲景在大枣、生姜相配之方，从未有如此方为 30 枚者。此方生姜是合人参、桂枝、酒以益卫气，各有专职，非寻常姜枣配伍之例。前医把炙甘草汤各味药量平列起来，而欲取复脉之效，何怪其无验。

问曰：此方以胶、麦、麻、地、草、枣为补益营血，以参、姜、桂、酒为补益卫气，使阳行阴中，脉得以复，则已有领会。唯用阴药则大其量，而阳药用量反不及其半，还不能理解。

答曰：所问正是关键处。阴药非重量，则仓卒间无能生血补血，但阴本主静，无力自动，必凭借阳药主动者以推之挽之而激促之，才能上入于心，催动血行，使结代之脉去，动悸之症止。假令阴阳之药平衡，则濡润不足而燥烈有余，如久旱之禾苗，仅得点滴之雨露，立见晞干，又怎能润枯泽槁呢？此方煮服法中以水酒浓煎，取汁多气少，其用意也是可以理解的。

用量的多寡，在一个方剂里的配伍上极关重要，因它有相互依存、相互促进、相互制约的作用，需要后学细心体会，才能得到。例如仲景用黄连健胃，合现在一次用量 3 克，如半夏泻心、生姜泻心等汤是，下利便脓血则用至 180 克，如葛根黄芩黄连汤、白头翁汤是，这是普遍规律。又如石膏，配知母治阳明大热症，则用量为 500 克，知母量为 180 克，名白虎汤；配麻黄治手太阴咳喘症，则用量为 250 克（如鸡子大也等于 250 克），麻黄量往往为 120 克。后人对于配伍用量不知讲求，石膏一味，也名白虎，配伍麻黄，量亦相平，大枣动则 4 枚，甘草只缀于方尾，统轻微其量，无怪古方虽对，而效验难期，反谓古方不适用于今人，古人实不负其责。

用此方曾治友人徐某之姊咳喘，涎唾多，心中泛泛恶恶者，服 3 剂即愈。

叶天士常用此方治荣卫亏损之全、半身麻感，效果颇著。近年许多临床医生用于治一些心脏病脉结代，也收到一定的疗效。

适应证：心悸亢进（或有脉结代者），皮肤枯燥，容易疲劳，手足烦热，口干，大便秘结等。

柴胡加龙骨牡蛎汤治疗顽固性癫痫

朱某，11 周岁，女孩，北京昌平人。出生时因难产，用产钳助产，出生后巅顶左侧隆起一个疙瘩。哭闹、呕吐甚剧。一周之后逐渐好转。

2～3 岁时有时出现两腿并紧，两手伸直插在腿间，脸胀得通红，发呆，呼之不答，发病前后烦躁，犯过则一切正常。

4 岁左右诊断为非典型性癫痫。开始服咖啡因及鲁米那，两年多以后不再发病。8 岁多又有小发作，改为不自主口作吸吮，眼角眉毛上吊，有时在睡前腿和手一并伸直。继服鲁米那，但经常发作。

1969 年 6 月份，除用鲁米那外，并用针灸。经过多穴位针刺治疗，却发生精神异常兴奋，有抽搐舞蹈动作。再进行同样针刺，针未取下就又抽搐舞蹈起来。医生不敢再行针刺治疗。

8 月份在家服民间偏方一个月，有时也请医生诊治，均未见效。每天抽搐 10 次左右，最严重时达 20 多次。由于抽搐频繁，致使精神不正常。

9 月 6 日到北京某医院看急诊，在急诊室即发作两次，医生诊断为癫痫运动性发作。予鲁米那和苯妥英钠，发作仍不止。

12 日又去急诊，发现眼颤，停苯妥英钠，改用鲁米那和米苏林。每日犯病 10 次左右，病情越发增剧，无可奈何，在 22 日送入精神病医院。住院期间使用大量苯妥英钠和鲁米那等，抽搐得到控制，于 10 月 13 日出院。出院时颠跛，不能走路，也不能吃喝。16 日又去北京某医院急诊室，诊断为苯妥英钠中毒，两天后好转。出院不久，犯病次数骤增，经加重药量，至 1970 年 2 月 2 日始停止发作。

2 月底上学后又复发。3 月 1 日去某医院急诊室住 5 天，以较大量鲁米那控制，但出院后神智不清，昏迷嗜睡，不思饮食，不会穿衣、吃饭、走路。时而大犯，时而小犯。

1970 年 5 月 17 日来院就诊。患儿病程漫长，病情复杂。

《素问·奇病论》云痫风"得之在母腹中，其母有所大惊，气上而不下，精气并居，故令子发为巅疾也"。又说："诸风掉眩，皆属于肝。"孙思邈《千金方》："其一月四十日已上至期岁而痫者……病先身热，瘈疭惊啼叫唤，而后发痫，脉浮者为阳痫。"明·鲁伯嗣《婴童百问》："发痫者，小儿之恶病也。幼小血脉不敛，骨气不聚，为风邪所伤，惊怪所触，乳哺失节，停滞经络而得之。其候神气怫郁，瞪眼直视，面目牵引，口噤涎流，腹肚膨紧，手足搐挈。"患儿难产出生，哭闹呕吐，是初生已有痫风之征兆。到两三岁时，腿臂直紧，脸涨红，神发呆，是婴稚已露痫风之端倪。4岁就医，断为癫痫，药投镇静，暂得平安。8岁又经常发作。明·王纶《明医杂著》有云："小儿惊药，皆些小丸散，多峻厉，取其易于成功。以之治肝、心有余之证，对病则可，中病宜即止，不可以为常也。"中医学认为癫痫病为肝所致，肝性刚，最忌刚药压制。

此时患儿每日犯病10次左右，每次发作约半小时，至短约10分钟。主要症状是手脚乱颤，两眼直视上吊，两腿上弯，骤然下挺，脚伸直，反复多次；或角弓反张，腹部挺起一尺多高；有时喊叫，昏迷，乱指乱动；有时在地上来回行走，呼叫不应。这些都表明是肝阳横逆，上扰清窍，蒙蔽神明。切其脉浮弦而滑，证属阳痫，不可强制，唯宜取和解之剂，以协调而使之驯服，并辅以摄纳之品育阴潜阳，柔以制刚，才能符合"因势利导"之旨。乃取张仲景柴胡加龙骨牡蛎汤：柴胡9克，黄芩4.5克，桂枝9克，半夏9克，党参9克，生龙骨24克，生牡蛎24克，茯苓9克，生川军9克，生姜6克，大枣（擘）3枚。嘱服20剂。

这一方剂，仲景谓治"胸满烦惊"。日人尾台榕堂《类聚方广义》谓此方能治狂证痫证。日人中神琴溪《生生堂治验》载有以此方治愈一妇女幼患癫痫，长而益剧，日晕倒一二次的验案一例。柴胡加龙骨牡蛎汤，是取小柴胡汤而去甘草，以调和肝胆；加桂枝抑上冲之气；龙、牡是摄纳浮阳之要药，且龙、牡得半夏与所加之茯苓，能豁肝胆之惊痰；又导以大黄，则痰滞更得下行。去铅丹不用，是恐久服中铅毒，而疗效不减。总的方义，是和解肝胆，协调上下，潜阳息风，因势而利导之，使窒滞之机得畅，横恣之势得柔，争取到定癫平痫之效果。

6月17日二诊。服前药后，痫发每日减至6~7次，时间也有所缩短。因就原方加紫贝齿15克，增益龙、牡收摄浮阳之力。因大便稍溏薄，以熟军3克易生军。

7月1日三诊。前药服至6剂，犯病次数减至5次，以后逐日递减。到6月30日，癫痫基本停止发作。依原方加珍珠母15克，以安顿精神。再服之。

8月10日四诊。脉弦象已去，舌白腻已除。因病情已控制，乃为削减全药之量，约剩四分之一，使缓缓服之，以事观察。不意服至6剂时，又发生性情急躁，两眼直视、上吊，嘴微颤动。急改投第 3 方。3 剂后，又复平静。

　　8 月 26 日五诊。病势既稳定，因投予安神之剂，以巩固之而善其后。方为：整小麦 30 克，甘草 9 克，大枣（擘）6 枚，知母 6 克，生地黄 9 克，百合 9 克，酸枣仁 9 克，茯神 9 克，合欢皮 6 克，夏枯草 9 克，生龙骨 18 克，生牡蛎 18 克，珍珠母 18 克。方中取仲景甘麦大枣汤以缓解精神之急迫，取百合地黄汤以清热养血，夏枯草能清肝火、抑肝阳，茯神、枣仁能宁心益智，同合欢皮有安五脏之功，龙骨、牡蛎、珍珠母均为治小儿惊痫之要药。服后再未犯病。9 月底停药观察，1 个月以后，每在早晨醒时一阵阵昏迷，有不自主的吸吮动作，声音很响。又用第二、三方，各服 4～5 剂。10 多天后，又复正常。乃为制一丸药方：半夏 90 克，南星 45 克，朱砂 15 克，琥珀、枯矾各 9 克，珍珠母 30 克。姜汁糊丸，朱砂为衣，每次服 3 克，姜汤送下，一日 2 次，使常服之。患儿之舌时常现有白腻苔，故以此化痰安神之丸剂善后。

　　3 年后随访，精神正常，在校读书，当班长，颇积极。

白虎汤治温热证

汪某，男性，年54岁。患感冒发热，于1971年6月12日入某医院。在治疗中身热逐步上升，到14日达38℃以上。曾屡进西药退热剂，旋退旋起，8天后仍持续高烧达38.8℃。

6月22日由中医治疗。诊察证候，口渴，汗出，咽微痛，脉象浮大，舌苔薄黄，认为温热已入阳明经，内外虽俱大热，但尚在气分，不宜投芩连苦寒之剂，因疏白虎汤加味以治。处方：生石膏60克，知母12克，粳米12克，炙甘草9克，鲜茅根（后下）30克，鲜芦根30克，连翘12克。水煎，米熟汤成，温服。下午及夜间连进两剂，热势下降到38℃。23日，又按原方续进2剂，热即下降到37.4℃。24日，原方石膏量减至45克，进1剂，24日又进1剂，体温已正常，口不渴，舌苔退，唯汗出不止，以王孟英驾轻汤加减予之。随后进补气健脾剂，兼饮食调理，月余而愈。

白虎汤是方剂中的一个著名古方，由后汉张仲景著录在《伤寒论》里，标明用途。两千年来，经过多少医生准确地使用在临床上，不知治愈了多少高热证，挽救了多少危重病人，是值得我们珍视和继承的。

吴瑭说："太阴温病，脉浮洪，舌黄，渴甚，大汗，面赤，恶热者，辛凉重剂白虎汤主之。"按：吴谓白虎汤治在手太阴肺经之热邪，非是。石膏、知母究是阳明胃经药，若治肺经，则须麻黄、石膏，细读《伤寒论》自知。又说："白虎本为达热出表，若其人脉浮弦而细者，不可与也；脉沉者，不可与也；不渴者，不可与也；汗不出者，不可与也。常须识此，勿令误也。""此白虎之禁也。按白虎慓悍，邪重非其力不举。用之得当，原有立竿见影之妙；若用之不当，祸不旋踵。懦者多不敢用，未免坐误事机；孟浪者不问其脉证之若何，一概用之，甚至石膏用之斤余之多，应手而效者固多，应手而毙者，亦复不少，皆未真知确见其所以然之故，故手下无准的也。"这是吴著《温病条辨》中对白虎汤立的"四禁"之说，是否正确可循，张锡纯《医学衷中参西录》中曾有说云："近世用白虎汤者，恒恪守吴氏四禁……其四条之中，显有与经旨相反之两条。若必奉之为金科玉律，则此救颠扶危、挽回人命之良方，几将置之无用之地。余非好辩，而为救人之热肠所迫，实有不能已于言者。按前两条之不可与，原当禁用白虎汤矣。至其第三条谓不渴者不可与也，夫用白虎汤之定例，渴者加人参，其不渴者即服白虎汤原方，无事加参可知矣。吴氏以为不渴者不可与，显与经旨相背矣。且果遵吴氏之言，其人若渴则可与以白虎汤，而亦无事加参矣，不又显与渴者加人参之经旨相背乎？至其第四条谓汗不出者不可与也，夫白虎汤三见于《伤寒论》，唯阳明篇中所主之三阳合病有汗，其太阳篇所主之病及厥阴篇所主之病，皆未见有汗也。仲景当日未见有汗即用白虎汤，而吴氏则于未见有汗者禁用白虎汤，此不又显与经旨相背乎？且石膏原具有发表之性，其汗不出者不正可借以发其汗乎？且即吴氏所定之例，必其人有汗且兼渴者始可用白虎汤，然阳明实热之证，渴而兼汗出者，十人之中不过一二人，是不几将白虎汤置之无用之地乎？夫吴氏为清季名医，而对于白虎汤竟误设禁忌若此，彼盖未知石膏之性也。"

石膏合知母，方名白虎。今人用白虎独以石膏入剂，而不合知母者，则所治不专主阳明，而失掉了命名白虎的意义。另外，石膏、知母相配伍，治阳明胃热，石膏、麻黄相配伍，治太阴肺喘，在石膏用量上是有所不同的。白虎汤方中石膏之量，从不少于 500 克，而麻杏石甘、越婢等汤方中石膏之量，从不超过 250 克。这是仲景《伤寒论》方剂配伍中至关重要的部分，不容等闲视之。

葛根芩连汤治乙脑"挟热下利"

黄某，男性，3岁，于1958年8月20日入院。病历号：29303。确诊为流行性乙型脑炎。

患儿入院时，高热达40℃，有汗，口渴，面赤，唇干，呕吐，舌苔黄而润，大便日两次，微溏。脉数，右大于左。认为暑邪已入阳明气分，予以辛凉重剂白虎汤加味。处方：生石膏45克，知母6克，山药9克，连翘9克，粳米9克，炙甘草3克。

21日晨二诊。体温反升至40.5℃，舌黄而腻，大便日3次，溏薄。仍进原方，石膏量加至60克。午后再诊，体温升至40.9℃，更加入人参服之，热仍如故。大便溏泄不减。

22日三诊。前后大剂白虎汤连用2天，高热不但不退，而且溏便增至4次，闻声惊惕，气粗呕恶，病势趋向恶化。但汗出、口渴、高热、舌黄、脉大而数，均是白虎汤之适应证，何以服后诸证不减，反有加重呢？苦思良久，忽悟到患儿人迎脉数、面赤、高热、汗出、微喘，是表有邪；舌黄不燥，呕恶上逆，大便溏泄且次数多，是脾胃蕴有暑湿，乃挟热下利证。前屡投清阳明经热之白虎，既犯不顾表邪之错误，又犯石膏、知母凉润助湿之禁忌，无怪服药后高热和溏泄反有增无减。患儿既属挟热下利，纯系葛根黄芩黄连汤证，因亟为处方：葛根12克，黄芩9克，黄连L5克，甘草3克。1剂甫下，体温即减至39.4℃，2剂后又减至38.8℃，大便转佳，呕恶亦止，很快痊愈出院。

当归四逆汤治冻伤

赵某，男性，30 余岁，滦县人。1946 严冬之季，天降大雪，当时国民党反动派军队以"清乡"为名，大肆骚扰，当地居民被迫逃亡，流离失所，栖身无处，死亡甚多。赵某奔至渤海滨芦丛中，风雪交加，冻仆于地，爬行数里，偃卧于地而待毙。邻近人发现后，抬回村中，其状亟危。结合病情，以其手足厥逆，卧难转侧，遂急投与仲景当归四逆汤：当归 9 克，桂枝 9 克，芍药 9 克，细辛 3 克，木通 3 克，炙草 6 克，大枣 4 枚。嘱连服数剂，以厥回体温为度。4 剂药后，遍身起大紫泡如核桃，数日后即能转动，月余而大愈。

当归四逆汤系仲景为厥阴病"手足厥寒，脉细欲绝"而设。冻僵与厥阴似无关系，但手足厥寒，脉细或无，究其机理，则同为寒邪所干，机能减退或消失，故可异病同治。本方以当归、细辛、木通入桂枝汤中，内能温通血脉，外可解肌散寒，投之于冻伤而寒邪尚未化热之前，既可促进机体自我恢复，又可直驱寒邪从表而出。药证相合，故而获效。如因迁延时日或治不如法，转为冻疮，仍可用本方调治。

桂枝龙骨牡蛎汤治项部汗自出症

李某，年 46 岁，男性，于 1972 年 6 月 11 日就诊。

患项部自汗，竟日淋漓不止，频频作拭，颇感苦恼，要求治疗。

诊其脉浮缓无力，汗自出。分析病情，项部是太阳经所过，长期汗出，系经气向上冲逆，持久不愈，必致虚弱。因投以张仲景之桂枝龙骨牡蛎汤，和阳降逆，协调营卫，收敛浮越之气。先服 4 剂，自汗止。再服 4 剂，以巩固疗效。

又，杜某亦患此症，于 1972 年 6 月 28 日来诊，用此汤治之，不数剂而愈。

桂枝龙骨牡蛎汤，仲景原用治失精之方，今移用治项部自汗不止，应手奏效。方中桂枝治正气虚而表邪微者；白芍药收摄津液；生姜、大枣为胃行津液，调和营卫；炙甘草合桂枝之辛，足以攘外，合芍药之酸，足以安内；龙、牡主精神不宁，正气浮越。合之以治表气虚而自汗出，故收效。

大柴胡汤加 "三金二石" 治疗胆石症

患者何某，女性，35 岁，工人，河北人，于 1975 年 4 月 3 日初诊。

患者自觉胆囊区疼痛 20 多年，时轻时重，经治未愈，于 1973 年 5 月突然出现黄疸。当时诊断为急性黄疸型传染性肝炎，住某医院，经服药及输液等治疗后，黄疸好转而出院。出院后胆区仍疼痛不减，于同年 9 月份高热 40℃后出现黄疸，同时于右肋下胆囊区出现一拳大肿块，遂急入某医院，诊断为胆石症。转入某医院，该院在高热 40℃下急予手术治疗，术中发现胆囊内有大量结石。因术中大出血，无法取石，遂行胆囊－十二指肠吻合术及造瘘引流。此后因黄疸不退，又行二次手术，并诊断为：①胆总管切开 "T" 字引流；胆囊－十二指肠吻合术；②脾动脉结扎，胆囊－十二指肠吻合术，术后形成胆瘘，黄疸不退。于 1974 年 10 月 10 日转入北京某医院住院治疗，诊为：①慢性胆囊炎，胆石症；②胆道术后形成胆瘘；③毛细胆管炎，间质性肝炎；④门脉高压，脾动脉结扎术后。住院 3 个多月期间，虽经多方治疗，黄疸等上述病情未改进，于 1975 年 1 月 30 日出院。

1975 年 4 月 3 日来我院就诊，身面目黑黄，胆瘘不愈合，尿黄黑，大便时干，经常鼻衄，谷丙转氨酶 100 单位，血胆红素 11mg/dl，舌苔黄腻，脉大。投予大柴胡汤加三金二石及茵陈：柴胡 24 克，黄芩 10 克，半夏 9 克，白芍 12 克，酒军 10 克，生姜 9 克，大枣 4 枚，金钱草 30 克，郁金 9 克，海金沙 12 克，鸡内金 12 克，石韦 12 克，滑石 24 克，枳壳 6 克，茵陈 31 克。每日一剂，水煎两次分服。

前方服用 40 剂，至 1975 年 5 月 20 日，患者一般情况明显好转，鼻衄减轻，结石陆续由瘘管排出，瘘管已愈合，面色黑黄变淡，大便发黑，尿由黑转黄。谷丙转氨酶降至 50 单位，血胆红素降至 6.0mg/dl，舌质淡红，右脉偏数。仍用前方，加栀子 15 克，每日一剂，继续服用至 1975 年 7 月 19 日。前方又服 60 剂，鼻衄已止，余症均消，食纳转佳，舌苔正常，左脉滑数，谷丙转氨酶正常，胆红素降至 1.46mg/dl。前方剂量减半，加桂枝 9 克，茯苓 10 克，嘱再服一段时期。

1975 年 9 月 19 日复查：胆红素 0.93mg/dl，患者一般情况尚好，精神尚佳，只有嗳气、矢气，大便时稀，偶有胁胀痛、背酸、出虚汗和背部发冷现象，且已恢复工作。舌质稍暗，脉大。此属病后体虚，正气未复，肝胃不和，给予柴胡桂枝汤加旋覆花，以疏肝和胃降逆为其善后。

半夏泻心汤治疗顽固性腹胀

白某，男，41岁，住院号：41193。患者自1959年9月发现肝大，当时无自觉症状，肝功能正常。后逐渐自觉两肋间歇隐痛，甚则及背，腹胀肠鸣，日轻暮重，食欲减退，嗳气频频，大便不实，或日行二次，或间日一行。体检发现颈部有数个蜘蛛痣，肝上界在右锁骨中线第五肋间，肝下界在右锁骨中线肋下10厘米，质软，无叩压痛，其他无异常发现。1962年9月以后，谷丙转氨酶曾有两次上升，其他肝功能均正常。西医诊断为慢性肝炎。曾先后四次住院，采用一般保肝疗法和胰岛素、丙酸睾丸酮等治疗，都可暂时取得效果，但遇工作紧张和劳累，则病症又发。1963年11月第5次住某医院，除采用一般保肝疗法外，更应用中药、针灸、推拿等辅助治疗。中药主要是调气散瘀、养肝健脾软坚之品，以柴胡疏肝散、四逆散、平胃散、八珍汤等方加减。腹胀胁痛依然。

1964年1月24日诊：六脉迟虚无力，舌胖大，苔浮而腻，腹胀肠鸣，干噫食臭，有时两胁及背与少腹作痛。大便糊状，日二行，或间日行，良由早年饥饱劳役、脾胃失调所致。先以仲景半夏泻心汤治之：法半夏、党参、黄芩各三钱，干姜、炙甘草各二钱，吴萸炒川连一钱，大枣（擘）四枚。

2月8日诊：服药两周，干噫、食臭、肠鸣、矢气稍减，纳食转馨，腹胀亦瘥。胁痛隐隐如故，大便先干后溏，日二行。舌苔薄黄带腻，舌体胖大，脉数，中空而无力。前药见效，然脾虚气弱较甚，拟于前方加重益气之品。党参改为五钱，加太子参五钱，茯苓三钱。

2月29日诊：服半夏泻心汤加味，干噫食臭、肠鸣矢气大减。唯腹胀稍增，胁痛隐隐，大便有时成形，舌苔厚腻，舌体胖大，边尖有齿痕。脉虚无力，肝脉尤显。此由虚不受补，用半夏厚朴生姜甘草人参汤与半夏泻心汤交替服用。制厚朴、清半夏、党参各三钱，生姜、炙甘草各二钱。

服药两月余，诸症消退，腹胀显减。干噫、食臭、嗳气、肠鸣均已消失。偶有微胀及两胁隐痛，肝脉稍有弦象，脉虚较前有力。予半夏泻心汤常服，晨起吞服补中益气丸，以丸剂缓缓善后，于1964年4月12日出院。

患者起病迄今6年，六脉迟虚无力，舌胖而苔浮腻，病由早年饥饱劳役而致脾胃失调，中气不足，运化失常。胃气不和，食谷不消，湿热内聚，浊气上逆，致干噫食臭。脾虚气滞，浊气滞留，腹部胀满，矢气频频。运化失常，则肠鸣如雷。脾虚肝木来侮，则见胁痛牵引及背，甚则少腹作痛。其本病在脾，脾病及肝，又损及胃。治疗以调理脾胃为主，用半夏泻心汤辛开苦泄，并温脾补虚，加重党参用量，增加益气之力。服药月余，诸症大减，而腹胀未除，又加用半夏厚朴生姜甘草人参汤交替服用，以厚朴、半夏、生姜辛散去滞，补泄兼施。先后守方两月余，诸症消失。腹部偶有微胀，两胁偶尔隐痛，由于中气虚损，一时难复，在诸症显减以后，加用补中益气丸缓缓善后，并嘱饮食谨慎，劳逸适宜，好好调养。

　　通过本例治疗体会到，《伤寒论》经方应用，只要辨证正确，选方得当，可以获得满意疗效。《金匮要略》有"呕而肠鸣，心下痞满者，半夏泻心汤主之"的论治。本病主症腹胀肠鸣而无呕，亦采用半夏泻心汤，而诸症大减。《伤寒论》第66条："发汗后，腹胀满者，厚朴生姜半夏甘草人参汤主之。"本例以往治疗未曾发汗，而有腹胀，运用此方，腹胀亦大减。因此体会，辨证不能拘于成见，必须抓住重点。通过本例治疗，还可以说明一个问题，即西医的慢性肝炎绝不等于中医的肝病。本例既往曾用柴胡疏肝散等治疗，而未取得效果。对慢性肝炎的治疗，必须根据患者客观现实的具体病情，作恰当的分析辨证，才能恰合病机，取得一定的效果。同时，慢性病的治疗坚持守方，是观察疗效的重要环节。

当归芍药散治腹痛

邵某、眭某二位女同志，均患少腹作痛。邵某腹痛，白带多，头晕，诊断为慢性盆腔炎。予以当归芍药散作汤：当归 9 克，白芍 18 克，川芎 6 克，白术 9 克，茯苓 9 克，泽泻 12 克（《金匮要略》方）。数剂后，腹痛与头晕基本消失，白带见少。眭某长期腹痛，小腹重坠，白带多，头目眩晕。投当归芍药散作汤用，3 剂，腹痛、白带均减，改用少腹逐瘀汤治其白带证。

《金匮要略》当归芍药散，主治"妇人怀娠，腹中疞痛"，又治"妇人腹中诸疾痛"。尤在泾谓："疞音绞，腹中急也，乃血不足而水反侵之也。血不足而水侵，则胎失其所养，而反得其所害矣。"此方之证，腹中挛急而痛，或上迫心下及胸，或小便有不利，痛时或不能俯仰。腹诊：脐旁拘挛疼痛，有的推右侧移于左，推左则移于右，腹中如有物而非块，属血与水停滞。

方中川芎、当归、芍药和血舒肝，益血之虚；茯苓、白术、泽泻运脾胜湿，除水之气。方中多用芍药，芍药专主拘挛，取其缓解腹中急痛。合用之，既疏瘀滞之血，又散郁蓄之水，服后小便或如血色，大便或有下水者，系药中病，是佳兆，应坚持多服之，

适应证：男女老幼脐旁至胸下挛急痛，妇人子宫痉痛，头目眩晕，心悸，心下悸，肉𥆧筋惕（都是水气为患），目赤痛（目赤是水气夹血上凌，目中粉赤色，不似暴发火眼之深红色并肿，应细辨），面色萎黄，有贫血倾向，腰膝易冷，小便频数或不利。应用范围颇广，如浮肿、习惯性流产、月经痛、慢性肾炎、脚气等，具有适于用本方之证候者，均可选用。

大柴胡汤加味治慢性胆囊炎

　　李某，女性。患胆囊炎，右季肋部有自发痛与压痛，常有微热，并出现恶心，食欲不振，腹部膨满，鼓肠嗳气，脉弦大。投以大柴胡汤加味：柴胡12克，白芍9克，枳实6克，川军6克，黄芩9克，半夏9克，生姜15克，大枣（擘）4枚，金钱草24克，滑石12克，鸡内金12克。连服7剂，食欲见佳，鼓肠嗳气均大减。再进原方4剂，胁痛亦轻，唯微热未退。改用小柴胡汤加鳖甲、青蒿、秦艽、郁金治之。

　　仲景《伤寒论》大柴胡汤，以柴胡疏少阳胆经之热，更有黄芩助之，枳实合芍药能除心下郁塞感，大黄能诱导瘀热下行，半夏、大枣以和胃，重用生姜以制止呕恶，外加金钱草利胆清热，滑石利尿泄热，鸡内金克化积热。此方用以治黄疸症及胆结石亦有效。

大柴胡汤合小陷胸汤治黄疸痞满

姬某，男性，33岁。患慢性肝炎，经某医院治疗已一年余，仍有轻度黄疸不退，谷丙转氨酶高达1570单位，于1971年6月15日会诊。切其脉左关浮弦，右脉滑大，望其舌中部有干黄苔，自诉胁微痛，心下痞满。综合脉舌证候，是少阳、阳明并病而阳明证重。选用大柴胡汤，治少阳蕴热之黄疸与阳明痞结之胀满，更辅以涤热散结、专开心下苦闷之小陷胸汤。处方：柴胡9克，枳实6克，白芍9克，川军6克，清夏9克，黄芩9克，生姜12克，大枣（擘）4枚，糖瓜蒌30克，川黄连3克。水煎服，7剂。

6月22日复诊：脉弦滑见减，黄苔见退，残余黄疸消失，痞满稍舒，谷丙转氨酶降至428单位。是方药已对证，续进10剂，谷丙转氨酶正常，出院。

【按】大柴胡汤为治"少阳证少，阳明证多"者，能消除严重的胸胁心下郁窒感，舌多干燥，苔黄，易便秘，腹肌紧张。因少阳证少，阳明证多，故去小柴胡中之参、草，以免助阳窒胃。大黄与芍药配合使用，可以治腹中实痛。枳实与芍药配合使用，可以治腹痛烦满不得已。本方有解热、泻实、除烦、缓痛诸作用。

关于小陷胸汤，程知云："以半夏之辛散之，黄连之苦泻之，瓜蒌之寒润涤之，皆所以除热散结于胸中也。"何廉臣谓："此汤是苦辛开泄法，治伏火熏蒸津液，液郁为痰者。此法与苦寒清泄有别，清泄是直降，一意肃清伏火；开泄是横开，兼能清化痰浊，分际最宜斟酌。叶天士所谓舌白不燥，或黄白相间，或灰白不渴，慎不可乱投苦泄，虽有脘中痞痛，宜从苦辛开泄是也。"

这一病例，按中医辨证，左脉浮弦为柴胡汤证，右脉滑大为陷胸汤证，因而取大柴胡汤、小陷胸汤合剂治之，残余黄疸很快消失，自觉脘满亦基本解除，同时谷丙转氨酶亦随之下降至正常。由此可见，经方若能用之得当，确能取到如鼓应桴的捷效。

桂枝芍药知母汤治痹证

岳某，男性，17岁，河北省滦县人，1955年5月因去河中洗澡捉鱼受凉，数日后左股关节肿痛，渐及两膝关节亦发红、肿大疼痛。左侧尤甚，不能行走，两膝屈伸不利。经常发热，体温38℃左右。已经4个月之久，多方医治无效。经投桂枝芍药知母汤加减，数剂而愈。

5年后，于1960年夏因淋雨受冷，又发生周围肌肉疼痛，午后发热痛剧，无汗，二便如常，苔白舌濡。乃按《金匮要略》所载"病者一身尽疼，发热，日晡所剧者，名风湿……可与麻黄杏仁薏苡仁甘草汤"的方法治疗，前后共服16剂而愈。但左腿仍不甚灵活，又于1961年3月13日来我院治疗。此时只觉左膝关节发沉而胀，足胫发凉而不出汗，走路不灵活，尤其走路后上述症状加剧，且有疼痛感，但疼痛部位游走不定。时常心跳，头晕气短。体格检查：发育中等，营养较差，舌被轻度白苔，脉数，90次/分，右尺稍大，周身皮肤发干，颈及周身淋巴结未见肿大，巩膜未显异常。胸廓、脊柱发育正常。心浊音域不大，心音钝，节律整齐，心率90次/分。肺无明显改变。腹部未见阳性体征，两膝关节无移动杂音，无红肿压痛，唯于移动时稍感疼痛，走路时可现左腿发直，稍呈蹒跚状。两下腿皮肤干燥，肌肉消瘦。风湿急症虽解，余邪未尽，久郁复化为热，而现热久烁津，经脉失养，久犯于下，以致步履蹒跚，肤干消瘦，风热上壅，头晕气短。

《金匮要略》曰："诸肢节疼痛，身体尪羸，脚肿如脱，头眩短气……桂枝芍药知母汤主之。"药尽二剂，遍身潆潆汗出，汗后身出核桃大紫包甚多，皮肤瘙痒。此乃风湿之邪欲从表散之候。药尽6剂之际，两足走路轻快，心跳气短、头晕、步行蹒跚等症消失，下肢亦潮润不干，舌有少许薄白苔，脉象和缓，68次/分。仍用前方稍减其量而投之。3剂诸症消失。两年后追踪，又因淋雨受湿复发，条件所限，未能及时治疗，因而迁延不愈。

此例在病初及收尾均用桂枝芍药知母汤获效。而桂枝芍药知母汤从组方而言，其主要功用乃通阳行痹、祛风胜湿，但对方证寒热，前人有所争执。有认为是治风寒湿痹，有认为是湿热所致。然风湿之新者寒热易别，如风湿久郁，则随机体机能之反应不同，有湿从寒化而为寒湿留于关节者，而此例则为湿从风化偏热之症。参阅《金匮要略》防己黄芪汤证、桂枝附子汤证可知，此方实为风湿化热而设。桂枝附子汤则为稍偏寒湿，防己黄芪汤则风湿偏表。兹将此三方证列表于下，以资临证鉴别之参考。

方名	药物组成			立法	病机	主证
桂枝芍药知母汤	桂枝 芍药 甘草	防风 麻黄 白术	知母 附子 生姜	祛风清热以利湿	风湿留注关节，久而化热（风从热化）	诸节痛，身体尫羸，脚肿如脱，头眩短气，温温欲吐
桂枝附子汤	桂枝 甘草	附子 大枣	生姜	助阳除湿	风湿留注，尚未化热，稍偏寒湿（湿从寒化）	伤寒八九日，风湿相搏，体痛，不能自转侧，不呕不渴，脉浮虚而涩
防己黄芪汤	防己 白术	黄芪 生姜	甘草 大枣	扶表利湿或助卫利湿	表虚卫不固，风湿之邪袭表	风湿（风水）脉浮，身重，汗出恶风，或腰以下肿

　　另有陈某，女性，年50余。于1960年11月为风寒所袭，发热，左肩关节疼痛，不能活动，左拇指第一节红肿热痛，两膝关节疼不可屈伸。至1961年3月来院诊治，患者已难自己行走，由其夫扶持入诊室。当时上午体温为38℃，脉象细弱而数，92次/分。自述午后每发寒热。投予桂枝芍药知母汤后，热退。3剂后已自能行动。继服10余剂，诸症皆除。可见此方所治之痹，实为偏于热者。

　　前例于1960年淋雨着凉后，全身肌肉疼痛，无汗，乃湿邪阻于经络所致，曾与麻黄杏仁薏苡甘草汤，以疏表利湿，服16剂而缓解。与上表互参，防己黄芪汤与麻黄杏仁薏苡甘草汤均为风湿之邪袭于表证所设，前者为表虚，后者为表实，临证时尤当细辨。

甘麦大枣汤治脏躁证

1936 年于山东菏泽县医院诊一男子，年约 30 余，中等身材，黄白面色，因患精神病，曾两次去济南精神病院治疗，无效而来求诊。查其具有悲伤欲哭，喜笑无常，不时欠伸，状似"巫婆拟神灵"的脏躁证。遂投以甘麦大枣汤。处方：甘草 9 克，整小麦 9 克，大枣 6 枚。药尽 7 剂而愈，追踪 3 年未发。

1940 年于滦县诊治一女性，徐某，19 岁，欠伸不安，哭笑无常。系脏躁证，亦投以上方。其父曰："方中之药，系经常之食品。"归后，取仓中之小麦约 500 克左右，大枣约 500 克左右，购甘草一大把，用锅煎熬之，令其女恣饱饮之。药后患者感头晕颇重，继之昏睡一昼夜始醒。翌日其父来述服药经过，嘱按原方服之。进数剂，经久未发。

甘麦大枣汤治妇人脏躁，是方是病，医籍屡载。唯男子患此，且以本方治愈，则罕见。是知医学典籍不可不读，不读则无所比较遵循；亦不可死读，死读则刻舟求剑，守株待兔。更因本病系情志内伤所致，机理复杂，临证须详加辨析，务求药症相合，不可专恃一方。

本证悲伤欲哭，时出妄言，与癫狂相近。然癫狂证的妄言特点为前后相失，出口即忘；本证则近似情理，移时犹记。表现不同，机理有异，方药亦殊。

大黄䗪虫丸治疗早期肝硬化

张某，男性，49 岁，机关干部。1968 年秋出现肝区疼痛不适，食欲减退，疲乏消瘦。1970 年 1 月突发高烧，体温达 40℃，昏迷 24 小时，伴有呕吐、抽搐等症状，经驻京某医院诊断为肝昏迷，抢救后转入他院住院治疗。入院检查：肝肋下 4.5cm，血压 110/56mmHg，黄疸指数 14 单位，谷丙转氨酶 220 单位。经治疗，症状缓解出院。一个月后，又因高热昏迷、肝区疼痛、恶心、腹泻入院治疗。此后常常反复发作，屡经中西医药治疗无效。于 1972 年发现脾肿大，体有肝臭味，肝区疼痛，经某医院检查，确诊为早期肝硬变。

1972 年 10 月来诊。脉数大，有涩象，面黧黑，舌边尖红，有瘀斑，目黄，胁痛。肝炎虽然多数由湿热为患，但日久失治可以有多种转归，或肝肾阴虚，或脾虚肝乘，或阴损及阳，或气阴两虚。当求其本以治，不可概用清利湿热之剂。此例病久入络，结合舌边尖红、面黧黑、胁痛、肝硬、脉有涩象等，诊为血瘀气滞。处以大黄䗪虫丸，日 2 丸，早晚各服 1 丸；并配合化瘀汤剂，每日一帖。药后体力渐增，疼痛渐减，药病相符，遂依此法进退消息。计服䗪虫丸 240 丸，化瘀汤 180 剂，其间间服柴芍六君子汤加当归、瓦楞、橘叶。一年后肝脾已不能扪及，肝功能正常，面华神旺，恶心呕吐消失，纳佳食增，胁肋疼痛基本消失。至 1974 年 4 月基本痊愈，恢复工作。

【按】大黄䗪虫丸系《金匮要略》方，主治"五劳虚极羸瘦，腹满不能饮食……内有干血，肌肤甲错，两目黯黑"，历来用治干血痨证，《金匮》谓其能"缓中补虚"。其方以祛邪为主，用大黄、䗪虫、干漆、桃仁、水蛭、虻虫、蛴螬等开破之药，也用地黄、芍药、甘草等濡养之品，故而既能祛瘀，又能生新。尤在泾说："此方润以濡其干，虫以动其瘀，通以去其闭，而以地黄、芍药、甘草和养其虚，攻血而仍滋夫血也。"是对此方药理的精辟阐释。程林说："此条单指内有干血而言。夫人或因七情，或因饮食，或因房劳，皆令正气内伤，血脉凝积，致有干血积于中，而尪羸见于外也。血积则不能以濡肌肤，故肌肤甲错；不能营于目，则两目黯黑。与大黄䗪虫丸以下干血，则邪除正王矣，非大黄䗪虫丸能缓中补虚也。"释其缓中补虚之理甚确。余之体会，大黄䗪虫丸通络化瘀，攻血而又养血，不仅仅用于干血痨证。肝为阴脏，职司藏血，肝炎病久入络在血，早期硬化有血瘀体征的，也可以用此法。瘀消结散，肝脾肿大可以逐渐缩小；瘀去新生，其症可以渐痊。张某一案可以启迪人，治疗早期肝硬化可用通络化瘀一途。

附

岳美中教授用经方起大症之经验

陈可冀　李春生

著名老中医岳美中教授生前曾云："专用古方治病，时起大症。"岳老这里所说的"古方"，主要指的是张仲景之经方，所谓"大症"，则指急性热症、危重症和疑难症等。岳老在深厚学问的根柢上，采用经方，匠心独运，起大症很多。现谨举数则，略事阐发，以窥其一斑。

一、经方治疗热性病症

选方：桂枝汤，白虎汤，白虎加桂枝汤，葛根芩连汤。

急性高热，中西医在治疗上均感棘手。新中国成立前岳老悬壶唐山，曾治开滦矿务局某 14 岁女孩，发热半年余，体温高时达 40℃，多方治疗无效。岳老诊此孩时，以其但渴不多饮，二便自调，舌苔淡黄，知不是真热；发热恶风，脉见浮缓，时有汗出，系中风证未罢，营卫失和。拟桂枝汤原方如法服之，3 剂而痊。1971 年 6 月，岳老在某医院会诊一男性病人，54 岁，"发烧待查"，高烧七八日，体温持续在 38℃ ~ 38.8℃ 之间，有时达 40℃，屡进西药退热剂，旋退旋起。诊察证候，口渴，汗出，咽微痛，舌苔薄黄，脉象浮大。认为系温热已入阳明经气分之象。投以白虎汤，用生石膏 60 克，加连翘、鲜芦根、鲜茅根等清解透达。连进 5 剂，热退获安。

流行性乙型脑炎，病程凶险，中医按暑温、湿温治之，常起沉疴。1958 年 8 月，岳老治一男孩，8 岁，患此病高热达 40℃，人迎脉数，面赤，汗出微喘，是有表邪，舌黄不燥，呕恶上逆，大便溏泄且次数多，是脾胃蕴有暑湿，挟热下利。乃予葛根黄芩黄连汤原方，连服 3 剂热减，大便转佳，呕恶亦止。继服此方，很快痊愈出院。

疟疾高热，西药虽有抗疟治疗，未能尽愈所有病人。岳老曾治一间日疟患者，寒少热多，用奎宁无效，予柴胡剂亦无转机。诊之见汗出热盛，乃白虎汤证。仿《金匮》"温疟者，其脉如平，身无寒但热，骨节疼烦，时呕，白虎加桂枝汤主之"，遵明训治病，病自霍然。

二、经方治疗肾脏病症

选方：越婢加术汤，小柴胡汤，防己黄芪汤，猪苓汤，理中汤，真武汤，肾气丸。

中医认为，肾者作强之官，伎巧出焉。肾藏精，主水，司二便及生殖机能，分野在下焦，膀胱为其腑。故岳老所说的肾脏病症，是以现代医学泌尿生殖系统病变为主的疾病，包括急、慢性肾炎，尿毒症，肾盂肾炎，膀胱炎，肾结石，前列腺肥大，男性不育症及顽固性腹泻等。

经方对急慢性肾炎有较好之疗效。岳老曾治一慢性肾炎患儿，上半身肿，属风，按仲景理论当用汗法。口渴，脉数大，为里有热。取麻黄加术汤治之。麻黄解表发汗，苍术助麻黄解表祛湿，石膏清里，与麻黄配伍，令湿由小便去，因而收到良效。岳老指出：无论急慢性肾炎，周身浮肿，心胸苦闷，小便不利，均可以小柴胡汤治之。若脉弦数，舌苔白黄，里热较盛，可再加石膏。凡治水肿，总不外"开鬼门，洁净府，去菀陈莝"三个大法。柴胡、石膏、生姜、半夏都能解表，可以使湿从汗走。而党参、半夏、甘草、姜、枣可以健脾和胃以利湿，使水从小便而去。尤在泾云："升浮之气可以行沉滞之湿。"柴胡味薄气升，当然也可胜湿。因而小柴胡汤加石膏一方，虽然主要是用以和解少阳，而不是当作一般消肿方剂，当然事实上仍寓有消肿之意。若浮肿兼有肝脾肿大者，当仿仲景十枣汤意，于小柴胡汤去甘草，加大枣至30枚，送服子龙丸（即控涎丹）5粒，一日二次，连服五次以逐水。又有风水之属虚者，如傅某，症见下肢沉重，是寒湿下注；面胫浮肿，是水湿停滞；汗出恶风，是卫气虚，风伤肌腠；舌质淡白有齿痕，脉浮虚数，是患病日久，体虚表虚、舌脉亦虚之现象。选用防己黄芪汤坚持服用，浮肿及尿蛋白消失。待肾炎浮肿消失后，岳老主张用肾气丸加车前、牛膝，或配合黄芪粥常服，温肾补气，使体力恢复，以免有复发之虞。

急性肾功能衰竭，经方有一定效果。1958年岳老曾治一女性病人，患胃穿孔合并腹膜炎，做外科手术，术后血压一直很低，尿量极少，甚至无尿，持续数日，渐呈半昏迷状态。肌肉抽动，血液非蛋白氮150毫克%，西药无效。岳老会诊时，见患者神志欠清，脉细肢凉，显然阳气式微，不能温养四肢。肾气从阳则开，从阴则阖，肾炎因阳微而不能开，遂成尿闭。病人时而躁动，手抽肉瞤，是阴阳俱虚，不煦濡筋脉所致。病在少阴，故用真武汤去生姜，加西洋参、生苡仁，以鼓阳利尿，兼扶气阴。肾关得阳则开，尿毒之患可解。果然一剂之后，四肢渐温，自排小便，肉瞤筋惕亦止。但仍疲乏无神，懒于言语，正气尚未恢复。二诊时采用健脾补气利尿之剂，病情逐日好转。

　　肾盂肾炎及膀胱炎以女性多见，常反复发作。尿急尿频，或腰痠低热，迁延难愈，治疗常感棘手。岳老曾治一女性患者，病肾盂肾炎，初用抗生素有效，但迁延年余，复发频繁，他医曾投清热解毒之剂，未中病机。岳老诊其脉六部皆弱，嘱发作时用猪苓汤原方，间歇期用金匮肾气丸，如遇外感，停用此药。患者服药三个月后来告，虽有复发，然间歇延长，至半年后不再复发。又治某护士，流产后患膀胱炎，溺后少腹不适，尿中脓细胞甚多，舌淡苔净，脉缓大、两尺弱，曾用中西药多种，未能控制病情。岳老予猪苓汤加大小蓟、黄柏、栀子、石韦，煎服。5 剂痊愈。

　　尿路结石合并肾盂积水，可用肾气丸加减。岳老治一男性患者，右侧输尿管有结石两块，已引起肾盂积水。腰痛，肉眼可见血尿，脉虚、两尺短，为不足之征。肾气虚不能化水，故积水而小便不利。为疏肾气丸加车前、牛膝、苡仁、金钱草，煎服。连服 50 余剂，结石影消失，肾盂积水亦不复存在。

　　前列腺肥大引起之排尿不畅或尿潴留，亦可用肾气丸剂。岳老于 1971 年治国外某老年患者，患此病合并脑动脉硬化，震颤麻痹，尿线变细有分叉，排尿困难，溺色清，无尿路刺激症状，脉稍数无力。证属相火已衰，肾阳已虚，气化不行，下焦排泄功能减退。肾虚则子盗母气，令肺气不足，气血流行不畅，造成筋肉失养，故又有小腿无力、行步不正等中风先驱症状。遂予补阴配阳，化气行水之剂为主，佐益气通络之味。投金匮肾气丸改汤剂，加黄芪、地龙、橘络治之。服 4 剂，溺即通畅，排尿次数减少，精神体力改善。15 剂后，大见起色，排尿趋于正常，气力倍增，步态渐正。

　　鸡鸣晨泻，属肾阳不足，脾气亦虚，可用经方。岳老于 1963 年治一老年患者，三年来鸡鸣腹泻，谷食不化。某医曾用理中汤、四神丸、附子理中丸等，好转二三日，辄复作泻，迄未愈，求诊于岳老。察其苔净，六脉俱弱。岳老云："此肾虚作泻，理小者理中焦，此乃下焦之泻，必投理中，须去甘草加味而治之。"即处以此方去甘草，加细辛引药入肾以激发肾阳，驱除浊阴之邪；增吴茱萸温肝以暖肾，畅水而降浊阴。进药 3 剂病愈，3 个月未复发。

肾司生殖，男性不育，属肾阳不足，经方亦验。岳老于 1936 年在山东省荷泽县医院，曾治一患者裴某，年 20 余，因妻妾均不受孕而检查精液，发现精子活动力极差。岳老以其两尺脉俱弱，无其他病象，乃投金匮肾气丸以鼓舞肾气，嘱坚持久服。半年后，其妾怀孕，自此连生三子女。

三、经方治疗肝脏病症

选方：茵陈蒿汤，茵陈五苓散，竹叶石膏汤，小陷胸汤，大柴胡汤，小柴胡汤，柴胡加龙骨牡蛎汤，大黄䗪虫丸。

中医认为，肝者将军之官，谋虑出焉。肝藏血舍魂，为刚脏，主疏泄升发，外合于筋，胆为其腑。故岳老临证所治之肝脏病症，亦大抵属现代医学肝胆系统和神经系统病变为主的疾病，包括急慢性肝炎、胆囊炎、肝硬化、癫痫等。

传染性肝炎，用经方效果颇佳。岳老曾治谭某，患急性黄疸型肝炎，谷丙转氨酶 1360 单位。症见全身皮肤及巩膜明显黄染，恶心呕吐，右上腹发胀，溺黄，属阳黄热重。投以茵陈蒿汤加味，症状逐渐消失，黄疸减轻，以后改用茵陈五苓散。住院 27 天，黄疸指数降至正常，但谷丙转氨酶波动在 172 ~327 单位之间。岳老发现患者脉数，舌质深红，有少量黄苔，胸闷气短，口干渴喜饮，认为系上焦燥热，改投竹叶石膏汤加龙胆草、连翘以清之。5 剂后，口渴止，谷丙转氨酶降至正常而出院。又有姬某，患慢性肝炎一年余，轻度黄疸不退，谷丙转氨酶高达 1570 单位。岳老切其脉左关浮弦，右脉滑大，望其舌中部有干黄苔，此属少阳阳明并病而阳明热重，选用大柴胡汤，治少阳蕴热之黄疸与阳明痞结之胀满，更辅以小陷胸汤，专开心下热结。连服 10 余剂，诸症消失，谷丙转氨酶正常而出院。至若慢性肝炎患者之顽固腹胀，午后胀甚，矢气不畅，兼干噫食臭，烦闷懒言，纳少口苦便溏，肝区时痛，舌苔白润微黄，脉沉而有力，右关略虚。为寒热夹杂，阴阳失调，升降失常。取仲景泻心汤以调和之，亦常获效。

经方治疗慢性胆囊炎有较好效果。岳老曾治一女性患者，患此病右季肋部有自发痛与压痛，常微热，恶心，食欲不振，腹部膨满，鼓肠嗳气，脉弦大。投大柴胡汤解少阳阳明之热，加金钱草、滑石、鸡内金以利胆化积。连服 11 剂，食欲增进，腹胀大减，胁痛亦轻，唯微热未退。后改小柴胡汤加青蒿、鳖甲、秦艽、郁金，调理至愈。

早期肝硬化，经方大黄䗪虫丸有一定疗效。岳老曾治张姓病人，患此疾脾脏肿大，体有肝臭，肝区疼痛，面鼾目黄，舌边尖红，有瘀斑，脉大数而涩。证属血瘀气滞，病久入络。处以大黄䗪虫丸，日 2 丸，化瘀汤（《冷庐医话》）日 1 剂，间服加味柴芍六君子汤。前后计服大黄䗪虫丸 240 丸，化瘀汤 180 剂。一年后肝脾已不能扪及，肝功能化验正常，面华神旺，恶心呕吐、胁痛基本消失，纳食增进，恢复工作。

仲景小柴胡汤能和解少阳，疏达肝气，调理阴阳，善治某些神经系统疾病。岳老在唐山开业时曾治一季姓 10 岁女孩，其父抱持而来，合眼哆口伏在肩上，四肢不自主下垂软瘫，如无知觉之状。其父谓此孩病已 3 天，大约每日中午午时、夜半子时即出现此症状，呼之不应，一小时后醒起如常人。延医诊视，不辨何病，未予针药。岳老初亦茫然，讶为奇症，经深加思考，顿悟子时是一阳初生，午时是一阴初生，子午两时正是阴阳交替之际。该女于此二时辰出现痴迷及四肢不收之病象，治疗似应着眼于此，但苦无方剂。又辗转思维，想到小柴胡汤是调和阴阳之方，姑投以二剂试治。不意其父隔日来告，服药后，已霍然而愈，并谓明日即拟上学读书云。又曾治 11 周岁女孩，患非典型性癫痫，诸西药无效。就诊时每日犯病 10 次左右，每次发作长达约 10 分钟至半小时。发作时手脚乱颤，两眼直视上吊，两腿上弯，骤然下挺，脚伸直，反复多次，或角弓反张，腹部挺起一尺多高；有时喊叫，昏迷，乱动；有时在地上来回走动，呼叫不应。证属肝阳无制，上扰清窍，蒙蔽灵明，其脉浮弦而滑，当为阳痫，不可强制，唯取和解之剂，以协调而使之驯服，并辅以摄纳之品，育阴潜阳，柔以制刚，取"因势利导"之旨。以柴胡加龙骨牡蛎汤去青铅治疗，坚持守方服药 4 月余，病势基本稳定，乃常服甘麦大枣汤加味，以及安神化痰丸剂以善后。3 年后随访，精神正常。

四、经方治疗心脏病症

选方：枳实薤白桂枝汤，苓桂术甘汤，人参汤，炙甘草汤，当归四逆加吴茱萸生姜汤。

中医认为，心者君主之官，神明出焉。心主血脉而藏神，为阳中之太阳，其华在面，开窍于舌，心包代其行令，小肠为其腑。岳老所治之心脏病症，大抵属于现代医学心血管系统为主的疾病，包括心绞痛、心律紊乱、肢端动脉痉挛病等。

心绞痛之症，《金匮要略》将其列入"胸痹"范围，有"阳虚知在上焦"之训。岳老遵之，常戒从学者遇此病勿过用阴寒之味。岳老曾治一心绞痛患者陈某，轻微劳累、精神紧张或吸烟时即感短气，左胸部堵塞作痛，重则心痛彻背，服滋补之剂无效。察其脉濡弱，左手尤甚，舌本及沿中线偏右处有黄底白苔，乃浊阴上犯胸阳之象。以枳实薤白桂枝汤合苓桂术甘汤为治，痛少减，乃改投枳实薤白桂枝汤，心痛大减。但脉仍濡细，继用人参汤加桂枝，情况逐渐好转，仅行路过多时，方觉胸前隐痛。

心律紊乱，常见心中动悸，仲景炙甘草汤有良效。岳老曾治一男性病人，患心动悸症，脉小弱无力，两腿痠软，予以炙甘草汤，服 8 剂症状若失。又曾治刘某，患脉结代、心动悸症，他医投炙甘草汤 3 剂未效，求治于岳老。察其药量，不符合炙甘草汤比例，改其量予之，效竟如桴鼓。

肢端动脉痉挛病，经方疗效亦佳。岳老曾治朱某，女姓，患此病 1 年余，两手指尖最初发白，继而青紫，发紧，麻木，厥冷，抽搐，置热水中则痛，右食指末梢破溃，中西药及针刺均未效。诊其脉细弱，舌尖红，两侧有白腻苔，病属厥阴，外邪侵入则阴血阻滞，不能荣于四末，故见脉细肢厥之症。乃投仲景当归四逆汤通阳和营，加吴茱萸、生姜泻其寒实之邪。服药 16 剂，指尖发紫大减，右食指疮口愈合，舌两侧腻苔消退，脉已渐大。令其继续服用，手指坏疽入冬后未发。另有冻伤一症，手足厥逆，卧难转侧，此方亦效。

五、经方治疗其他病症

选方：桂枝芍药知母汤，黄芪桂枝五物汤，甘草干姜汤，桂枝加龙骨牡蛎汤。

风湿性关节炎，中医属痹证范畴。岳老曾治一 17 岁男性患者，因下河水中受凉，数日后左股关节肿痛，渐及两膝关节，亦发红肿大疼痛，左侧尤甚，不能行走，两膝屈伸不利，发热 38℃ 左右已 4 个月，多方医治无效。属风湿内侵，久郁化热。岳老投以桂枝芍药知母汤，数剂取效。血痹之病，外症身体不仁。某女性患者，产后出血过多而罹此疾，周身麻木，医治未效，求诊于岳老。脉现虚弱小紧，面色㿠白，舌质淡，是产后重症血虚，予黄芪桂枝五物汤补卫和营。3 剂后，脉虚小紧象渐除，汗出，周身麻木已去。乃改投玉屏风散、三痹汤善后。

鼻大量衄血，素称急症。岳老治一男性司机，患鼻衄势如泉涌，历 5 小时余不止，家属惶急无策，深夜叩诊。往视之，见患者头倾枕侧，鼻血仍滴沥不止，炕下承以铜盆，盈其半。面如白纸，近之冷气袭人，抚之不温，问之不语，脉若有若无。属阳络受伤，出血过多，阴液骤失，阳无所附，又值夜半，阴自旺于阳时，阳气暴亡之象毕现。乃急疏甘草干姜汤以回其阳，即令煎服。2 小时后手足转温，神智转清，脉渐起，能出语，衄亦遂止。

项部自汗，系疑难症。岳老曾治患者李某，项部自汗竟日淋漓不止，频频作拭，颇感苦恼，脉浮缓无力。岳老以项部是太阳经所过，长期汗出，是经气向上冲逆，持久不愈，必致虚弱，因投以仲景桂枝加龙骨牡蛎汤，和营降逆，协调营卫，收敛浮越之阳气，服 4 剂而汗止。

结　语

本文整理经方派老中医岳美中教授运用经方起大症之临床案例和经验。从案例中说明，经方确可起大症。岳老曾指出：仲景《伤寒》、《金匮》是方剂之祖，学习必须入细，才能成为有源头的活水，临证触机即发，别有会心，才能理大症及复杂症，收到起沉疴的效果。否则，学《伤寒》、《金匮》而不精，易流于粗疏，常导致偾事。学者若能参照岳老上述经验，当有借鉴之助。

（原载《新中医》1983 年第 4 期）

岳美中教授用经方治疗肾脏疾病

王　琦①

麻黄连翘赤小豆汤　此方仲景原为湿热内蕴兼感外邪的发黄而设，为表里双解之剂。岳老用以治急性肾炎，证属风水相搏、湿热兼表者。用麻黄、杏仁疏风宣肺，疏风重在解表发汗，宣肺亦可通阳利水；连翘、桑皮清热肃肺行水；生姜以散水气，并配合清热渗湿利尿。合用汗、清、利三法，表里分消，每取速效。他还根据《类聚方广义》以本方治疗癣内陷、一身瘙痒、发热咳喘、肿满的记载，将此方移治肾炎合并皮肤湿疹的患者，宣达透泄湿毒，亦获效验。并用此方合甘麦大枣汤加生地、紫草、女贞子、旱莲草等凉血止血之品，治疗过敏性紫癜肾炎，经治3月而愈。总之，岳老用此方从"湿热"着眼，重心抓住"宣、透、清、泄"四字而尽得其用。

越婢加术汤　症见汗出恶风，一身尽肿，小便不利，属风水而有郁热者。岳老投本方发越阳气，清热散水。越婢汤是仲景治疗风水证的主要方剂之一。本证是由于感受外邪，肺气不宣，通调失职，水气逆行而为浮肿，肿势每从头面开始，迅即蔓延全身，其病变均在肺与肌表。本方加白术，名越婢加术汤。《古今录验》谓其增强祛湿作用，陆渊雷称为逐水发汗之主剂，是肺脾两治之剂，对肾炎辨证为肺热内郁、通调失职、水湿内滞者，投之颇宜。

防己黄芪汤　岳老每以本方治肺脾气虚、卫表不固之风水证。岳老曾治某慢性肾炎患者，浮肿，汗出恶风，舌淡，脉浮虚，尿蛋白（＋＋＋），诊断为气虚水停之风水。先后用本方益气实脾利水，历时一载，守方不更而获治愈。治肾炎病后期蛋白尿，岳老亦擅用此方，并认为黄芪不应小于30克，坚持服之有效。岳老说本症乃风与水相乘，宜用治风逐水健脾之品。防己通行十二经，走而不守，为治风之主药；黄芪逐肌表之水；白术

---

①王琦（1943 - ），岳美中的学生，北京中医药大学教授，博士研究生导师，全国老中医药专家学术经验继承工作指导老师。

健脾，与黄芪合用以止汗；合姜、枣以调和营卫。若肾阳素虚者，附子、杜仲亦可加入。

前述三方，皆为岳老治风水常用方，麻黄连翘赤小豆汤与越婢加术汤均属汗法。前者宣透表邪，清泄湿热，后者发越阳气，清热散水。而防己黄芪汤则益气实脾，利水除湿，治表虚之证。三者自当有别，宜细审度。

五苓散　岳老用于脾虚不健、水湿泛滥之肾炎浮肿，或兼外感发热、汗出恶风、小便不利者。岳老应用本方有三个特点：①遵照仲景制方，多用散剂（泽泻120克，茯苓、白术、猪苓各30克，共为细末，每服4.5～9克）。②注意仲景原方剂量比例。他说：我院中药研究所对五苓散之利尿作用曾作研究，按仲景方剂量则利尿效果最佳，若各药等量投后，则利尿效果明显降低。③对方中桂枝灵活应用。有外感发热者用桂枝，若无表证则用肉桂。章楠氏亦云："若无表证，宜用肉桂，则其化气行水之功胜也。"（转引自《伤寒论方解》）水肿甚者，加丁香、沉香、木香、白豆蔻。

猪苓汤　岳老每以本方治肾盂肾炎、膀胱炎以及尿路结石的尿痛、尿急、尿血等湿热侵及下焦、阴亏水热互结者，对改善尿路刺激症状及血尿有显著疗效。应用本方治淋病为中外医家所重视。

笔者随岳老临证时，还见某军区一干部，因患慢性前列腺炎数年，排尿不畅，来京求诊。岳老疏猪苓汤全方，服50余剂，症情显著改善。岳老用此方治淋病出血的经验值得重视。此外，岳老本人用该方合石韦散治疗肾结石、尿路结石，亦有良验。

猪苓汤与五苓散同属利尿之剂，但同中有异，岳老对此辨析甚明。他说："猪苓汤以疏泄湿浊气而不留其瘀滞，亦可滋润其真阴而不虑其枯燥，虽与五苓散同为利尿之剂，一则用术、桂暖肾以行水，一则用滑石、阿胶以滋阴行水。从脏器分之，五苓散病在肾，虽小便不利，而少腹不满，决不见脓血；猪苓汤证，病在膀胱尿道，其少腹必满，又多带脓血。"所论极为精辟。

瓜蒌瞿麦丸　对肾炎、肾盂肾炎等寒热夹杂、小便不利证，岳老则选用此方。他说此类患者既有下焦阳微腹中冷的小便不利之症，又有上焦燥热的口渴之症，单用温通、滋润均非所宜，唯有此方辛温寒润同用。所谓"上浮之焰非滋不熄，下积之冷非暖不消"。方以瓜蒌根润燥，除上焦之热以生津，薯蓣补中焦之虚，茯苓、瞿麦渗泄以行下焦水气，更用附子温补通阳，振作肾气。1967年间，某病人患高血压肾病，小便不利，岳老用此方治之，5剂而畅。

真武汤 肾阳衰微之慢性肾炎、肾病期水肿、尿毒症，岳老每以此方温阳化气行水。如治李某尿毒症，昏迷，抽搐，尿闭，肢冷，经用真武汤加减而尿通肢温，继用补气健脾利尿之剂，转危为安。又治一例慢性肾盂肾炎尿毒症患者，用真武汤治疗后，尿毒症解除，尿内病理成分减少。岳老指出，肾为胃关，职司开阖，从阳则开，从阴则合，尿毒症而属肾阳式微者，法当温扶肾阳，以从其开，而使病机得转。

肾气丸 肾炎见阳虚证或恢复期，多用肾气丸。岳老指出，肾气丸六味滋阴，具有壮水之主、以制阳光的作用，桂、附温阳，具有益火之源、以消阴翳的作用，反相适所以相成。是方组成是寒热并用，水火兼补，不温不燥，一开一合，使水去而阴不伤，扶阳而水不升。岳老此论，说明本方即是在补阴药的基础上加桂、附以温阳。所谓补水中之火，就是根据阴阳互根的道理配伍的。

对尿结石的治疗，一般多用八正散、石韦散等清热利湿之剂，很少有用金匮肾气丸、桂附地黄丸治之者。岳老不囿于清利一法，据证施治。曾治某输尿管结石合并肾盂积水，而属肾虚不能化气行水者，用金匮肾气丸加味服60余剂，两次摄片证实，结石阴影消失。

由上观之，岳老对经方应用可谓深得仲景奥旨而自有发挥，实为古方治今之大家。

（原载《中国中医研究院建院四十周年论文选编》）

岳美中论仲景组方配伍规律

王国三①

著名老中医岳美中素尚方药，对仲景组方配伍有深入的研究。尝谓：同样几个药物，配伍或组方得当，临床可收卓效；反之，治疗失败者屡见不鲜。又云：《伤寒》、《金匮》两书，方剂近300首，看起来似有浩繁之感，但细加推究，仲景的每一方剂组成，每一药物配伍，都有其严格的原则和规律，而且病药合拍，丝丝入扣。现分七个类型述之于下：

1. 制短扬长

《金匮》瓜蒌薤白半夏汤，为治胸痹不得卧、心痛彻背者之良剂，其组方配伍之妙，堪为后世效法。心，体阴而用阳，居于胸中；胸为清阳之府，不为阴邪所干；痰为阴邪。今痰湿踞于胸中，必然干扰心阳，阻塞心脉，因而胸痹不得卧，心痛彻背。胸中阴邪既盛，其治疗何以用寒润之瓜蒌，且以之为君？仲景组方配伍之妙，即在于此。瓜蒌性虽寒润，但其涤除胸膈痰湿之效，却非他药可比。而且臣使之药均为辛温苦燥：薤白辛通，散滞逐寒；半夏苦温，燥湿祛痰；白酒辛热通阳，可助薤、夏之力。三药相合，又有监制瓜蒌性寒之功。辛热与寒润呈三与一之比，量亦如是。因此，其助阴伤阳可以无虞矣。四药相伍，除痰湿而通心胸之阳。临床施用，能收桴鼓之效。就瓜蒌而言，其组方配伍可谓制其短而扬其长。

2. 相互为用

《伤寒论》麻杏石甘汤，治邪不外解，入里化热，壅肺而喘。岳老谓：仲景麻、石配伍恰到好处。麻黄辛温，宣肺平喘；石膏辛寒，清泄肺热。两药之辛，可协同疏散表邪。麻之温可制膏之寒，防其过于清泄，而膏之寒可制麻之温，防其过于宣散。因汗出表邪已疏，无须再汗，故麻黄不与桂枝伍，否则过汗伤阳，寒邪入里化热。虽有小汗而表邪未清，故黄不与芩、连伍，以其寒苦则降，于病不合。大青龙汤亦麻、石相伍，其治为太

---

①王国三（1930 - ），岳美中的学生，主任中医师，唐山市中医院原院长、名誉院长，首批老中医药专家学术经验继承工作指导老师。

阳表实兼阳明里热之候，与麻杏石甘证之表邪未尽、余热内迫截然不同，故除麻黄大其量之外，又与桂枝相伍，共奏发汗解表之功，同时倍辛寒石膏之量，以清里热，则表里皆解。麻、石相伍者，还有治风水身肿无大热证之越婢汤。此方无大青龙证之表寒里热，无麻杏石甘证之余热内迫，而有在表之水湿与未尽之内热。岳老谓：此虽有续自汗出，而仍必用麻黄，因麻黄得石膏则发散不猛，而且风水为风热之阳与水寒之阴相搏，阳邪结聚，阴邪散漫，阳薄于上，而阴不能下输，如是而不用麻黄发其阳，阳将如何宣布？不用石膏泄其阳而通其阴，阴将如何归其宅？因此，不但必用麻黄，而且必大其量，可见仲景麻、石配伍之意，可谓尽善矣。

3. 动静结合

伤寒脉结代，心动悸，炙甘草汤主之。原方炙甘草、麦冬、大枣、生地、阿胶等，多属益阴之品，用量较重；而人参、生姜、桂枝、酒均为阳药，用量较轻。实则一组阴药，益阴补血；一组阳药，益气通阳。而仲景则别有一番心意在其间：阴药多静，阳药多动，阴药需要阳药的推动才能充分发挥其滋养作用。脉结代，心动悸，是津血虚衰，真气不足之所致，故用大队阴药以益津血，又以一定比例的阳药转输而敷布之。足见仲景动静结合，阴阳相伍的组方原则。

4. 药变则性变

岳老谓：仲景方剂，更换一味药，其治疗的疾病可迥然不同。如麻杏石甘汤、麻杏苡甘汤、麻黄汤三方。麻杏石甘汤为治疗汗出而喘之良方，已如上述；若石膏易苡仁，则治风寒湿痹；石膏易桂枝，为治伤寒无汗之重证。一药变，全方作用随之亦变，仲景用心可谓良苦。又桂枝汤本为治太阳中风，有调和营卫、解肌发汗之功，加大黄则可治疗腹满大实痛的阳明证；若漏汗不止，损伤阳气，用桂枝加附子汤主之，重在温经扶阳；若加葛根，治疗太阳病项背强几几证；若倍芍药量，加饴糖，则转而为缓中补虚，治腹中急痛之剂。再小柴胡汤本为治疗邪在半表半里的和解之剂，若加芒硝一味，则治少阳兼阳明腑实之证。桂枝去芍药汤为治疗误下后，邪陷胸中，脉促、胸满之证，仅去一味芍药，则改变了桂枝汤调和营卫、解肌发汗的性质。仲景立方遣药，可称之为驾轻就熟。

5. 大病宜大药

岳老尝谓：为医者，要治大病起沉疴，总要研究仲景对大药的配伍应用规律。如附子为纯阳大热之药，能壮少火，散内外之寒，固生气之原。附子与大黄伍，《金匮》大黄附子汤治阴寒内聚实证，虽有阳郁之热，但非附子、细辛纯阳大热之品则寒不能散；非迅疾善走之大黄，其结不能消。前人曰：大黄苦寒，走而不守，得附子、细辛之大热，则寒性散而走泄之性存是也。大黄之寒，必有附子、细辛之制，方能除其助阴之弊；附子、细辛必借大黄之疾走，方能驱散寒凝阴结。又如麻黄附子细辛汤治少阴病反发热、脉沉之证，附子得麻黄，元阳固而表邪解；麻黄得附子，则寒邪散而阳气复。再如，发汗太过，漏汗不止，是阳亡于外，急当救阳，宜桂枝加附子汤。此附子与桂枝配伍，汗止阳回，救阳生阴。真武汤治少阴水气为患，附、术为伍，附子之辛热，壮肾之元阳，则水有主；白术之苦燥，健中州之脾土，则水有制。干姜附子汤治误汗下之昼日烦躁不得眠、夜而安静、脉沉微之亡阳证，用姜、附相伍，以壮阳配阴，挽救将脱之元阳。岳老谓：仲景姜附多与甘草配，如中寒阳微不能外达之四逆汤，中外俱寒阳气虚甚之附子汤，阴盛于内、格阳于外之通脉四逆汤等证皆是。又云，四逆辈均为治病之大药，为医者，不可因其性猛而置之不用。若亡阳四逆之证见，便可大胆投之，无须多顾忌，纵然尚有残留余热，不妨略加反佐，因一旦阳虚证见，则有急转直下之可能，故回阳救逆刻不容缓。应用回阳剂后，时有口干，小剂生脉即可化为乌有。若阳复太过，数剂清凉就可收功。

6. 格阳者反佐

仲景对药物的反佐使用，恰到好处。如通脉四逆加猪胆汁和白通加猪胆汁汤，治疗阴盛格阳证，为防寒病与热药相拒，故两方均加苦寒的猪胆汁以为反佐。岳老谓：苦寒的药味很多，芩、连、栀、柏等都是，为何不用为反佐？芩、连、栀、柏苦寒性燥，而猪胆汁虽有苦寒之性，但能益阴润燥，使热药与寒病相合，而无阴阳格拒之患。

7. 因病用量

古有中医不传之秘在剂量之说。仲景组方配伍时，尤注重剂量变化应用，如龙骨、牡蛎相伍，在《伤寒》、《金匮》中极为常用，但其用量不同。柴胡加龙骨牡蛎汤治热乘于心，心神不宁，因而胸满烦惊者，龙骨、牡蛎各两半以镇固之；火气内迫，心阳内伤之烦躁，用桂枝甘草龙骨牡蛎汤，故龙骨、牡蛎各二两，以镇摄除烦；桂枝去芍药加蜀漆龙骨牡蛎救逆汤治惊狂卧起不安之证，因较前证更进一筹，故取龙骨四两，牡蛎五两；桂枝龙骨牡蛎汤治失精梦交，旨在收敛浮阳，摄精固肾，用牡蛎、龙骨各三两。岳老谓：龙、牡剂量，用以镇惊除烦者，均大其量，如桂枝去芍药加蜀漆龙骨牡蛎救逆汤、风引汤等均是；用以敛浮阳，摄肾精者，均小其量，如桂枝龙骨牡蛎汤。又谓：伤寒火逆下之，津液损伤，不可用养阴增液之品治疗，以其表里阴阳之气俱已乖逆，若用阴柔之药，必致郁滞不和，反生他变。故配用不同剂量之龙、牡，先收散乱之阳，调和而镇摄之，气和则津液自生。唯仲景识此，非常见所能及也。

以上仅举数例，以说明仲景组方之巧，未必道破真秘。临床若能掌握其规律，权衡在手，则自能提高疗效。

（原载《上海中医药杂志》1983年第3期）

后　记

——岳美中经方研究特点缀述

岳美中先生一生治学，对古代医家，推崇张仲景、李东垣、叶天士，而宗奉最笃、用功最多、体悟最深的是张仲景的著作。对仲景及经方的研究，发表了一批研究《伤寒论》、《金匮要略》的文章，留下了大量笔记；善于用经方起大症，取得了很高的疗效。他生前有纂写经方研究专著的打算，种种原因未能完成。在陈可冀院士的指导下，我们汇集有关文稿编成《岳美中经方研究文集》一书，希望约略反映其经方研究与应用的部分成果。编写过程中，对岳美中先生在经方研究和应用上所下工夫有所感触，试以笔者力所能及的方式，即主要通过连缀其本人文稿的有关论述，略叙其经方研究的一些特点。

一、持临床家之视野，以实践效果为绳墨

岳美中先生首先是一位临床家。治中医学术，他不主张走倚人门户、单纯以理论取胜的路子。他对仲景的著作，是在实践探索、疗效比较中逐步认识的。习医之初，从张锡纯的《医学衷中参西录》入手。临证稍久，逐渐感到其方有笨伯之处，往往不能应手。转而学习吴鞠通、王孟英等人的温热著作，用之于临床，效失参半。在一个时期里，疗效总不能很快地提高。细察其方剂，确有琐细沉弱的方面。苦闷彷徨之中，又重读张仲景的《伤寒论》、《金匮要略》。将读书所得用于临床，每有应手，更坚定了信仰之心。先生研究、把握和推崇仲景学术总的着眼点，不在其学理，而是其"察证候而罕言病理，出方剂而不言药性，准当前之象征，投药石以祛疾"的质朴学术特点。他研究经方，努力做到熟读、深究、谨守、善用，落脚点是临床应用，目的是提高疗效、解除病患。他敢用、善用经方治疗大症、难症，对于热性病、肾脏病、肝脏病、心脏病等的治疗都取得甚好的效果，有病例可按，本书所收陈可冀、李春生、王琦、王国三等专家的文章亦有介绍。

二、对学术整体把握，对条文深究细悟

岳美中对张仲景的《伤寒论》《金匮要略》细读熟读，定期温习，对其条文和方剂了然于胸。在此基础上，着力从两个方面深入研究和把握。一方面，把《伤寒论》《金匮要略》作为一个整体，把握其内容的联系和特点。他认为，仲景的书全是活法，决不能死于句下。《伤寒论》虽分论六经，实际是纵的一篇文章；《金匮要略》虽分论杂病，是横的一篇文章。《伤寒论》指示着《金匮要略》各症主治的各种方法，《金匮要略》引申着《伤寒论》的纲目，指出变证、并病的治疗方法。二者虽名为两书，实为一篇文章。不但其章节次序不能随意变更，往往可在其文字的侧面、反面找出治疗方法。另一方面，对《伤寒论》《金匮要略》的条文进行入细的钻研和体悟。考释《伤寒论》的文字，对日人伊藤馨《伤寒论文字考》进行补正；对其重要篇章、治法、方义、药物，大都作专项、专题研究，进行深入肯綮的分析，入细入微的体悟。以桂枝汤治太阳病中风为例。不仅对仲景辨证治疗和方剂的组合严谨准确地把握，对方后煮服法和将息上的要求也入细地体悟。指出其随着时间的变化，在煮服法和将息上分五个层次的细心处理，对每一个层次和步骤都作了细致的分析。岳美中钦许张仲景的"细心"，他于仲景著作的研析，又何尝不是十分"细心"。对《伤寒论》条文这样入细入微地体悟和把握，应当是深得仲景之心的。

三、提炼治疗思想主线，指导临床医疗实践

20世纪50年代末60年代初，岳美中针对当时中医治疗中存在的两种倾向，一是不辨证论治，只强调专方、单药，一是只强调辨证论治，漫无边际地随证下药，较早提出并深入阐述了辨证论治与专病专方专药相结合的思想。而这一思想立论的重要历史依据和思想来源，就是对仲景治疗思想中这一主线的准确提炼和深入把握。他认为，张仲景的《伤寒论》与《金匮要略》，大大丰富了辨证论治的内容。《伤寒论》六经标题，首揭"辨三阴三阳病脉证并治"，很鲜明地昭示后人；篇中更有"随证治之"、"依法治之"等语。在具体治疗中，则某病以某方"主之"，即为专病专证专方；某病证"可与"或"宜"某方，是在辨证之下而随宜治之之意。《金匮要略》则论述三因，以专病专证成篇，题亦揭出"辨病脉证治"，乃是在专病专证专方专药基础上进行辨证论治的著作。仲景之伤寒、杂病分论各治，既为医家揭示了辨证论治之原理原则，又指出了辨证论治之具体

方法，对临床实践具有高度的指导意义。从临床实践出发，善于抓住和提炼仲景著作中治疗思想的主线，敏锐地提出并深刻阐述对临床实践具有指导意义的治疗思想和原则，也是岳美中先生经方研究的一个特点。

四、重视方剂组织，探索药物配伍规律

岳美中先生认为，研究中医临床应从方剂入手，配伍是组织方剂的基础，是前人经验的结晶。方剂学中，"配伍"一项是"主要环节"和"关键问题"。而张仲景的《伤寒论》和《金匮要略》是方剂之祖，治医者若能从研究仲景药物配伍和方剂组织的特点与规律入手，参酌后世医家的见解，验之于当前的临床，源流相济，是中医药物方剂学研究的一条重要途径。

他指出，张仲景的用药，极为严格，不但是一味药物的加减，变动了方义，即剂量之轻重，亦发生不同的作用。如小承气汤、厚朴三物汤、厚朴大黄汤三方，其药味均相同，但由于各味的分量配合不同，其作用亦不同。不仅药味增减，即药量的多寡，亦可改变主药，从而治疗不同的病症。如《伤寒论》阳明篇的小承气汤与《金匮要略》腹满寒疝篇的厚朴三物汤及痰饮咳嗽篇的厚朴大黄汤，三方药味完全一样，而主治则各有不同，其关键即在于用量上。方剂中药物如此严密精妙的组织配伍，历经千百年临床实践屡试不爽，必有其内在的规律，虽然现代科学的有限手段还不能准确揭示，但它是客观存在着的。探索这种规律，对于深化方剂药物学研究，提高医疗水平，无疑具有重要意义。

岳美中对方剂药物组织配伍规律的探索作了巨大的努力。上世纪三四十年代，就"以《伤寒论》、《金匮要略》之药味组织为标准"，从单味、两味、三味到多味，录述了400多味（组）药物的性能及其配伍的各家论述。在此基础上，阐述了一批药物的组织配伍规律，分析了张仲景、李东垣、叶天士、傅青主等人的一批典型方剂组织的特点，发表了多篇论述方剂配伍、药物用量的文章。虽然未及完成计划中的药物学专著，但他对认识方剂药物"配伍"重要性的提升和强调，探索方剂药物组织配伍规律"途径"的提出和实践，对当时和其后方剂药物学研究，具有重要的启发意义。

五、博采各家，融会贯通，运用自如

岳美中崇奉仲景，善用经方，又博采诸家，不拘泥于仲景和经方。他

说，他是主要靠自学而成的，所以特别重视对历代医家学术经验的研究和学习。随着对历代医家学习研究的不断深入，不仅要注意分清各家之长短，博采众方，用人之长，而且要进一步着力于从"纵"的（一个医家）、"横"的（一种病、一个方剂、几味药物）两方面，研究探讨前人辨病辨证、方剂配伍、用药轻重的规律，力求在理论上融会贯通，临床上运用自如，形成自己的学术特点。

从临床治疗看，他认为偏执古方也存在一些弊端。一方面，临床遇到的疾病多，而所持的方法少，时有穷于应付、不能泛应曲当之感；一方面他觉得经方究竟是侧重于温补，尝有认证不清，同样可病随药变。持平以论，温、热、寒、凉，一有所偏，在偏离病证、造成失误的后果上，是一样的。临证治病若先抱成见，难免一尘眯目而四方易位。对不同时代产生的学派，仅学《伤寒论》易涉于粗疏，只学温热易涉于轻淡；粗疏常至于偾事，轻淡每流于敷衍。应当是学古方而能入细，学时方而能务实；入细则能理复杂纷乱之繁，务实则能举沉寒痼疾之重。从临床疗效方面总结，治重病大症，要注意选用经方；治脾胃病，李东垣方较好；治温热及小病轻病，叶派时方细密可取。只有从实际出发，不守城府，辨证论治与专病专方专药相结合，因人因证因时因地制宜，度长短，选方药，才能不偏不倚，恰中病机，达到高屋建瓴、法路宽阔、动中肯綮、进退从容的境界。

岳美中先生作为以古治今的大家，对仲景著作和经方的研究与应用几乎贯穿于治学、临证的各个方面和整个过程，非短文所能概括。本文不避浅陋，简略缀述其特点如上。读者方家，幸垂指教。

岳沛芬

2012 年 3 月